中国中医科学院中医药信息研究所自主选题科研成果

民国名中医临证教学讲义选粹丛书

承淡安中国针灸学讲义

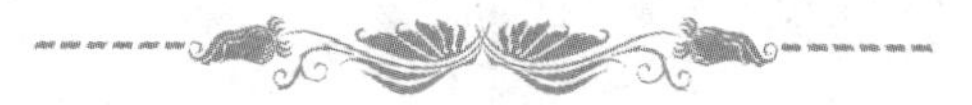

孟凡红　杨建宇　李莎莎　主编

中国医药科技出版社

图书在版编目（CIP）数据

承淡安中国针灸学讲义/孟凡红，杨建宇，李莎莎主编.
—北京：中国医药科技出版社，2017.5
（民国名中医临证教学讲义选粹丛书）
ISBN 978-7-5067-9032-1

Ⅰ.①承… Ⅱ.①孟… ②杨… ③李… Ⅲ.①针灸学 Ⅳ.①R245

中国版本图书馆 CIP 数据核字（2017）第 033832 号

美术编辑 陈君杞
版式设计 麦和文化

出版 中国医药科技出版社
地址 北京市海淀区文慧园北路甲 22 号
邮编 100082
电话 发行：010-62227427 邮购：010-62236938
网址 www.cmstp.com
规格 889×1194mm 1/32
印张 14 1/2
字数 233 千字
版次 2017 年 5 月第 1 版
印次 2023 年 3 月第 2 次印刷
印刷 三河市航远印刷有限公司
经销 全国各地新华书店
书号 ISBN 978-7-5067-9032-1
定价 39.00 元

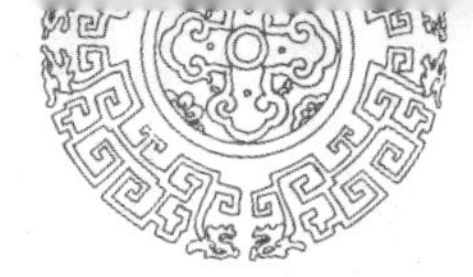

民国名中医临证教学讲义选粹丛书

编委会

院士寄语

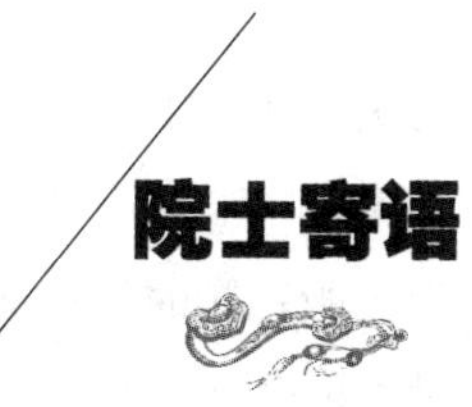

近年来，关于中医药高等教育改革问题的讨论比较多，不但涉及中医药高等教育模式改革问题，而且涉及中医药高等教育教材创新问题。新中国成立以来，自从吕老（原卫生部中医司第一任司长吕炳奎主任中医师）组织编辑我国第一套中医药高等教育教材以来，中医药高等教育教材先后做了一些创新和适度修订。上个世纪80年代，又是在吕老的倡导、指导、组织下，由光明中医函授大学编辑了我国第一套中医药高等教育函授教材。此后，中医药高等教育函授教材和自学教材陆续出版了不少。但是，总体来讲，大家对目前的中医药高等教育教材并不是十分满意，已引起了广泛的关注。因此，中医药高等教育教材的改革创新是目前全国中医药教育的重点研究课题之一。

中国中医科学院和光明中医杂志社等单位的教学和研究人员联合选辑点校民国时期中医教学讲义，是利国利民、振兴中医之举！正当大家努力探索中医药高等教育教材创新之时，选辑点校民国时期中医教学讲义，这是“以史为鉴”之举，是继承创新之必需！这必将对中医药高等教育教材改革有新的启迪。

“创新”是时代的最强音，也是科技界尤其是中医界近来最为关注的“词语”。然而，没有继承的创新，必然是无源之水，无本之木。只有坚持在继承基础上创新，才能求得新的发展，整理出版民国时期中医教学讲义，必将有助于当前中医药高等教育教材的创新和发展。对中医界来讲，这次选辑、点校出版民国时期中医教学讲义，是新中国成立以来的第一次重大创举！是实实在在的在继承基础上的“创新”！

民国时期中医教学讲义有不少，我们这一代有很多老大夫在初学中医时读的就是这些教材（讲义），这些讲义和现代中医药教育教材相比较，最大的特点是——重实用、重经典，但又决不泥古，并且及时把握最新科研成果，把临床病案直接纳入教材，而且学习模式大多是边读书学习，边跟师实践。这次重新校辑这些讲义，不但可以给全国中医药高等教育教材改革提供参考，而且也给全国中医药高校教师提供新的教学参考书，也给中医药院校的在校生及社会自学人员提供新的学习辅导用书。同时，对临床医师有重要的临床指导意义，无疑，也是临床中医师继续教育的参考用书。换言之，民国时期中医教学讲义精选的出版，必会有大量的读者群，必将给中医界提供一套实用的教学和临床参考用书。

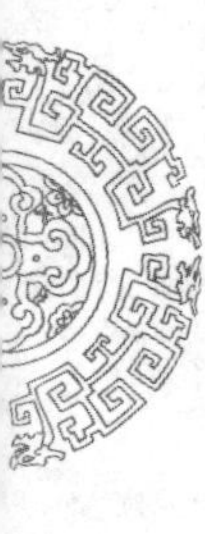

这套教材选辑了“铁樵函授医学讲义”“承淡安针灸学讲义”“秦伯未国医讲义”“兰溪中医专门学校讲义”和“伯坛中医专科学校讲义”5部分，当然这并不是民国时期中医教学讲义的全部，但是，这是“精华”，这是见微知著，窥“斑”知“豹”。因此，这次能再版这些讲义教材，实属不易，这是科研人员和出版人员的心血和汗水的结晶！

民国时期中医教学讲义的选辑点校出版，是诸多民国时期讲义第一次从图书馆阁楼书架上走下来，与现代中医学子、广大师生和医务工作者见面，肯定会得到广泛的欢迎和喜爱。我相信，今后会有更多的民国时期中医教学讲义陆续再版。这次开拓创新之举，必将对中医教材改革起到促进作用，对中医学术发展起到推动作用，必将有助于中医药学的再创辉煌！

中国工程院院士
程莘农
2012年5月于北京

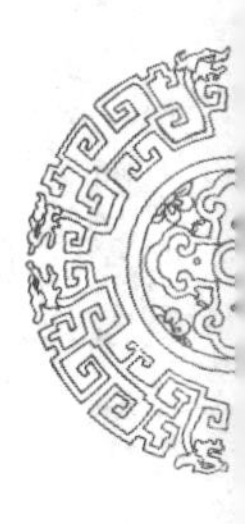

余　序

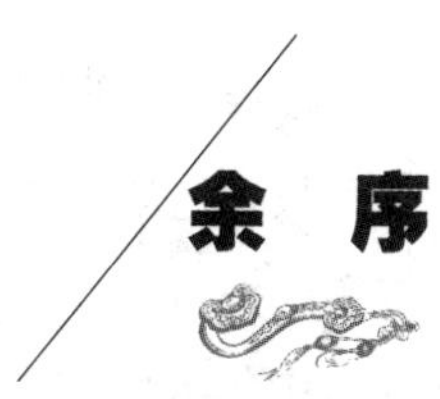

中国中医科学院和光明中医杂志社等单位的相关专家，他们合作纂辑点校了《民国名中医临证教学讲义选粹丛书》，我在展阅后不胜欣悦。此选辑刊行是对以儒学奠基的中华传统医药文化领域一项新的贡献。

在中医药学传承、发展的历史长河中，民国时期处于“西学东渐”益趋鲜明、旺盛的岁月。当时全国的中医院校当然不能与新中国成立后相比，但名医名著亦较为昭著、丰富，而医药教学则以“师带徒”“父传子女”作为“主旋律”，但在一些较大的城市或某些地区，也创办了若干中医院校。回忆在上世纪三四十年代，我在上海读中小学阶段，市内有中国医学院、新中医医学院、上海中医专科学校、中国医学专修馆等校；在此以前的民国前期，上海有丁甘仁先生主办的“上海中医专门学校”，在当时是卓有影响的中医名校，培育了众多的后继杰出人才，该校前辈们所编撰的教学讲义，惜已流散失传殆尽。先师秦伯未先生是丁甘仁先生的高足，他从事中医教学数十年，早年成立“秦氏同学会”，自编了多种中医教材，传世者几希。现《民国名中医临证教学讲义选粹丛书》的编者们，能从多种渠道探索授求，并予选辑、校释，可谓是对我国优秀传统文化传承的历史性贡献，因为它反映了这段历史时期的中医教学讲义不同于今古的学术内涵和教学风格。

中华人民共和国成立后，中医的临床、教学渐趋正规。1955年，原卫生部组建了中医研究院（现中国中医科学院），组织专家们主编了九种中医教材，江苏省中医进修学校也编纂了多种中医教材。1956年，我国部分地区建立了中医高等院校，在原卫生部中医司首任司长吕炳奎同志的倡导下，组织各院校编写了基础与临床的各科教材，经过多次审订、修改，产生了全国中医高校统一应用的多种教学讲义，并在数十年中多次修订、改版，教学内容趋于系统、全面而丰盈。当然也存在一些不同的看法，但鄙见认为：不同历史时期的中医教学课本内容仍有相互交流、取长补短的学术价值。民国时期的教学讲义，其中的“重经典、重临床”以及部分教材中的中西医学术融会，是其主要学术特色，也是它所展示具有重要参阅价值的学术平台，值得予以深入研究。

我在阅习了《民国名中医临证教学讲义选粹丛书》后，为编者们的精心纂辑和出版社同仁们的慧眼相识通力协作，感触良深，并殊多欣慰，遂漫笔以为序。

中国中医科学院

余瀛鳌

2016年12月

总前言

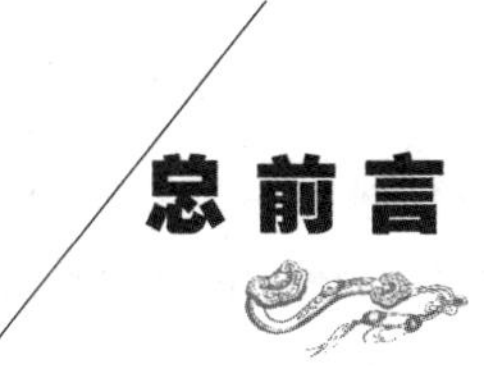

民国时期（1911—1949）是中医学发展独特的、多难的时期，然而，由于人为地分类，民国时期的中医典籍未被划到古医籍中，故而不被列入中医古籍整理出版之列。因此，民国时期的许多中医著作一直没能与广大读者见面，尤其是民国时期中医教学讲义。随着许多老前辈、老中医的退休、仙逝，很有可能就被淹没。现在，中医学教学模式、中医学教材的改革被提到当前中医教育改革重要的议事日程，此时此刻，选辑点校整理出版民国时期中医教学讲义，一可填补民国时期中医书籍讲义类出版之空白，二可为当前中医教改和教材编写提供参考、启迪思路。这也是这次选辑民国时期中医教学讲义的意义所在！

民国初期，由于当时的北洋政府将中医教育在整个国家教育体系中漏列，导致中医界的奋起抗争，中医界有志之士积极筹办中医学校，以期既成事实，希望当时的政府承认中医教育的合法性。由此，服务于学校面授及函授教育的教材就应运而生了。然而，由于历经国内战乱和抗日战争，再加之印刷技术的局限和信息交通不便，使许多优秀的中医学讲义未能幸存。本次我们收集了恽铁樵全部医学教学讲义、秦伯未国医讲义、承淡安针灸学讲义，以及张山雷和陈伯坛编著的部分中医教材讲义进行点校整理以类汇编，共收讲义39种，按类分为15个分册，以期尽可能地反映当时中医药教学的情况。这些讲义分属中医基础理论、针灸学、内科学、中医经典类、临床类等，还有充分体现衷中参西的内容。

2006年，我们就开始了对民国时期中医药文献的现存状况进行调研，并对文献整理和保护加以研究，提出“民国中医药文献抢救整理的思路及设想”，论文发表于中国科技核心期刊《中国中医药信息杂志》2006年第11期，引起同行专家的关注。在众多医史文献专家的支持、指导、帮助下，我们开始了民国时期中医教学讲义的收集、整理工作。近几年间，由于工作繁忙，收集、点校整理工作在艰难地持续地缓慢进行着，我们始终坚持着，为了中医梦，不抛弃，不放弃！天道酬勤，柳暗花明，我们的工作终于得到中国中医科学院中医药信息研究所领导的重视，使我们更有了干劲，信心更足，从而促成本套丛书得以顺利面世。

本套丛书是中国中医科学院自主选题研究项目“民国中医药教材调研及代表性教材整理研究”（项目编号：ZZ070326）成果之一，在此衷心感谢中国中医科学院中医药信息研究所领导对本项目的支持；感谢众多医史文献、教育、临床专家的悉心指导；感谢全国各地图书馆对我们工作资料收集等方面的帮助。同时，对各位参与丛书点校、整理和研究的工作者的辛勤劳动、无私奉献精神和干劲，表示敬佩和谢意！对中国医药科技出版社的鼎力出版，表示感动、感激和感谢！

最后还是要说明一下，本丛书仅是民国时期优秀中医讲义的“豹斑”而已，还需要我们继续努力，收集、整理、点校、出版更多更好的民国时期名中医教学讲义，以飨读者。毋庸讳言，本丛书中或许存在着这样那样的不足和疏漏，恳请各位专家、同仁、广大读者批评指正，以求修订和完善！为了实现美好的中医梦而共同努力！共同进步！

《恽铁樵临证基础讲义》

《脉学讲义》

《十二经穴病候撮要》

《医学入门》

《病理概论》

《病理各论》

《神经系病理治要》

《恽铁樵医学史讲义》

《医学史》

《医家常识》

《恽铁樵内经讲义》

《内经讲义》

《群经见智录》

《课艺选刊》

《答问汇编》

《恽铁樵伤寒论讲义》（上）

《伤寒论讲义》

《恽铁樵伤寒论讲义》（下）

《伤寒广要》

《恽铁樵金匮要略讲义》

《金匮要略辑义》

《金匮翼方选按》

《金匮方论》

《恽铁樵温病讲义》

《温病明理》

《热病讲义》

附：《热病简明治法》

《章太炎先生霍乱论》

《霍乱新论》

《梅疮见垣录》

《恽铁樵临证各科与药学讲义》

《杂病讲义》

《妇科大略》

《幼科讲义》

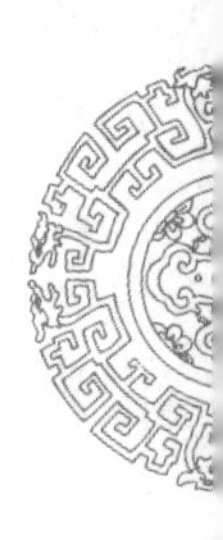

《药物学讲义》
《验方新按》
《恽铁樵临证医案讲义》
《药盦医案》
《临证笔记》
《秦伯未国医基础讲义》
《生理学讲义》
《诊断学讲义》
《药物学讲义》
《秦伯未国医临证讲义》
《内科学讲义》
《妇科学讲义》
《幼科讲义》
《张山雷脉学讲义》
《脉学正义》
《张山雷中风讲义》
《中风斠诠》
《陈伯坛金匮要略讲义》
《读过金匮论》
《承淡安中国针灸学讲义》
《中国针灸学讲义》

编者
2016年12月
于北京·中国中医科学院

整理凡例

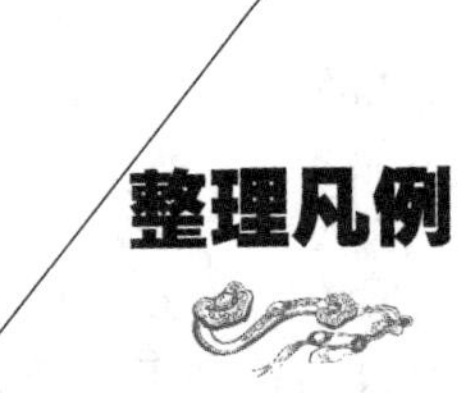

一、原书系繁体字本，今统一使用简体字；通假字或异体字径改，如“藏府”一律改为“脏腑”，“纖微”均改为“纤维”。

二、原书系竖排本，现易为横排本，依照惯例，书中的“右”或“左”字，径改为“上”或“下”字，不出注。

三、正文按内容分段，并按现代汉语规范进行标点断句。

四、本书以点校为主，凡书中明显刊刻错误，予以径改，不出注。如：本与末，已与己，岐与歧，大与太，佗与陀，臂与臂，隔与膈，温与湿，热与熟，炮与泡，等等。对个别疑难字词酌加注释。校注及注释均采用页下注形式。

五、原底本中的双行小字，今统一改为单行，字号较正文小一号。

六、原书中的医学名词，有与现代不一致处，仍依其旧，保留原貌。如白血球、阿司匹灵等。

七、原书药名错误径改，不出注。如芫花（误为“莞花”），辛夷（误为“辛荑”），蒺藜（误为“夕利”）等。

八、原文所提及的书名一律加书名号。书名为简称时，为保持原貌，不作改动。个别比较生僻、容易产生歧义的加注说明。

九、为方便读者查阅，原书有目录的照录，补上序号；原目录与正文不一致者，则依照正文改正；原书无目录的，依据正文补上序号和目录。

十、书中的一些观点与提法，有的带有明显的时代局限性，但为保持原著的完整性，本次均不作删改，希望读者研读时有分析地加以取舍。

十一、本丛书的整理和点校严格按照古籍整理原则进行，尊重历史，忠实原著，除上述说明外，凡改动之处，均出注说明。

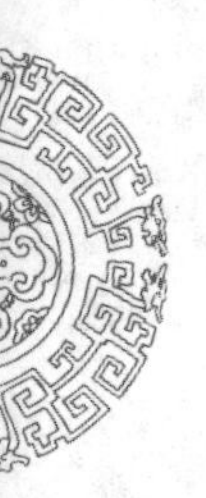

本册总目录

中国针灸学讲义

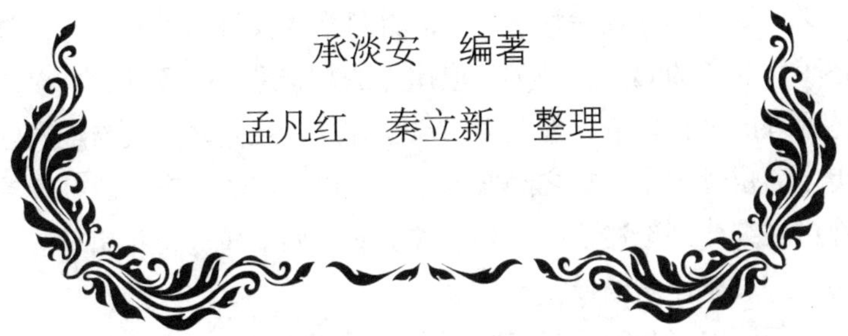

承淡安　编著

孟凡红　秦立新　整理

内容提要

本书原为承淡安创办的中国针灸学讲习所的讲义。全书共四编：第一编针科学讲义，第二编灸科学讲义，第三编经穴学讲义，第四编针灸治疗学讲义。针科学与灸科学讲义，分别详述了针、灸的起源、种类、应用方法与宜忌，以及针、灸对人体生理的种种影响。经穴学讲义编详述了经穴之定义与经穴学上之名位骨度、全身之经穴部位、主治、取法、应用。针灸治疗讲义编分别论述了时令病、脏腑病、妇女病、幼儿病、五官病、四肢躯体病的针灸治法。

承淡安（1899—1957）系针灸学家和中医教育家，毕生致力于针灸学的研究和教学工作，创办了中国最早的针灸研究社、中国针灸专门学校和针灸杂志。学生遍布国内各省以及东南亚各国。在针灸研究、教学实践中，承淡安一方面强调首先要弄清中医学理，并从临床上去摸索和证实阴阳、五行、营卫、气血，以及解剖学上难以理解和认识的经络，才能揭示针灸治病机制。另一方面，在学习研究的基础上，积极将日本对针灸的研究方法和成果吸纳到自己的著作中，并试图运用巴甫洛夫神经反射理论，阐述针灸作用机制。

本书以 1941 年无锡中国针灸学研究社铅印本为底本进行整理，并参考了其他有关书籍。

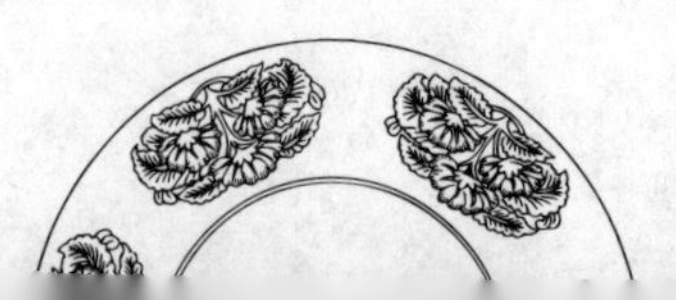

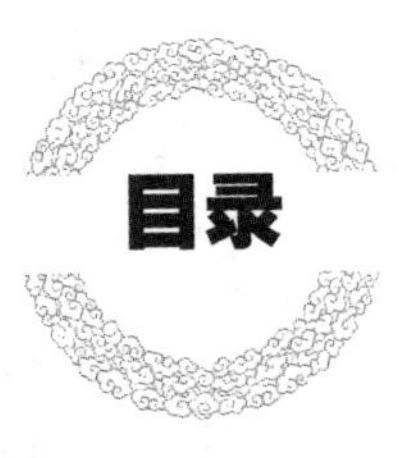

目录

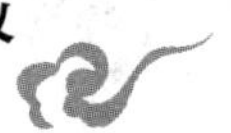

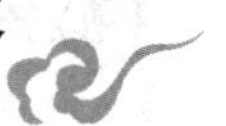

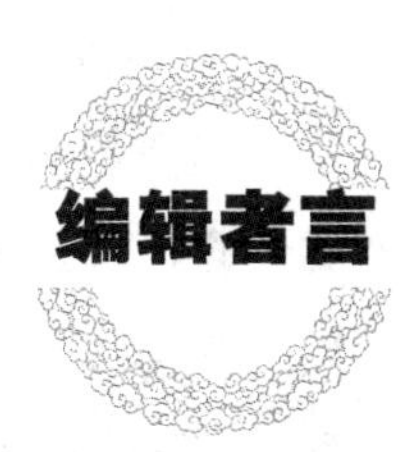

编辑者言

一、本书初编，原为编者创办之中国针灸学讲习所作学员课本之用（系用油墨自印）。自一九三七年抗战军兴，交通被阻，讲习所陷于停顿，编者因鉴于爱好斯学者众，与战事期中，药物来源困难，针灸术可代药物疗病，有过之无不及之伟效，亦亟应将斯学公开，以利民生，于是正式付印，定名曰《中国针灸学讲义》。

二、本书计分四编：第一编针科学讲义，第二编灸科学讲义，第三编经穴学讲义，第四编针灸治疗学讲义。

三、针科学讲义：计分二十六节。自第一节至十八节，述针术之起源与铸造形式及应用；十九节述古今针法与今后应取之途径；二十节以下，述针后之处置生理之变化，举凡关于针术之实施，详述靡遗。

四、灸科学讲义：计三十节。自第一节至十六节，述灸之起源与各种灸法；第十七节至二十六节，述艾灸前后之处置；自二十七节以下，述灸之关于生理之种种影响。举凡艾灸之实施方法与宜忌，无不详述。

五、经穴学讲义：计分三章。第一章总论十五节，详述经穴之定义与经穴学上之名位骨度；第二章经穴编，全身之经穴部位、主治、取法、应用，各穴分条罗列，以前著之《中国针灸治疗学》为蓝本；第三章附录篇，为经外奇穴之取法及应用方法。举凡经穴之学识，悉尽于此。

六、针灸治疗学讲义：分正、续两编。正编分三十门，关于时令病、脏腑病悉入于内；续编分十二门，关于妇女病、幼儿病、五官病、四肢躯体病，悉列于此，其编制法亦以《中国针灸治疗学》为蓝本。

七、本书编辑时，适为编者所创之针灸讲习所轫办伊始，事务冗繁，乃将经穴讲义第二、三章与治疗讲义，指定蓝本与编制方式交与门人罗兆琚、邱茂良二君分任，编者则任增删之事，于此应表而出之，二君之力，未可据为己有也。

一九四〇年十月　编者识

第一编　针科学讲义

江苏江阴承淡安编著

一、针术之由来

针学一科，夫人而皆知为我中华最古之医疗学术。《灵枢》首篇九针十二原：“黄帝问于岐伯曰，余子万民，养百姓，而收其租税。余哀其不给，而属有疾病。余欲勿使被毒药，无用砭石，欲以微针通其经脉，调其血气，营其逆顺出入之会。令可传于后世……先立针经。”观乎此，可知针学肇始于轩岐。

《汉·艺文志》曰：“《黄帝内经》一十八卷。”后人即为《灵枢》九卷，《素问》九卷。夫《内经》为黄帝与其臣属岐伯等，相互问难，辨别脏腑、阴阳、时序、摄生、疗治之法，为中华医学最早之著作，亦为中华医学之基础。但稽乎实际，黄帝时代，文字单纯，冶金术尚未大成，故刘向指《内经》为诸韩公子所著，程子谓出战国之末，是非无因，黄帝岐伯为著者所假托，可以无疑，然则针术之发明，当在战国时。

考之《山海经》有云：“高氏之山，有石如玉，可以为针。”则古代之针，先为石针，石针即砭石。

《素问·异法方宜论》曰："其治宜砭石。"阅上文"勿使被毒药，无用砭石"，则针为砭之递变，由石制而改为铁制。汉·服虔云："石，砭石也。季世无复佳石，故以铁针代之。"则铁制之针，至秦汉而运用。上文推想针术之发明，在战国时期，或许无误。

吾人必欲考据针学发明之时期，当先究《灵枢》《素问》之创作时代。《汉志》载《黄帝内经》十八篇，无《素问》之名，后汉·张机《伤寒论·序》，始有撰用《素问》之语，晋·皇甫谧《甲乙经·序》，亦称《针经》九卷，皆为《内经》，与《汉志》十八篇之数合，则《素问》之名起于汉晋之间。至于《灵枢》，汉、隋、唐志皆无此书名，至宋绍兴中锦官史崧乃云"家藏旧本《灵枢》九卷"。是此书至宋中世而始见记载。又杭世骏《道古堂集·灵枢经·跋》谓："文义浅短，与《素问》不类，其十二经水篇，乃王冰时之水名，黄帝时尚无此名。"总此书乃王冰所辑而托名于古人者。观乎此，《素问》《灵枢》之著，又在战国时之后，针术或发明于战国时，必先有针灸，而后乃记其法则，列为章节，成最后之《内经》。

总之，针学为砭石之遗法，由石针而改进，可以无疑，针学之有文可稽，有法可循，至千万世而不泯灭者，皆为《内经》之功也。

二、针术之定义

针术者，以一定之法则，用金属所制之细针，于身体一定之部位，如关节之间、郄腘之处而刺入之，施一定之手法，以刺激其内部之各组织、各神经系统，整其生活机能之变调，以达疾病治愈之目的之一种医术也。

三、针之构造

古人以石之细致而锐者为针，即“高氏之山，有石如玉”之石针。石，砭石也。《说文》：“砭，以石刺病也。”《素问·异法方宜论》曰：“东方之民，病皆为痈疡，其治宜砭石。”是古昔之针以石制者。《本草纲目》中有曰：“古昔以石为针，季世以铁代石。”是石针以后，改为铁制。观杨继洲《针灸大成·制针法》：“以马衔铁为之，或用金针更佳。”则铁针之外，在明时已有金制者。近百年来，科学昌明，百物改良，以马衔铁制针易于折损，遂利用纯钢化合物制针，锐而滑利，坚韧不折，又胜为衔铁制者多矣，然以其易锈，有以金银为之者，特无钢铁之滑利耳。

四、针之种类

古昔之针分为九种，名曰九针。九针之意，古人应九数。一曰镵针，取法于巾针，去末寸半，卒锐之，长一寸六分，主热在头身也；二曰圆针，取法于絮针，筒其身而卵其锋，长一寸六分，主治分肉间气；三曰鍉针，取法于黍粟之锐，长三寸五分，主按脉取气令邪出；四曰锋针，取法于絮针，筒其身锋其末，长一寸六分，主痈热出血；五曰铍针，取法于剑锋，广二分半，长四寸，主大痈脓两热争者也；六曰圆利针，取法于牦尾，针微大其末，反小其身，令可深入也，长一寸六分，主取痈痹者也；七曰毫针，取法于毫毛，长一寸六分，主寒热痛痹在络者也；八曰长针，取法于綦针，长七寸，主取深邪远痹者也；九曰大针，取法于锋针，其针微圆，长四寸，主取大气不出关节者也。此古人九针大小长短法也。在近代除锋针、毫针外，甚少用之者。

《灵枢·九针十二原》篇，首有“小针之要，易陈而难入”之文，又第三篇为《小针解》，是九针之外，又有小针，马元台注为微针，殆即近代所用之毫针也。

五、针之制法

《针灸大成》制针法，以马衔铁制，谓其无毒，锻铁成丝，分长短断之，外涂蟾酥再锻之，云可止痛。然后缠以铜丝以为柄，磨其一端为针尖，再入芳香运气辛温的血之药品煮之，谓药可入于针质内，其意为施针时，借针内之药气，以取运血气也。实则铁质坚致，吸收药力极微，且煮后复须以瓦屑磨擦之，使之光洁滑利，即能吸收药力，一经磨擦，亦已消失。古人之用心，亦有似是而非者矣。

附：九针式

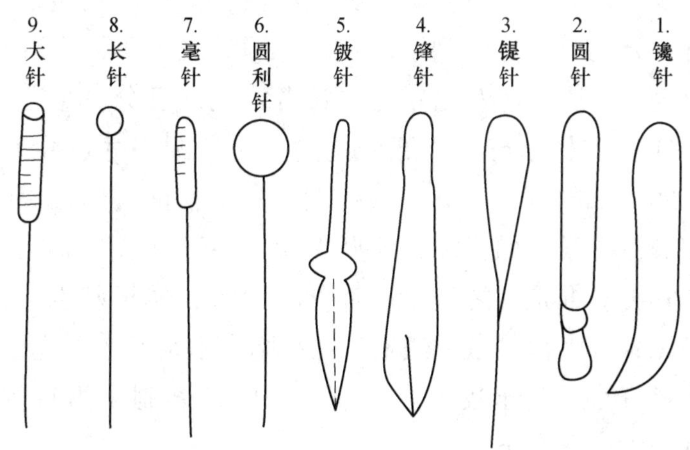

近年工艺，突飞猛进，钢铁皆有细丝，匀而坚韧，针家以马衔铁制针，手续太烦，且脆而易折，故多以铁丝或钢丝为之，惟仍入药煮过，然后一端磨锐成为针尖，一端绕以铜丝，成为针柄，继以细砂捻摩针尖，使其利而不锐，圆而不钝。再擦针身，务宜光滑细致，于是应用于人身，自无痛涩之弊矣。

钢丝之针，坚韧适中，有弹力而不易折，较之马衔铁制者，不可同日语矣。然易起氧化作用而生锈，为一大缺点。金银丝制者，虽不生锈，而柔软易屈，美中各有不足。今有一种不起氧化作用之夹金丝，弹力亦不弱钢丝，以之为针，则甚相宜也。

六、针之长短大小与应用

人之肌肉有肥瘦，部位有厚薄，下针亦有深浅，刺激有强弱。为适应其刺针之深浅，则针之长短，不可不分也。为适应刺激之强弱，则针之大小，不可不分也。就历来经验以定之，长者须三寸五分，短者为七分，从七分与三寸五分之间，为分配一寸、寸五、二寸、二寸五、三寸，共计七类。于临证应用，深处如髀枢，浅处如指端，四肢腹背，厚薄深浅，无往而非宜矣。惟是针之长者，针丝宜稍大，便于刺也。且刺深者，大都刺激神经干，针小则力不足而效不充也。短者宜小，利于皮下之轻刺。如以镇静制止为目的，则非大者不宜矣。

七、针尖之形状

用针之目的，在刺激其神经，发挥其行气行血之机能也。神经机能之活力，固在神经细胞，而传导之功，乃在神经纤维，纤维细胞之柔嫩，不能受重大损伤，故针刺只可刺激神经，不能刺伤神经。针与神经之接触，厥为针尖，欲尽激拨之功，而无刺伤之弊，则针锋不宜锐而宜圆。前人谓针头圆者，血管遇之可以避，盖亦经验之谈。然针头太圆者，其面积较大，肌肤之抗力亦强，下针较为困难，病者感到痛苦亦重，故针锋尖锐固不可，大圆亦非宜，当于尖锐之中，带有圆形，于圆形之中，须存尖锐，总之能利而不锐，圆而不钝，斯为上品。

八、针之选择、修理与保存

我国针医用针，大都为钢铁所制，间有以金银为之。钢针富于弹力，制针最宜，惟易生锈，因锈而发生斑痕，苟不注意，小之筋纤维缠绕针身，发生刺痛，不易脱出，大则为之断折。故针身之有无斑痕，为选择上应注意之一。金银针虽不生锈，无蚀痕之可虑，惟质柔软，针锋易毛，且易成钩形（钢铁亦时有之），其弊同于钢针。故针之良否，亦为选择上应注意之一。不论金银钢铁针，愈用愈熟，熟则滑利而少痛苦。若一旦临证应用，病家因体位移动，致铁身屈曲，或针锋成钩，弃之似甚可惜，再用有所不能，如能善为修理，屈者直之，钩者正之，则仍不失为一支良针也。

钢铁易锈，宜每日拭擦，若贮而不用，则涂以油质，可久藏不变。金银虽不生锈，用时亦必拭擦。贮藏之器，普通都用针管，但针锋易受损伤，最宜用针包，使针固定不移，则针锋针身，可无受损之虑矣。

九、刺针之练习

以如线如发之针，运于二指之间，欲使之透肤入肌，直捣目的，非有充实之指力不可。指力之成也，则非孰练不成。善用针者，微捻即透入内层，患者似无感觉。其初学者，如切如钻，令人难忍，每使患者，视为畏途，裹足不前。不特此也，同一病而同一治，一收宏效，一无进退，何也？亦指力之有无，捻运之纯熟否耳。故欲谋斯道之进展，受病者之乐就，指力上捻运之练习，未可忽视也。

练习法，其法亦有二：一用棉线球练习法。以棉花三四两搓成球形，每晨用棉纱线紧绕十二转，暇时以三、四寸长之毫针，用右手大指、食指及中指，时时捻进捻出，日复一日，而线日增一层，经年屡月，线球大而结实，捻针乃施展自如，功力已至，用诸人身，不复感痛苦矣。

又法：以书一册，悬于壁间，高与肩齐，初取一页，依次而捻刺之，日加一页，五六页后，二日加一页，增至十页，二日加一页，如积至三十余页，能不费力而针透之者，可以应用自如矣。

次述捻运之练习，捻运之主要技术，在乎提插捻拨，左旋右转，进退疾徐，各有法度。彼手技烂熟者，与未经训练者，于病之疗治，其功效相去倍蓰①。故初学者，应有相当之练习。练习之法，先以针插入棉被中，为提插捻习运动之练习，继为左旋右转之捻拨，

① 蓰（xǐ）：五倍的意思。

再进为进退疾徐之练习，能心有欲而手应之，圆转自如，然后以之临证，可谓得心应手，庶无往不利矣。

十、刺针之方式

刺针之方式，专言进针时应用之手法，就所知所见者有三法：一为打入之法，二为插入法，三为捻入法。打入法今已不行，插入法兼有行之者，最流行而最普遍者为捻入法。

打入法：其针短而粗，针尖挟于左手拇指、食指之间，按于穴上，尖着皮肤，二指保持其针尖与针体之角度，然后以右手食指扣打而入，入穴约二三分深，然后以左手之拇、食、中三指，扶持针柄，而捻运之。此法今已不行，闻陕北尚有行之者，日人亦有打针法，惟不用指打而用槌打，其技不及我国多矣。

插入法：今日有所谓达摩针法者，其针亦粗，类似九针中之圆利针，进针皆用插入法。先以左手拇食两指，固定穴位，右手持针，拇、食二指挟持针尖，露出尖端约一二分，针柄则支于虎口，然后以针尖密接于穴上，准定入针角度，二指略行宽松，藉虎口掌腕之力，直插入穴一二分或三四分，针稍停，乃行爪括指循提插等法。

捻入法：为普通之针法，亦为下针法中之简便法。手技分长针、短针下法二种：先言短针下法，凡用短针之处，大都属头部肢末，筋肉浅薄，知觉神经末梢分布最密之部。针捻入之时，先以左手拇指爪切穴上，右手拇指中指挟持针柄，无名指傍挟针身，针尖着穴，于是手持针柄之指，捻转送下，至应入之目的而止。长针之挟持法，同于短针，针着穴之后，左手拇食二指即挟持针身，当右手捻动针柄送下之时，左手拇食二指，一方扶持，不使针身偏侧；一方助针丝送下，至应深之目的而止，然后行捻运之手术。

又有管针法者，盛行于日本，以圆形或六角形之细针管，较针稍短二分。应用时，以针插入管内，管尖一端按于穴上，左手拇食二指挟持之，右手之食指，扣打针柄，针即入穴，然后将针管上提，挟管之二指则移挟针身，保持原有之角度，针管既去，乃以右手捻动针柄而下。此法虽手术较烦，如术者指力不足，与妇女胆怯者用之，亦免痛之一法也。

十一、刺针之方向

刺针之方向者，言刺针入穴时所向对之角度也。约分之可列为直、横、斜三种：

直针者，不论直下或平进，皆保持其九十度之直角。所谓直角，系皮肤面与针尖相接合，其两方作成各个的直角是也。人体经穴大部分，皆从直角下针。

横针者，即沿皮下针，不入筋肉，针从锐角刺入之谓也。所谓锐角者，针尖与皮肤面相会，大约为二十五度角是也。横针之穴甚少，仅头部与胸部数处。

斜针亦曰斜刺，针从斜角刺入之谓也。斜角者，针尖与皮肤成四十五度以上之角度也，如针风池、大溪、昆仑诸穴，应用亦甚少。

十二、刺针之目的

《内经》有曰：“欲以微针通其经脉，调其血气”。又曰：“虚则实之，满则泄之，宛陈则除之①，邪胜则虚之”。此古人用针之目的也。从今日科学目光观察之，通经脉，调气血，即为刺激其神经与血管，使血行流畅也。虚则实之，满则泄之，即近代针医，谓之虚则补之，实则泻之是也。所谓虚，乃某组织机能之减退也。所谓实，乃某组织机能之亢奋也。宛陈则除之，邪胜则虚之，无非散其郁血充血而已。

再言之，兴奋、制止、诱导三种之方法而已。

兴奋法者，专应用于生活机能减弱之疾病，如肺萎、肝虚、脾弱、肾衰、筋骨麻木等，所谓虚则补之者。对于此类之疾病，与以轻微之刺激，兴奋其各组织之神经，鼓动其生活之机能，以达疗治之法也。

制止法者，与兴奋法绝然反对，对应用于生活机能之亢进所发生之疾病，如知觉神经过敏，发生疼痛；运动神经过兴奋，发生痉挛；内脏神经太旺盛，发生

---

① 宛陈则除之：出于《灵枢·九针十二原》。宛，同菀，通“郁”，宛陈，郁积陈久，指对气血瘀滞、邪在血分的一些病证，宜用针刺出血的方法。

某种分泌过多。宜与强力之刺激，以制止之、镇静之、缓解之之法也，即《内经》所谓："实则泻之，邪胜则虚之"之法也。

诱导法者，即头有疾，取之足，于距离患部之处，与以刺激，使其部血管扩张，导去其患部之充血郁血，或病之渗出物，以达疗治之目的，所谓"微者随之"之法也。

其他如暴者夺之，宛陈则除之，即今之放血法、刺血法也。

十三、直接的刺激与间接的刺激

上节述针治之目的，吾人已知不外施制止、诱导、兴奋三种作用。但刺激点，须直接刺其患部之深层神经干或血管，使之发起作用，以达到其目的；然而在皮肤浅层，知觉神经之末端，利用反射作用，与以浅刺，亦能达到其目的，较之深刺激，有时反觉为优。良以末梢之反射，范围较广。惟此类之皮肤刺激，藉其反射力而发挥作用，可名之曰间接刺激。其直接刺激与患部有关之神经、筋肉或血管，可名之曰直接刺激。

十四、针刺之感通作用

当针刺入身体之时，恰如电气之感传，而发生一种如麻痹样之刺激，亦有始终感如酸如痛者，皆名之曰针之感通，针医名之曰得气、行气。其感通之范围不一，有在一部者，有沿其神经所经过之区域而发感通者，如针腰部，能感传至下肢与足趾；如针指部，能波及上膊与肩胛。亦有不循神经之径路感传者，如针足部，而感传至头；针胸部，而感传至足。良由神经交综错节，无处不通。自某部之刺激，神经发生兴奋，传至中枢，起反射之兴奋作用，使间接之神经细胞，亦起兴奋，从而彼及其他之知觉神经，发生感通，亦未可知。

从麻痹酸痛之感通，亦能推知其病之轻重。下针即发感通者其病轻，久而始发者其病重；感传远者其病轻，限于一部者其病重。

术者指觉之敏锐者，亦能知其感通之有无与轻重。针书有曰："针下得气，如鱼吞钩饵之状。邪气之来也，紧而急。谷气之至也，和而缓。"是皆术者之指觉也，指觉非人人所能，非熟练不可，亦非细心体会不可，断非笔墨可以形容者也。

十五、刺针时之准备

吾人临床施术之时，宜如何作准备？曰：第一步清洁术者之手掌手指，与其诊察上之用具；然后诊察病人，审明症状，以定治疗之方针，确定应取之经穴。乃出其耀目之针，检取适于经穴深浅之长度，即以净纸勒擦之，如用棉花醮酒精拭之亦佳。针即检定，乃使被术者整其体位，安其心志，毋移动胆馁。针穴部位，为之充分消毒，于是徐徐为之下针，行种种之手技焉。

十六、刺针时之注意要项

临床施术，不特述如上节之先与消毒而已也。于针身、针锋之是否无损，应有详细之审察，苟发现疑点，宜以薄纸试之。全针刺过，绝无声息，则针身不损，退出无音，悉无阻碍，则针锋亦良，以之应用，可以无忧。

针既良矣，而患者面无血色，目暗少神，仍未可以猝然下针也。必询其有无受针之经验，如其未也，宜缓辞之。必欲针治，必先告其晕针之状，与不可胆馁，然后徐徐下针，微运即退。长时之强刺激，则绝对禁忌之。当下针捻运之时，必十分注意其面部之颜色，微有变动，立即停针。且也二三穴外，虽不发生晕针，亦宜停止，使其翌日再针，万不可以其不妨而多针之，惹起极度之脑贫血，则悔已晚矣。

于普通病者，虽不虑晕针之发生，然于下针之时，若发生筋肉痉挛，切不可强力刺下，宜立即停止。切之循之，待其挛急缓解，然后徐徐下针，否则未有不发生屈针者也。

皮肤过于紧张者，刺下每感剧烈疼痛；皮肤十分弛缓者，易于移动，且以坚韧而不易刺入，故痛感每较常人为重。凡遇此等患者，如紧张者，必先施强烈之按摩；弛缓者，以左手拇食二指，紧张其肌肤，然后为之进针，可免若干之痛苦矣。皮肤之不易移动，亦端赖乎此。

其他关于小儿、妇女之针刺，尤宜注意其移动，下针宜浅而速，不能久留，否则折针屈针，未有不演出者也。

至若病势衰弱已极，脉微神散，气短欲绝，当此之时，万不能轻易下针，妄思救治。《灵枢经》亦曰：用针者，观察病人之态，以知精魂神魄之存在得失之意，五者已伤，针不可以治之也。盖精气已衰弱者，根本已败，油干灯熄，针虽万能，亦难挽救，以立再造之功也。

虽然，急性病症，而形似虚脱，若与以强刺激之反射，每有因此而庆更生者，是又不能恐受诽谤之嫌而袖手旁观也。

十七、刺针时医与病者之体位

凡将施术之先，医者与患者，须有一定之体位，苟患者之体位不正，则取穴不确，且神经筋肉骨骼之位置，微有不同，欲其舒经行气，不可得矣。即医者之体位不正，而草率施术，往往亦能发生偏侧，难于进针，或屈针之弊，此体位所以要注意也。

考各经穴条下，关于取穴之法，皆有证明，如仰卧、俯伏、拱伸、蹭跪，各有定法。然病有轻重，力有盛衰，未可执而不化，坐卧侧伏，宜随机权变也，兹定二者之体位如下：

甲、患者之体位

患者之体位：以舒适与筋肉弛张之程度，成自然为标准，如是在施术之中，不致十分移动，若其姿势属于勉强，必中途转侧，发生折针屈针之弊。关于各部施术方面，如采取下之方式，则大至不误。

在头部侧面施术之时，用坐式、仰卧式，或侧卧式。如属头之后面，则取坐式、伏卧式，或侧卧式。

在颜面部，取正坐式，或仰式、侧卧式均可。

颈部及胸部、腹部之前面，则使之仰卧而施之。正坐亦可。

在刺侧胸部、侧腹部时，取侧卧为善。

后颈部及肩胛部、背部，则用坐式或伏卧式。

四肢及臀部，取坐式或侧卧式，患部向上方以施之。

乙、医者之体位

医者之体位无定，必随患者之体位如何，而采取适当之位置。总以易于施术，易于发挥腕力与指力为原则。

十八、进针时之程序

进针之时，其先决条件为消毒，于刺针时之准备一节，已言之矣。准备已毕，即为刺针之实施，其程序有三：一曰爪切，二曰持针，三曰进针，为分述之。

爪切：《难经》有曰："知为针者信其左，不知为针者信其右。当刺之时、必先以左手压按其所针荥腧之处，弹而努之，爪而下之。其气之来，如动脉之状，顺针而刺之"云云。此即言进针之时，宜先弹努爪下而后进针也。弹努爪下，即按摩爪切，非惟使其皮下知觉之神经麻木，进针减少痛感已也，主要在探寻穴位，切准穴门，下针不致伤筋骨也。按摩爪切之法奈何？初于其应刺之部位，以左食指或拇指，微着力按摩，探寻骨隙，穴位既得，以爪切上，成十字纹，或一字纹，然后以针尖，着纹之中央而下，直达应刺之目的，可无阻碍矣。若操切从事，持针即刺，虽依其分寸而不按切，则未有能中的者，故用针者信其左也。

持针：持针之道，亦甚重要。《内经》有曰："持针之道，坚者为实，正指直刺，无针左右，神在秋毫，属意病者，审视血脉，刺之无殆。"又曰："持针之道，欲端以正，安以静。"明季针家杨继洲氏曰："持针者，手如握虎，势若擒龙，心无外慕，若待贵人。"此皆言持针必端正而心静，要聚精会神，属意于指端针端，直刺、横刺、斜刺，保持其角度而后下针，斯克尽持针之法也。

进针：古人于进针之时，先定补泻之要，后行进针之法。《灵枢·经水篇》曰："凡泻者必先吸入针"

“凡补者必先呼入针”。后之医者，令咳嗽一声以代呼，或曰口中收气以代吸，乘患者呼气或吸气之中而下针，其规则谨严，审慎从事，亦成一派。自今日人体生理解剖之学明，知古人之所谓营卫气血者，一为血液之流行，一为神经生理之现象。针之补虚泻实，不越乎兴奋、制止等之作用。对于补泻之手技，仅属于一种刺激法之强度，进针时对于呼吸上实无注意之必要。而心之静，手之稳，徐徐捻拨而下，一方视其面部之表情，为进针捻拨之缓急，面色不变，口眼不皱引者，进针可速下；反之宜轻微惭进，此乃进针之要诀也。

十九、进针后之手技

针既进矣，即为捻运，就古法言，目的在乎补泻，以新理论，则不越乎制止、兴奋、诱导。三者目的不同，手技遂异，考之《内经》，征之近贤，名目繁多，心目为眩，大都标新立异，不切实际。在作者，不外示其广博，且闪烁其词，不肯明言，以显其神秘。而后之学者，以其玄奥莫测，索解无从，遂视为畏途矣。针道之不明，实斯辈为厉阶。毋怪有人目针家为草泽铃医之流也。编者不才，于古人手技之神秘处，未敢悉皆附从。如《内经》针法，尚有可取之处，特录其要者，为之注释，以供同志之参考焉。从科学立场，吾人对于针法，应取之途径，殿列于后：

甲、《内经》之针法

《九针十二原》："小针之要，易陈而难入。粗守形，上守神，神乎神，客在门，未睹其疾，恶知其原？刺之微，在速迟。粗守关，上守机，机之动，不离其空。空中之机，清静而微。其来不可逢，其往不可追。知机之道者，不可挂以发；不知机道，扣之不发。知其往来，要与之期。粗之暗乎，妙哉！工独有之。往者为逆，来者为顺。明知顺逆，正行无问。逆而夺之，恶得无虚？追而济之，恶得无实？迎之随之，以意和之，针道毕矣。"

编者按曰：本节首言小针之不易施，故曰"易陈而难入"也。继分粗工、上工之所守，一徒守迹象，不谙妙机；一知守神，能观病原，而知其虚实，故曰"粗守形，而上守神也"。其得神之妙者，知病之在何经，如客之在门，了然其出入之道也。"不睹其疾，不知其原"，言施针不可不先审其疾也。次言刺针之真谛，在乎迟速，守穴中之妙机，以适应病体之虚实，即"上守机，机之动，不离其空"也。夫空者，关节之空间也，即神经出入之处也。神经因受刺激而发生反射，与局部筋肉收缩，是即机之动也。粗工不知，仅按其关节而刺之，以为尽针之能事矣，此其所以名下工也。神经之机能微妙，不可思议，因神经细胞之活泼与否，发生反射机能有强弱之分。如其强也，不能使之更强；如其弱也，不能使其再弱，故曰"其来不可逢，其往不可追也”。欲知反射强弱之妙机，乃在指端，非可得闻而可得见也，惟有熟练之上工乃能之。乘其反射力之如何，而应以适当之手技，所谓“知机之道”也。粗工不知此妙机，即不知其往来，故曰“暗也”。所谓往来者，指神经反射，感应之起止也。当其起也谓之来，当其止也为之去。粗工不知其起止，坐失时机，已止矣而犹击之，故曰“往者为逆”。上工能乘其起，而应用其手技，故曰“来者为顺”。能明往来，即知顺逆，所谓因其衰而彰之，因其实而虚之，调正其机能之盛衰，达疾病之驱除。迎而夺之，即实而虚之也。随而济之，即衰而彰之也。迎、夺、随、济，能随己意而和之，所谓得心应手，尽用针之能事矣。

“凡用针者，虚则实之，满则泄之，宛陈则除之，邪胜则虚之。大要曰：徐而疾则实，疾而徐则虚。言实与虚，若有若无；察后与先，若存若亡；为虚为实，若得若失。”

编者按曰：本节言用针之大纲。经曰：“凡欲用针，必先按脉。”脉之虚而无力者，气之弱也，当补之，即“虚则实之”之谓也。脉之盛者，气之盛也，当泻之，即“满则泄之”之谓也。见其青络怒张，乃郁血也，则刺而放之，即“宛陈则除之”之谓也。病痛甚而起之暴者，则解散之、制止之，即“邪胜则虚之”之谓也。“徐而疾则实”，此言手技，徐入其针而疾出也，谓之实。“疾而徐则虚”，言疾入其针而徐出也，谓之虚，谓之泻是也。所谓实与虚者，一为使神经兴奋，谓之有气；一为使神经安静，谓之无气，此“若有若无”之释也。“察后与先，若存若亡”者，殆初因其气虚而实之，乃谓若亡若存；初因其气实而泻之，乃谓若存若亡也。“为虚为实，若得若失”者，言泻之而虚，若有所失；补之而实，若有所得也。本节不肯定曰有无存亡得失，而曰若有若无，若存若亡，若得若失者，愚深佩古人之卓见，而体会入微，何也?盖本节之补泻虚实，指气之虚实言也。古人之所谓气，固有多端，如本节之所指，乃神经之活力也。神经兴奋太盛，而使之安静，即古人谓实则泻之，意为泻者，泻其气也，气已泻而不曰气已无、气已亡、气已失，而曰若无若亡若失。神经因活力衰弱，而使之兴奋，即虚则补之之义也，但不曰已有已存已得，而曰若有若存若得，此非古人之卓识，曷克臻此。

“虚实之要，九针最妙。补泻之时，以针为之。泻曰必持内之，放而出之，排阳得针，邪气得泄。按而引针，是谓内温，血不得散，气不得出也。补曰随之，随之意，若妄之。若行若按，如蚊虻止，如留而还，去如弦绝，令左属右，其气故止。外门已闭，中气乃实，必无留血，急取诛之。”

编者按曰：本节首言补虚泻实，以九针为最妙。继言补虚泻实之法。“泻曰必持内之”，言必持针以入之也。“放而出之”，言提针以放邪气也。“排阳得针”者，得以针摇大其孔，排散卫阳，使邪气可得泄也。“按而引针是谓内温”，此言补之法也。按而引针者，亦即引针而按入之，名曰内温。内温者，和其内部之气血也，故曰“血不得散，气不得出也”。自“补曰随之”以下，专言补之手技。“随者意若妄之，若行若按，如蚊虻止，如留而还，去如弦绝”，诚形容补法之绝妙好词，吾今为之分解之，一语道破，不如其含意深长，耐人寻味矣。随之意若妄之者，随顺也，妄无也，言针之捻拨，顺手所至，若有意若无意也。若行若按，行动也，按下也，言针似动而似按也。如蚊虻止，如留而还者，以蚊虻之吸血情状为譬也。去如弦绝者，言缓缓出针，以弦绝情状为譬也。自“令左属右”而下，乃言出针后之手技。令左属右者，属，从也，随也，言令左手从右，于出针之时，按其孔穴，则内之气止，外门闭而气不泄，于是中气实矣。如有留血，急除去之，是即“必无留血，急取诛之”之意也。

编者复不嫌词费而重申其义。补者，使神经活泼兴奋也。泻者，排除神经障碍，或制止其兴奋，使之安静之谓也。

编者屡言之，使神经兴奋之手技，必须用轻微之刺激。欲制止而使之安静，必用强之刺激。学者试一思之。本节言补泻之技，虽寥寥数字，深合今之新理，已无遗义，谁谓古人之学识，不科学也耶？

“刺之而气不至，无问其数。刺之而气至，乃去之，勿复针。”

编者按：本节示人以针贵得气，气至即已。不至则捻之运之，不问其数。诚开宗明义，如何明且尽也。不知后人为何复演出六阴、九阳、子午捣臼等种种眩人名目，殆未观《内经》针法之真义也欤。

“徐入徐出，谓之导气。补泻无形，谓之同精。是非有余不足也，乱气之相逆也。”

编者按：本节之针法，不分补泻手技，但徐入徐出，以鼓动其气，所谓“不虚不实，以经取之”之法也。补泻无形者，不分补泻之手技、形式，但徐入徐出以和其气血，故谓之同精。精指荣卫气血也，荣卫同生于水谷之精气，故本节简称为之精。清者为荣，浊者为卫，清独相干，乃生乱气而为病，非气血之有余或不足也，故以针徐出徐入以导之也。

“病之始起也，可刺而已；其盛，可待衰而已。因其轻而扬之，因其重而减之，因其衰而彰之。”

编者按：本节言刺法之因病制宜也。病之始起也轻而微，刺入即可出针，故曰：“可刺而已。”病之盛者，宜久留其针，以待其病势衰而后出针也，故曰：“其盛可待衰而已。”因其轻而扬之三句，乃言因病施技之法也。病之轻者，所谓徐出徐入，扬其气而已，盖轻刺法也。病之重而属实者，所谓用实则泻之之法而减之也，即重刺激法也。因其衰而彰之者，补法也，亦即轻刺法也。

“刺虚者，须其实。刺实者，须其虚。经气已至，慎守弗失。深浅在志，远近若一。如临深渊，手如握虎，神无营于众物。”

编者按：本节言刺虚刺实之必要条件。刺虚者，须实而后已，所谓：“必待其阳气隆至，针下觉热，而后去针也。”刺实者，所谓：“阴气隆至，针下觉寒，而后去针也。”经气已至以下，言运针之宜专心一意，始终不懈，即如临深渊，手如握虎，神无营于众物也。“深浅在志，远近若一”者，乃言运针浅深，气行远近，一如其志也。

“泻必用方，方者，以气方盛也，以月方满也，以日方温也，以身方定也，以息方吸而纳针，乃复候其方吸而转针，乃复候其方呼而徐引针，故曰泻必用方，其气乃行焉。补必用员。员者行也，行者移也。刺必中其荣，复以吸排针也，故员与方非针也。”

编者按：本节言补泻之贵乎适中其度也。泻必用方。方者，适当也。以“气方盛”者，所谓适当其气盛而泻之。“以月方满，以日方温”者，古人用针，每择日择时择人之精神充满之时也。“以身方定”者，择其气血和平之时也。“以息方吸而纳针”以下，至“其气乃行焉”，则言针之出入，必当其吸或呼之时而为之，于是其邪气出，而正气行也。“补必用员。员者，行也。行者，移也。”其意颇费解，吾推其大意，补者，补虚也。古人之所谓虚，每指气虚言，气虚者气不行也，今之所谓神经不活泼而无力以动也。补之使其气行，使其移动，故曰：“员者，行也。行者，移也。”则补必用员者，即补必须使气圆转活动而流行也。“刺必中其荣”者，针必达于内也。张隐庵曰：必中荣者，刺血脉则出血，出血之针属泻针。补而出其血，理不可通。古人以卫主乎外，荣主乎内，此刺必中荣者，殆刺必达于荣之部分也。“复以吸排针”者，随其吸气而出针也。故员与方非针也，乃取其意也。

“吸则纳针，无令气忤，静以久留，无令邪布，吸则转针，以得气为故。候呼引针，呼尽乃去，大气皆出，故命①曰泻。”

编者按：本节专言泻针之手技。下针必乘其吸气之时，不与其气逆。下针之后，仍乘其吸而转针，静留若干时，待其气至。于是乘其呼而出针，邪气皆出，故名曰泻。夫所谓静以久留者，有二解，孰是孰非，不能起古人而问之，但求理之可通，验之有征耳。所谓二解者，一针入穴中，留置不动，以压制其神经之兴奋，可收止痛止痉之效果。一为静其心意，针留穴中，而捻拨运之，对于因充血郁血而发之疼痛、痉挛，

---

① 命：原作“名”，据《素问·离合正邪论》改。

有绝大之效果。张马二家，依其字义而解，仅知其一耳。

“必先扪而循之，切而散之，推而按之，弹而怒之，抓而下之，通而取之，外引其门，以闭其神，呼尽内针，静以久留，以气至为故，如待所贵，不知日暮，其气以至，适而自护。候吸引针，气不得出，各在其处，推阖其门，令神气存，大气留止，故命曰补。”

编者按：本节专言补针之手技。马玄台之注疏，随文解释颇明，摘录如下：

此言补虚之法也。言未用针之时，“必先扪而循之”，谓以指扪循其穴，使气以舒缓也。“切而散之”，谓以指切按其穴，使气之布散也。“推而按之”，谓以指推其穴，即排蹙其穴也。“弹而怒之”，谓以指屡屡弹之，使病者觉有经脉怒张之意，使之脉气填满也。“抓而下之”，谓以左手之爪甲，掐其正穴，而右手方下针也。斯时也，针始入矣，必通而取之，以取其气。候气已至，外引其针，以至于门。门者，穴也。即推合以闭其神。此乃始终用针之法，而其间尤有节要，不可不知也。方以爪切下针之时，使病人呼以出气，而吾纳其针，必静以久留，候正气已至，为复其旧，无慢心如待所贵，无躁心不知日暮，其气已至，又必调提而护守之。又候病人，吸入其气，而吾方引针，正气不得与针皆出，正气在内而针在外，各在其处，遂推阖穴门，令神气内存。正气之大者，为之留止，故名曰补。

编者再按：本节之静以久留，与泻之静以久留，有不同焉。以编者之推测，上节静以久留，可为二解。一为留针法，一为刺激法，就其收效言，甚合泻之本义。今移之于补之手技中，则似有不合，以其效用言，不合补之本义也。故本节之静以久留，当另有一种手技，所谓法于往古，验于来今。从补字之义推之，必属徐徐捻运之一种轻微刺激。是耶！非耶！尚待考征。

乙、科学观点之针法（本书指导修习针灸治病术者，悉照此条各法应用）

1. 单刺术

单刺术者，针之目的，刺达筋层间，立即以针拔去之法，属于极轻微之刺激。此法应用于小儿或妇女之无受针经验者，或身体衰弱极度之证候。

2. 旋捻术

旋捻术者，针在身体刺入中，或刺入后，或拔针之际，右手之拇指、食指，以针左右捻旋之一种稍强刺激之手技。适用于制止，以兴奋为目的之针法。

3. 雀啄术

雀啄术者，针尖到达其一定目的后，针体恰如雀之啄食，须频急速上下运动之，专用于以刺激为目的之一种手技。然而其缓急强弱，不仅为制止作用，亦能应用于以兴奋为目的之一种针法。

4. 屋漏术

屋漏术者，与雀啄术之运用，少有些微不同，即针体之三分之一，刺入后行雀啄术。再行三分之一，仍行雀啄术。更以所剩之三分之一进之，仍行雀啄术。在退针之际，亦如刺入时，每回行雀啄术而出针，此为专用于一种强刺激为目的之手技，适用于制止、诱导二种目的。

5. 置针术

置针术者，为以一针乃至数针，刺入身体各穴，静留不动，放置五分钟，乃至十分钟，然后拔针之一种手技，适用于制止或镇静为目的之针法。

6. 间歇术

间歇术者，为针刺入一定度数之后，于此中间，任意引拔放置，更数回反复，行同一之手述，应用于血管扩张，或筋肉弛缓时，为兴奋目的之针法。

7. 振颤术

振颤术者，针刺之后，行一种轻微上下振颤手技，或于针柄上以爪搔数回，或以食指伏于针柄之上端，频频轻打之，摇撼之，专应用于血管筋肉神经之弛缓不振者，即所谓之兴奋法、补法者是也。

8. 乱针术

乱针术者，针刺入一定之深度，立即拔至皮部，再行刺入，或快或迟，或向前向后，向左向右而运用之。此乱针法，专应用于强刺激，适用于诱导、解散充血郁血之针法。

上述八法，为手技中之简单明了而易于实施之手法，无《内经》针法之繁复而有功效。凡百病症，悉可以此八法应付之。凡修习针术者，当以此为准绳，希今之修习针术疗病，三注意之。

二十、晕针之处置

神经质之患者，或身体衰弱者，下针之后，往往神经因受刺激，起剧烈反射，发生急性脑贫血症（名曰晕针），危险殊甚。故下针前后，应有深切之注意，于十六节刺针时之注意要项中已述之。如不慎而发生晕针，则宜急速与之救治，万不可惊惶失措，忽于处置也。

于言处置法前，略述晕针之病理与情状，即可知处置挽救之途径矣。

先言病理，神经衰弱者与贫血者，下针捻拨，神经猝受刺激，直射脑部，全身微血管猝缩，尤以头部为甚，血压急速下阵，脑部遂形成急性贫血，于是脑之机能猝退，甚至全失，心脏机能亦急速减退，或竟停止搏动矣。

言其晕针之情状，轻者头晕眼花，恶心欲呕，心悸亢进；重者面色陡白，四肢厥冷，汗出淋漓，甚至脉伏心停，知觉全失，呈惊人之危状。

以言救治，则不外重复刺激其知觉神经，唤醒脑神经而复其机能。总枢一开，百机皆动矣。其法为何？即发觉患者已呈晕针状态，立即停针退出，如坐者，将其卧倒，一方掐其中冲或人中不释，使其感受剧痛。一手按其脉搏，如脉搏尚有者，但掐中冲，并饮以热水或葡萄酒；若脉搏已伏，心脏欲停者，则以针刺人中、中冲，并行人工呼吸怯，至脉出而止。静卧片时，频饮热汤，不久即可恢复常态矣，或以中艾炷灸百会，亦能恢复。

二十一、出针困难之处置

施术中，时有发生出针困难之事，其理由不外三点：一为体位移动，致针丝屈曲；二为针身有伤痕，筋纤维缠绕不脱；三为内部运动神经，俄然兴奋起，筋肉挛急，吸住针身。吾人欲解决出针困难，必先识别其属何种原因而致，于是与以适宜之处置，苟不问其因，而欲强力拔出，徒使病者感受剧痛，非惟针不能出，且有折针之虑。

识别及处置之法如何？曰：针难捻动，深进不能，退出亦不能，属第一之针身屈曲。急矫正其体位，再探求其曲度与方向，如针柄角度未变，乃为小屈，以左手拇食二指，重按针下肌肉，右手持针柄，轻微用力提出之；若针柄偏侧者，则屈度较甚，左手二指，不可重按，右手起针，须顺其偏侧之方向，轻提轻按，一起一伏，两手相互呼应，则针可得而出矣。用力强拔，是乃大忌。

针身可以捻转，而提起或深下觉痛者，属第二点之针有伤痕。宜反其方向而捻动之，于捻转之中，上提下插，反复行之，觉针下疏松，即可出针；若较前仅可多退，犹不能全部提出者，再依前法施之，如引出时，痛感转前大减者，可如第一点法，微用力提出之。

如觉针不沉紧，捻动困难，按其肌肉结硬者，属第三点之筋肉痉挛所致。当将针再深入二三分，行强雀啄术，如仍挛急不散者，则另以一针或数针，于其附近下之，行中等度之刺激，则出针之困难，可立即解决矣。如病者不愿从旁再下针者，则以爪切其四围或揉捻之，使异常兴奋之运动神经镇静，缓解其强直之筋肉，其针自易出矣。

二十二、折针之处置

折针之事不常有，以其针丝坚韧不易折也。偶或有之，必针丝已有伤痕，医者疏忽未检出，病者复不守医戒而移动体位；或医者用强刺激时，病者之筋肉，突起痉挛强直，遂致针折于中。此际医者之态度宜镇静，并告病家不必心慌，坚守其体位不稍移，医者左手，重压针孔之周围，使折针外透，如见折针于皮肤面发现时，以箝或爪摘出之。如在皮下，可按得而不外露者，以指按准针端，以刀消毒，微剖开其皮，检视针端，以箝摄出之。若折在深层者，则在其自消，不必摄取，虽有在一二日中发生疼痛，大约经过三四日即平安无事矣。就日人之实地研究，谓针在筋肉中，经过相当时日，自然消灭，或行移别部，其消灭与移行之说如下：

（一）酸化说：由体温之关系，针起酸化，而自行消灭。

（二）移动说：折针由筋肉之运动而避走，其比较运动稍钝之部，则久久停留，而后消灭。

又三浦博士与大久保医学士，曾以动物试验之，得结果如下：

三浦博士，在洋鼠之腹腔内，以六号针刺三分深而切断之。另以一支刺入臀筋而切断之，经三周间，其部呈紫色，虽炎症之征象显著，细胞浸润，俱无化脓之倾向，于饮食、运动、交尾，不见障碍。八阅月之后，解剖检视，刺针部之针已不能得。从各脏器及筋肉，以精密之检查，亦始终不得发现，此由肌之蠕动而脱出体之外耶？抑由酸化而消耶？不能下确切之评定。

大久保医学士，以七个月之雌兔，在左侧胸末之横突起与第一腰椎横突起之中间，用大号针刺入八分左右，折断之。其第一日运动仍活泼，奔走跳跃如前。第二日惭觉举动静肃，刺处若触动之则跳跃。第三日触其刺处，如无事然，重压之，稍呈惊惕之状。第四日亦然。第五日后，虽重压之，似无异感。后仍壮健，交尾，且受胎分娩，初生小兔亦健全。此后经六个月解剖之，在针入之处，真皮里面及皮下结缔组织，呈长三分阔三厘之青蓝色素，其下层之筋鞘亦然，在鞘内之筋质及腹腔壁面之浆液膜处，不见刺点之踪迹。在筋层间，亦不见折针通过之踪迹。因此在内脏，各各精密检查，又折断筋肉检之，亦不见折针之踪迹。

又别在雌兔之左侧第二腰椎与第三腰椎之横突起间，以六分余长之针折入之，经八个月后之剖验，亦不见折针之踪迹。因此假想针端锐利，在运动之际，因筋肉之移转而脱出。于是以钝之针丝，在雄兔之右侧第一腰椎与第二腰椎横突起间，刺入而切断之，经十四月后剖验之，在刺入局部，不见异状，折针转入至肝脏之左叶，从后方转入前方，平而潜在，而其周围亦无见存之炎症。其折针现存之状，如新刺入之状相同，惟针体已呈酸化为黑色矣。针之重量，初为0.035瓦，已减轻0.02瓦，因思所减之量，不外为酸化溶解。更且，恐为针体之容易移转，因此以针为二屈曲，在皮下结缔组织与筋鞘之间，平刺入而切断之，至第八日检剖之，针之周围微呈炎症状，即毛细管怒张，静脉郁血，浆液发生渗漏，由第一屈曲至第二屈曲之中间，与结缔组织紧密缠绕，不易拔出。

由上试验结果，针尖之锐钝，与运动之紧闲，似有异趣，针尖锐利，刺入局部运动之剧烈部位，则移转迅速，不留踪迹；其针尖钝，而所刺之部位，在运动迟缓之处，则经年之久，因酸化而溶解消灭。又不移动，不消灭者，则新生结缔组织以包裹之，而无损于身体之健全与运动。

虽然，折针固无害于健全，但在有理智及多疑之人身，患者终不能释然于怀，每因疑虑而发生精神病症，学者毋因无碍而忽视可也。

二十三、出针后之遗感觉之处置

通常，针刺之中发生酸痛感应，即十四节刺针之感通作用，出针后立即消失。然有时依旧酸痛，持续一二日始失者，此谓之针之遗感觉。此由于医者手术拙劣，与以极强之刺激，或以施术中患者发生动摇，知觉神经纤维受过度之刺激，该部神经发生异状之兴奋所致。其遗感往往经一二日后得消失。于斯场合，于施术后，在局部或附近，与以按摩轻擦，或于其相距尺许处针之，其遗感即消。

二十四、出针后皮肤变色及高肿之处置法

出针之后，时有小红赤点，在针孔部位发现，或皮肤呈青色而高肿，患者感觉酸重不舒，此乃针伤血管之所致，在十数小时后，自然平复。但吾人欲促其速愈时，可与轻擦按揉，在数小时后，即消散无形。

二十五、针尖刺达骨节时之处置

在刺针时，觉针尖刺达骨节时，宜急速提起数分，或提至皮下处，转其方向而入之，否则针尖蜷曲，不能出针，且伤骨膜，有发生骨膜炎之虑。施针时，不可不细心注意也。

二十六、针治之禁忌

古针家于针治上有时日之禁忌。甲不治头，乙不治喉，子踝丑腰，一脐，二心等时日之禁忌，谓有人神相值，犯之不利云。编者以其涉于迷信，未与研究，故略而不述。经穴之禁忌，颇有合于现代解剖观点上之重要部位，故附录于后。

禁止针刺者：脑户、囟会、神庭，玉枕、络却、承灵、颅息、角孙、承泣、神道、灵台、膻中、水分、神阙、会阴、横骨、气冲，箕门、承筋、手五里、三阳络、青灵等穴。

不能过深者：云门、鸠尾、客主人、肩井、血海等穴。

妊娠妇人避忌者：合谷、三阴交、石门等穴。

就临床之经验而言，今日针家所用之针，细几如发，古人之所谓禁针穴，每有行之，反得良好之效果者，亦有不发生恶影响者。故日本有若干医家，谓今日之针丝细，不论如何之部位，皆可刺云。虽然，古人之认为禁穴，悉从经验而来，决非向壁虚造，吾人苟手技不精，经验未宏，终宜慎重，以避免为是。其他关于身体之重要器官部分，如延髓部、囟门、眼珠、心脏、肺脏、睾丸、阴核、乳头等部，虽手术娴熟者，亦宜禁针与深刺，毋冒险以蹈危机也可。

结论

本编讲义，编者凭数年之临床观察，复参酌日人《针科学讲义》而着手，所得共二十六节，凡关于针学方面之学识，古今之异同，今而后应趋之途径，已胪列条陈，读者能因此而锐求精进，使针道前途，日趋光明，则编者所望为不虚矣。今得日针师板本贡氏《针刺之关于健体病体之作用》一文，述针刺与神经之影响，特译出作针刺之学理研究，为本编之结论。

针者，为一种之器械刺激，行种种手术，发生制止、兴奋、诱导三种作用，即神经细胞由一定之刺激起兴奋，或以强刺激之太过而减衰其机能，且引起神经因受刺激而发生传导于中枢，或由中枢传导于末梢之作用，故健体与病体，由针刺神经之种类，与刺激之强弱，而呈不同之作用。兹分别述之。

1. 健体之刺激影响

(1) 感觉神经支：在刺针时，发生如通电之感觉，针支拔除，其感觉立即消失。若与短时间轻刺之刺激，从求心性传之中枢，从此中枢之细胞，起兴奋活泼，因其兴奋向远心性末梢传布，于此谓之起反射运动，使其部之筋肉起收缩或弛缓，而血管则初为收缩，继仍扩张，俾血液循环之旺盛。然而若以长时间之刺激，神经之兴奋性反形减衰，甚至完全消灭，遂致传导机能亦消失矣。

（2）运动神经支：于此刺针之时，其部之筋发生痉挛，若即去针，痉挛立止，此种现象，与知觉神经之发现著明之作用相同。与以短时间之轻刺，起兴奋作用；长时间之强刺，则兴奋性完全消失，反陷于筋肉起麻痹状态。

（3）交感神经支：刺激之时，其部神经所分布之脏器，起索引样之感觉。去针后，脏器之机能，有若干时之旺盛。故虽为健体，常行此种针刺，于体内益能使抵抗力增加，以达养生之目的。

2. 病体之刺激影响

（1）知觉神经支：知觉神经支起有异状之兴奋，其结果发为神经痛，或知觉过敏。如斯变态，欲使其调节时，宜以针为持续之强刺激以制止之。如对于机能减弱之疾患，与以轻而且短之刺激，使其兴奋，可回复其固有之机能。

（2）运动神经支：运动神经支有异状兴奋之时，其神经所分布之领域内之筋肉，致发生痉挛或强直。若与强烈之刺激，可发挥镇静缓解之作用。如运动神经，因机能减弱而发生之麻痹性疾病，若与以轻之刺激可引起其兴奋而回复常态。

（3）交感神经支：此神经支之异常亢进，则引起心运动之急速，呼吸促迫，胃肠蠕动增进，各脏器分泌机能亢进等。对于此类以强刺激之制止，可使之复归常道；反之，在交感神经机能减弱之疾病，则以轻刺之兴奋作用，可调整其生理的机能。

第二编　灸科学讲义

江苏江阴承淡安编著

一、灸法之起源

灸法之起源，渺不可考。在文字上之可稽者，厥为《内经》。《异法方宜论》曰：“北方者，天地所闭藏之域也。其地高陵居，风寒凛冽，其民穴居野处而乳食，脏寒生满病，其治宜灸焫。”艾炷，即灸法，按《内经》之文，灸法之发源，当在北方始，究其发明之时期，则不可得矣。

以推想之目光测之，当在针术之前，发明取火之后，与砭石之应用或在同时。何以言之？石器时代，民皆穴居野处，病多创伤，风雨荐侵，病多筋挛痹痛，治宜灸焫，盖得温则舒，得热则和也。当其发明砭石针焫之法，殆皆出于自然。人为最灵动之物，有天然自卫自治本能，如身体酸麻疼痛，自然以手按压，或取石片以杵击，或就火热熏灼，或置燃烧物于皮肤，为种种之尝试，求病痛之免除，或在无意识之中，获得疗治之发现，其中有不少天才者，积甚多之经验，知何种病苦，宜砭石杵击，且知何部为良，何种疾患宜用火热熏灼，施何处为愈。流传而下，于是成为砭石之法，灸焫之方。及有文字，乃记之为文，载之于简，传之数千百年而至今，成为重要之学科。

二、灸术之定义

何为灸术？曰：以特制之艾，在身体表皮一定之部位，所谓一定之经穴点上，燃烧之，发生艾特有之气味与温热之刺激，调整生活机能之变调，且增进身体之抵抗，而与病之治疗及预防之一种医术也。

三、施灸之原料

灸必用艾，以其性温而降，能通经络，治百病也。然则古人早知艾之功用，始以之作艾炷耶？曰：是又不然，艾蒿遍地皆有，可为燃料，引火最易，且气味芬芳，闻之可清心醒脑，古人取火不易，当必以之为火种，因其芬芳易燃，于是用作灸炷，试之久而验之效，乃为灸治之要品。后之学者，乃就其功效，而推测其性状如上也。

就学者之推测与研究，艾属菊科植物，为多年生草，我国各地皆产生。春日生苗，高二三尺，叶形似菊，表面深绿色，背面为灰白色，有绒毛，叶与茎中有数个之细胞，具有油腺，发特有之香气；夏秋之候，于梢上开淡褐色花，为筒状花冠，作小头状，花序排列，微有气息，但不入药用，入药或作灸炷者，乃为艾叶，每于旧历五月中采之。

关于艾之性能，唐·甄权《药性本草》谓：止崩血痔血，止腹痛安胎。明·缪希雍《本草经疏》谓：味苦微温，熟则大热，可升可降，其气芳烈，纯阳之草也，故无毒。入足太阴、厥阴、少阴三经，烧则热气内注，通经入骨，故灸百病。《和汉药考》曰：熟艾，灸之能透诸经，治百病云。今之分别，内服则为温中逐冷、安胎止血，外用则通经络而治百病，其效用较内服多矣，故《本草别录》称为医草，日人称为神草，亦以能灸百病，而获此名也。

四、艾之制法

艾虽遍地皆有，而以蕲县产者更良，以其得土之宜。叶厚而绒毛多，性质浓厚，功力最大，称为蕲艾。于五月中采其叶而晒之，充分干燥，于石臼中反复筛捣，去其粗杂尘屑，存其灰白色之纤维如棉花者用之，称为艾绒，亦称熟绒，为灸之无上妙品。

艾绒愈陈愈佳，孟子曰：“七年之病，必求三年之艾。”识者谓艾愈陈久，其气味愈厚，灸病亦愈见效，则似是而非矣。艾叶中含有一种带黄绿色之挥发性油，新制艾绒，其油质尚存，灸之其火力强而经燃，病者之痛苦较多；苟久经日晒，油质挥发已净，质更柔软，灸之则火力柔和，痛苦较少，反觉快感，精神为之一振，病魔自退避三舍矣。

五、艾绒之保存法

艾绒具吸收空中之湿气，灸时不易着火而痛增，故取得艾绒之后，置于干燥箱中而密盖之，于风和日丽之天，取出晒之，约二三时，晒过复密盖之。日常施用者，取出一部分，置于紧密之小匣中，用罄再取，则大部分不致有受潮湿之虑矣。

六、艾灸之特殊作用

日本东京针灸学院院长板本贡氏曰："在人体与以温热之刺激，其最适宜之燃料，莫如艾叶，因其有种种特长也。兹就施灸言之，艾叶燃烧将终，在瞬息间，艾之温热直入深部，感觉上似有一种物质直刺之状，且发生畅快之感觉。若试以燃热之火箸，或烟草，只觉表面热痛而无此等感觉。且灸点在同一点上，不论何壮，皆有快感。其灸迹与以极强按压，或水浸，或热蒸，皆不变。若何异状，如斯妙处，实为灸时特有之作用。发明用艾灸治，诚古人之卓见也"云。按板氏之说，与中国本草所谓"性温而下降"之说相合，编者以为艾灸之特殊作用，不在热而在其特具之芳香气味，中国对于芳香性之药，每谓其行气散气。夫行气散气，乃神经之一种兴奋传达现象，与神经细胞之活泼现象。艾灸后之得觉快感，即艾之芳香气味，由皮下淋巴液之吸收，而渗透皮下诸组织。

于是，神经因热与芳香之两种刺激，起特殊兴奋，活力为之增加之所致，因而发挥其固有之作用而病邪解决。

七、艾炷之大小

艾炷大小，稽之书册，各从灸之部位而定，头部肢末宜小，胸部腹背部宜大，小者如雀粪，如麦粒；大者如箸头，如枣核。《明堂下经》云："凡灸炷欲下广三分，若不三分则火气不达，病不能愈。"是灸之欲其大也。其《上经》则曰："艾炷以小箸头作，其病脉粗细，状如细线，但令当脉灸之，雀粪大者，亦能愈矣。"是炷之小者也。皆古灸法也。

有清末叶，艾灸法不讲久矣，几乎失传。甲戌之秋，考查扶桑针灸，彼灸炷之大小，大者如米，小者如粞。如饭粒大者，甚少见矣。大如枣核者，间亦有之，但须病家许可而后行之。

予以为灸炷大小，不但以其部位而有不同，大人小儿，壮体羸躯，当各有别。大者壮者，炷如绿豆，小则如鼠粪。幼或弱者，如麦粒，如雀粪足矣。灸炷过大，不免焦骨伤筋，效益虽有，而害亦随之。古法灸之不能盛传于今，虽因火灼苦痛人所畏避，更以炷大则利害兼有，不为人乐受，亦主因也。

八、艾炷之壮数

燃烧艾炷一枚，谓之一壮。凡灸，少则三壮，多则至数百壮，如《千金》有灸至三百壮者，《扁鹊灸法》有三五百壮至千壮者，未免用火太过。吾人施灸，固宜遵循古人遗规，然气候有变迁，人体有偏胜，体格有大小强弱，疾病有轻重久新，既有不同，壮数宜殊，若泥一说而不与变通，则有太过或不及矣。不及不足以去病，太过则体有所不胜也。

九、灸刺激之强弱与温度

灸术原属温热性刺激疗法。病有轻重，体有强弱，则治疗时所与之刺激，当分别刺激之强弱，以适应其症状，此炷之所以分大小与数之多寡也。从大体之标准，可分强、中、弱三种之刺激。

强刺激之标准：其艾炷如绿豆大，捻为硬丸，自十二壮至十五壮。

中刺激之标准：炷如鼠粪大，捻成中等硬，自七壮至十壮。

弱刺激之标准：炷如麦粒大，宜松软而不宜紧结。

因艾炷之大小与软硬，其燃烧之热度亦有高低，日人樫田、原田，在东京帝国大学医学部，就动物尸体及患者，行学理之试验，以各种大小之艾炷，测计其温度量，结果得下列之报告：

在空气中，以寒暑表之水银柱，裹以鸠卵大，乃至鸡卵大之艾绒，从周围燃之，发生“摄氏”上六百四十度之高热，且送以风，助之燃烧，则达至六百七十度。又以电温计测算之，巨大艾（枣核大）之热度，在三百五十度上下，大切艾（绿豆大）为百三十度，中切艾（大米粒大）为百度，小切艾（麦粒大）为六十度。尝于家兔之腹壁上，以寒暖计测之，巨大艾平均为一百度，大切艾为九十三度半，中切艾为八十二度半，中小切艾为六十二度半，小切艾为六十一度。

于生体之灸，其温度较低，以血液不绝流行，夺去其热也。

十、灸法之种类

以艾灼肉，为达疗病或防病之目的，是谓灸法。后人以其灼肤伤肌，痛苦难堪，改变其法，下衬姜、蒜、附子、盐、泥，以冀减少痛楚，名曰隔姜灸法，或隔蒜灸法。在中国有五六种之多，如隔姜灸、隔蒜灸、附子灸、麦饼灸、盐灸、黄土灸等。日本灸法尤多，有二十余种之多，为我国古昔所流入，但在我国如上述数种外，已失传矣。

又有名雷火针及太乙神针者。以艾绒与其他药料卷成纸卷，着火隔布按于肌肉以治病，为灸法中之特致者，通经舒络效果颇佳。

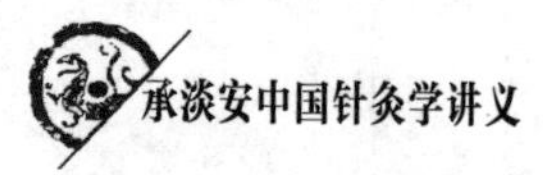

近年日人后藤道雄，发明温灸，灸不着肉，隔器温蒸，以无灸痕为标榜，但费时费药，既不经济，而效力极微，较之雷火炉、太乙神针，相去不可以道里计矣。

十一、灸术之现象

不论何种之灸术，于皮肤上必现火伤状态，是谓灸术现象，但火伤状态，因灸法轻重之不同，其发现之状态亦有不同。关于轻度之施灸，其局部发现赤晕，且感热痛，停灸后其赤晕渐消失，经数小时后，留一黄色之瘢痕；如稍强之灸，则表皮浮起，成一水泡，经数日结痂而愈；其最强度之灸，皮下肌肉成坏死状态，表皮起大水泡，即陷于化脓溃烂，周围扩大，经若干之时日，新肌生长，表面结成痂皮而愈，但留一黑色之斑痕，经一二年后，黑色渐退，惟灸痕永不消灭。

十二、灸术之应用

不论何种灸法，当应用于临床之时，然病者必先有一番考察。男女年龄体质，疾病轻重，及受灸之有无经验等，然后定灸炷之大小、软硬、壮数，与以适度之刺激，不使太过，不致不及，若太过失度，不特效果不奏，疾病亦成恶化。兹为便于初学计，定其适度之标准如下：

（1）小儿与衰弱者：炷如雀粪。十岁前后之小儿，以五壮至十壮为度。大人灸炷如米，以五壮至十壮为度。灸穴以五穴或七穴为适当，多则灸多，反令发生疲劳。

（2）男女之分别：男子灸炷之壮数，可以稍多，普通男子胜任力较女子为大也。

（3）肥瘦之不同：肥人脂肪较多，肌厚肤臃，传热不易，感艾气不足，壮炷宜较瘦者为多，炷大如米粒足矣。

（4）敏感性者与迟钝性者：对于感受性之敏感者，当灸炷燃至中途时，即移去之，重更一枚，待燃近皮肤，即去之，反复更换，至着肤为止。灸小儿亦须如此，迟钝性者，炷宜稍大。

（5）施灸经验之有无：关于未经施灸，初起亦宜小炷，壮数亦宜少，以后逐日增加。

（6）病症之状况：凡病属亢进性疾患（如疼痛、痉挛、搐搦等），炷宜稍大，壮数宜多；虚弱证候，机能减退，麻痹不仁，痿弛无力，宜小炷而壮多。

（7）筋肉劳动者：筋肉劳动者比精神劳动者，其炷宜大，壮数亦多。

（8）营养不良者：壮炷宜小而数适中，大炷则绝对禁忌之。

上列八条，系参考日人所定者，不能云为详尽，灸炷大小，施灸壮数，还须视病之种类与病者之环境，

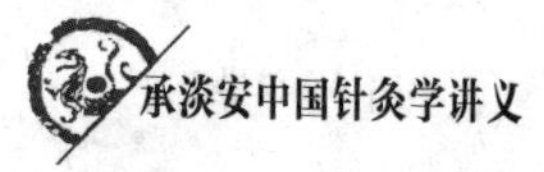

及精神而变通之。

十三、灸术之医治工作

《灵枢经》曰："陷下则灸之。"是灸可以起阳之陷也。《医学入门》："虚者灸之，使火气以助阳也。实者灸之，使实邪随火气而发散也。寒者灸之，使其气之复温也。热者灸之，引郁热之气外发也。"此皆言灸之医治作用也。寥寥数语，虽简略不详，已括尽灸法在医治上之功能矣。但吾人欲明其如何能助元阳、复温气、散实邪、发郁热，则须研究灸之作用安在，然以医学上之仪器不备，亦无从入手作研究，惟借助他山，引日人之研究作参考焉。

日本樫田、原田两学士之研究：谓施灸后，白血球显著增加，几达平时二倍。时枝博士研究白血球之增加，至第九日达最高度，以后能持续一个月。原博士之研究，谓施灸之初期，嗜依红性白血球增加，后淋巴腺白血球亦增加，同时，赤血球、赤血素亦增加，旺盛最良之营养。宫人氏之研究，谓与紫外线有共通作用。

从诸氏研究之结论，施灸后，有害物及细菌之飨食作用与免疫体血液之新陈代谢一致旺盛。因此，关于生活机能之诸种症变，如疼痛痉挛，能使之镇静缓解；属于生活机能之衰弱不振，能使之鼓舞兴奋；关于充血郁血，能使之解散与调节；其他营养增加，能抵抗一切病变而恢复健康。

复综合日人研究，证明灸有消炎、镇痛、鼓舞营养诸作用，深合古人之散热解郁，起陷复温之理。诚古人之卓识，后之人不能昌明而光大之，实有愧焉。

十四、灸术之健体作用

语云："若要安，三里常不干。"是言常灸足三里，可免除一切疾病也。《千金方》云："宦游吴蜀，体上常须三两处灸之，勿令疮暂瘥，则瘴疠瘟疟毒不能着。"是灸之能预防毒疠也。预防疾病，亦是健康作用。观乎上节灸能增加血球，活泼机能，旺盛营养，则其有健体作用，可毋待研究。深佩古人之卓见，用艾灸治之外，又能利用防病，今人诚不如古人多矣。读日本帝国文库，《名家漫笔》载，灸足三里，寿长三百四十余岁，则艾灸又能益寿延年矣。记中有灸足三里之法则，可供吾人之参考，因录其全文如下：

三河之百姓名满平者，庆长（壬寅）七年生，至宽政（丙辰）八年，年百九十四岁，享保年间，因某某之庆贺，征往江府，令其献白发，赐御米若干石（一说赐月俸）。今兹丙辰，又复逢如享保之故事，惟前后之日期则已忘。吏人问满平：汝家有何术，得如此长生？曰：无他技，惟从先祖经传之足三里灸。其灸法，每月由朔日至八日不辍，年中月别，从不间断，其数不同如下：

男：朔日九壮，二日十壮，三日十一壮，四日十一壮，五日十壮，六日九壮，七日九壮，八日八壮。

女：朔日八壮，二日九壮，三日十一壮，四日十一壮，五日九壮，六日九壮，七日八壮，八日八壮。

宽政八年，满平百九十四岁，妻佚名百七十三岁，子名佚百五十三岁，孙名佚百〇五岁，曾孙以下不满百岁者甚多云。

又元保十五年九月十一日，永代桥梁改筑，工竣，满平之一门三夫妇，行初渡式，其时彼等之年龄已可惊，每人之高龄录于后：

满平二百四十二岁（庆长七年生）。

妻タク二百二十一岁（元和九年生）。

子满吉百九十六岁（庆安二年生）。

妻チル百九十三岁（承庆元年生）。

孙万藏百五十一岁（元禄八年生）。

妻七人百三十八岁（宝永四年生）。

以上之虚实，虽不能证，然世之尊重长寿，为无可疑之事，而每月不间断为三里之灸，定有相当之成效，盖既能防病，则病不生而寿必长也。

十五、施灸之目的

灸术应用于临床时，关于所取之部位，必从疾病之状态而定治疗法之目的，《内经》有“病在上取之下，病在下取之上，病在中傍取之”，深合今日所谓诱导法、反射法。《医学入门》谓："吴人多行灸法，当病痛之处取穴，名曰阿是穴而灸之，即得快。"此所谓直接灸法是也。兹将直接灸、诱导灸、反射灸，其学理如何，分述于后。

（1）直接灸：直接灸者，于病苦之局部直接施灸，以刺激其内部之知觉神经，使其传达中枢，更于中枢移传于运动神经，使之兴奋，使其部之血管扩张，血流畅行，促进产物渗出物之吸收，以达浮肿、痉挛、疼痛、知觉异常之治愈。

（2）诱导灸：诱导灸者，关于患部充血或郁血而起之炎症疼痛等疾患，从其有关系之远隔部位施灸，刺激其部之血管神经，而诱导其血液流散，以调整其神经之变调，达治疗目的之一种方法也。

（3）反射灸：其病变属于内脏诸器官在深层时，非直接刺激所能达其目的者，于是择神经干或神经支之相当要穴，利用生理反射机能，为间接之刺激，以达治疗之目的，是曰反射灸法。

十六、各种灸法

（1）隔姜灸法：以姜切片，约三分厚，针刺数孔，置于应灸之穴上，上置艾丸如豆大，燃之；觉甚灼痛，则以姜片稍微提起，待稍和仍放置之；或持姜片往复移之，视其肤上汗湿红润，按之灼热，即可止灸。如不知火热之轻重，任其灸燃，亦能发生水泡。

处置水泡之方法，以微针在水泡边，刺入贯透之，压去其水液，以脱脂绵拭干，外以生肌红玉膏敷于纱布盖之，外衬棉花，为之包扎，每日更换，至愈而已。

（2）隔蒜灸法：与姜灸相同，惟觉灼痛时不与移动为异。姜灸通用于经络凝寒、血滞气阻之疾，蒜灸则适用痈疡初起之症。《医学入门》谓“隔蒜灸法，治痈疽肿大痛，或不痛而麻木。先以湿纸覆其上，候先干处为疮头，以独头大蒜，切片三分厚，按疮头上，艾炷灸之，每五炷换蒜片。如疮大有十余头作一处生者，以蒜捣烂摊患处，铺艾灸之。若痛灸至不痛，不痛灸至痛。若疮色白不发红，不作脓，不问日期，最宜多灸”云。

（3）豉饼灸法：治疽疮不起。以豆豉和椒、姜、盐、葱，捣烂作成饼，厚三分，置疮上灸之，觉太热，稍提起复置于上，灸至内部觉热，外肌红活为止。如脓已成者，不可灸。

（4）附子灸法：治诸疮瘘。以附子研粉，微加白及粉，以口唾和之成饼，约厚三分，覆瘘孔上以艾灸之，使热气入内，附饼干则复易一饼，至内部觉热为止。

（5）雷火针灸法：以沉香、木香、乳香、茵陈、羌活、干姜、穿山甲，各三钱，麝香少许，蕲艾二两。以棉纸二方，一薄一厚，重覆几上，先铺艾茵于其上，然后以药末掺匀，乃卷之如爆竹，外以鸡子清涂之，糊一层薄纸，防其散开。应用时，一端着火燃红，另以红布一尺，折成六层或八层，垫于穴上。燃红之艾针，即按于布上，随离随按，如针端火息，即另换一支继之，当按时，热气药气俱从布孔中直透肌肤，每穴按数十次，内部觉热而后止，另按他穴。治筋骨疯痛、经络不舒、沉寒积冷，厥功甚伟。

（6）太乙神针法：是为雷火针药方加味所制者。制法用法俱相同，效亦无甚上下，其药方如后：

艾绒三两、硫黄二钱、麝香一钱、乳香一钱、没药一钱、丁香一钱、檀香一钱、桂枝一钱、雄黄一钱、白芷一钱、杜仲一钱、枳壳一钱、皂角刺一钱、独活一钱、细辛一钱、穿山甲一钱。

按：此方与原方已更动，原方有人参、千年健、钻地风、山羊血等。立方者，取参与血，无非为补气补血。千年健、钻地风，不识为何药，顾名思义，无非取其健筋骨、通筋络之意。安知血、参二药，力在质地，宜乎内服，断非熏其气味，能得功效者，因去之。余二药，普通药铺不备，亦为删去。

（7）温针灸法：针留穴内，外以艾绒绕于针柄上燃之，为今日苏省之最盛行者，俗称热针，以艾火之热，从针丝之媒介，传达于内，亦有大效。

（8）温灸法：以金属所制之圆筒，下置木制之圈，圆筒中另有小圆筒，内装药物与艾绒烧之，筒外置一木柄，手持之而按于穴上，艾之燃烧热，即传于皮肤，发生疗治之功能。

（9）艾炷灸法：以艾作炷，直接燃灼皮肤，一炷为一壮，为中国最古之灸法，亦为灸术之正统，本编所讲之灸，即本此灸法立论。上述数种灸法，仅录供参考，惟雷火针、太乙神针灸，确有伟大之价值，较之今日流行之温灸，相去不可以道里计矣。

十七、施灸之方法

灸法与针法，手术不同。灸必先以墨点穴，然后行灸。坐点则坐灸，立点则立灸，取穴既正，万不能移动姿式。《明堂》云："坐则毋令俯仰，立则毋令倾侧。"《千金方》云："若倾侧穴不正，徒破好肉耳。"余谓好肉虽伤，于体亦有小益，惟与灸之目的，不能直接达到耳。灸与针，虽方法不同，手术互异，而目的则殊途同归也。

十八、施灸之前后

十九世纪之前，显微镜未发明，细菌未发现，不甚注意消毒。近年医学进步甚速，凡百病症，几无不为病原菌所感染而成，消毒之学，清洁之法，乃为世所注意。针灸之术，可谓属于创伤治疗，苟不严密消毒，难免细菌不乘机进攻，故当施灸之前，应有二种之预备：

（1）施灸用具之预备：坐则须椅，卧则须床，点穴之笔，燃烧之艾，引火之香，皆不能有所缺一。

（2）消毒之预备：从简单之方面言，棉花、石炭酸水，为必具之品。预备既竟，术者手指，应先自消毒，然后为之点穴施灸。灸毕之后，以棉花拭去其灰烬，复以棉花蘸石炭酸水于灸点上及其周围拭之，可防止细菌从创伤之处侵入也。

十九、施灸上之注意

施灸之际，患者之姿式既正，而医者为施术上之便利，亦须探取适当之位置，且施灸直接着于肉体，不若针之尚可隔衣施术，故医者之态度，亦宜谨严沉着，乃为最要。施灸之时，初灸二三壮，艾炷宜小，当火将着肉时，按压其周围，以减少其灼热痛感；后数壮，以右手中指，轻抚其周围即可。

施灸室之选择上，亦有注意者二。一为光线充足，窗明几净，与室外有障隔，避免外人之窥视。非有所秘密不可宣泄也。我国重视礼貌，以袒裼裸裎为可羞，为病者设想计，不能不如是也。二为室内之温度。夏秋之间，气候温暖，裸裎受灸，原无感受风寒之弊。若在春冬，气候寒冷，解衣不慎，即患感冒，若为长时间之裸背袒胸，则一病未去，一病又起矣。故宜有火炉设置，以调节室内之温度，决不可草率为之也。

二十、灸痕化脓之理由

直接施灸，不论壮数之多寡，必起一水泡。不论水泡之大小，苟以其痒感而抓破之，化脓菌因而潜入，遂起化脓作用，此为化脓理由之一。如灸后水泡之大者，虽不抓破，亦必化脓。乃以其内部组织，为灸火所伤，惹起炎症，产生许多之分泌物，贮留于泡皮之下，一时不能干燥。吾人以行动上之关系，易使其破坏，引起化脓之症状也，此为化脓理由之二。水泡之小者，似乎不皆化脓，盖以其范围小，而炎性产出物甚少，容易干燥而结痂，肉芽之形成，可以迅速也。

二十一、灸后处置法

因灸而起之水泡，如为米粒大，或麻实大者，苟注意不与擦破，则不易化脓，自然干燥而愈。若水泡饭粒大，或指头大者，当以微针沿肌贯透之，使水液外流，然后以硼酸软膏，敷于纱布上盖之。若水泡之大者，内部起糜腐之状，当剪去其泡皮而后盖药，每日更换二次，见其炎性已退，水液之分泌已无，乃以锌氧粉软膏盖之，至愈为止。

如因火伤过度，发生化脓溃烂时，先去其泡皮，以黄碘软膏盖之。待脓腐已尽，呈露粉红之肉芽时，换以锌氧粉软膏，以竟其功。

二十二、灸痕化脓之防止法

灸痕之所以化脓，于二十节已言之，吾人既知其原因，为抓擦破后所感染化脓菌之关系，与火伤范围过大，易于擦破之关系。苟就其原因而加以防范，则化脓溃烂之事，使之不发生，亦甚易易。

（1）避免大炷：凡宜以强刺激为目的者，则不妨加多其壮数，注意灸痕之不使扩大，则火伤之范围小而水泡亦小，炎症性分泌之液汁亦少，痂皮易于干燥而成硬盖。

（2）于灸后注意消毒：发生痒感时，绝对不与抓擦，偶因不慎而擦破时，即重行严密消毒裹扎，如是决无化脓溃烂之事发生矣。

二十三、灸疮之洗涤法

直接施灸，不论灸炷大小，皆有灸痕，如灸炷大者，则灸痕大而皮之组织伤，往往发生溃烂疼痛，不易收功。善后之法，古人有药汤淋洗法，略述于后：

大炷灸后，以赤皮葱、薄荷等分煎汤，淋洗疮之周围，约一时之久，谓可使风邪从疮口出，更令经脉往来不涩，自然疾愈；若炷疮愈后，新肌黑色不退，可以取东南向之桃枝嫩皮煎汤温洗之；若灸疮黑色而烂，用桃枝、柳枝、胡荽等分煎汤洗之；如灸疮发生疼痛者，再加黄连煎汤洗之，立可止痛，此皆古之法也。惟施治嫌不便利，简单而有效之法，宜从二十一节之灸后处置法。惟于天热之时，灸疮之分泌液较多，宜常以净纸或棉花纱布拭干之，不宜用凉水洗涤；天寒时，肉芽不易生长，宜常以葱汤淋洗其周围，以助药膏之不及，如是疮痕之收效甚速矣。

二十四、于灸痕上续行施灸之方法

灸，大都属于慢性病症，必连续施灸，方收功效。施灸之后，必有灸痕水泡，续行施灸之时，宜以微针贯透之，去其水液，痂皮涂以墨汁，然后置灸。如灸痕之痂皮已不慎擦去，亦可以墨汁涂上而后灸之，不但不再化脓，且结痂甚速。虽然，此指灸炷小者而言，若大炷而已成如龙眼大之灸痕，则不宜再灸矣。

二十五、灸与摄生

古人对施灸异常慎重，于施灸之前三日，止房事、避劳役、节饮食、戒忧愁忿怒。灸后戒立刻饮茶进食，宜入静室卧片刻，远人事、忌色欲、平心静气。凡百宽解，尤忌大怒大劳，大饥大饱，受热冒寒，饮食务宜清淡，而禁厚味生冷，盖所以养气和胃也。实则饮食无制，房事不节，为致病之总因，固不必因灸而宜如是也。今之人每不能如古人之所戒，惟节饮食慎房事，则不可再忽焉。

二十六、施灸之禁忌

古法施灸，关于月日每多禁忌，《千金方》言之最详，不能以科学解释，似未可以置信，故略而不述。其他关于风雨雷电，大雾大雪，祈寒尚暑，亦在禁忌之例。此由于气候暴变，气压猝起变化，不适于病体而禁施灸，理有可通，吾人可以参酌采择之，而对于病症上应否禁忌，甚少涉及，今采日人之研究以补古人之未及，今举其大要如后。

肠窒扶斯（伤寒之一种）、赤痢、痧疹、鼠疫、天花、白喉、脑脊髓膜炎（惊风刚痉之类）、猩红热（喉痧）、丹毒、恶性肿疡（疔疽癌肿之类）、急性盲肠炎（缩脚小肠痈）、心脏瓣膜病（心悸怔忡）、急性纤维素性肺炎（肺风痰喘）、急性腹膜炎（脐腹绞痛拒按）、传染性皮肤症（疥疮之类）、肺结核之末期（肺痨）、血压高度症、高度贫血症（失血症）。

上述各症，俱不适用灸治。吾人遇此类病症，当慎重警戒，未可昧然尝试。关于病症之禁忌者如彼，而于部位上亦有不适合施灸者，古法有禁灸之穴如下：

哑门、风府、天柱、承光、临泣、头维、攒竹、睛明、素髎、禾髎、迎香、颧髎、下关、人迎、天牖、天府、周荣、渊腋、乳中、鸠尾、腹哀、肩贞、阳池、中冲、少商、鱼际、经渠、阳关、脊中、隐白、漏谷、条口、犊鼻、阴市、伏兔、髀关、申脉、委中、殷门、心俞、承泣、承扶、瘈脉、耳门、石门、脑户、丝竹空、地五会、白环俞。

以上诸穴，虽未说明灸之必发生何种危害，然经古人之经验，未可忽视。吾人当从生理解剖学上推测之，确有可信之处，不能与以全非。即舍去禁灸穴而言，凡颜面有关美观，绝对禁止大炷，而眼球与近眼之部，亦在禁止施灸之例；其他如心脏部、睾丸、妇人阴部、妊娠后之腹部、血管神经之浅在部，亦应列入禁止施灸之例；而酒醉之后，身心极度衰疲时，皆绝对禁忌者也。学者三注意焉。

二十七、灸之科学的研究引言

灸法发明于我国周秦之前，迄今五千余年。关于灸之应用于疾病，如《明堂灸经》《千金方》《扁鹊新书》等，可谓详尽矣。于学理方面，仅从其治疗之成绩而推测之，谓能助元阳、通经络、温中逐冷、补虚泻实、发郁散邪。历数千百年，传统一贯，未尝有进一步之新理发见，斯道乃不为今世所重视，几将湮没而无闻。距今三十余年前，日本明治三十五年，医学传士三浦谨之助氏，并医学士大久保适齐氏等，出而为针灸医学术作科学化原理之研究。其成绩发表之后，世界医者为之震动，日医界之起而继续研究者甚多，屡有新发现发表。于是一般人士，咸大觉悟，不再以学识陈腐而轻视之。灸术之在今日，彼欧美医者一致推崇，日人作科学研究，实开其端。回顾我国医家，几不知有灸法，人则视为瑰宝，我则敝屣弃之。无他，未识其真理，不知其学之可贵也。今摘录日人之研究，以为借鉴，若谓日人已洞明灸之真理，则犹未也。吾人当更努力，为进一步之研究乃可。

二十八、樫田、原田两博士之灸之研究

樫田、原田两博士，关于灸治研究之题，如艾炷之大小、艾之重量、艾之燃烧温度、各种艾炷之皮下深达作用、灸关于血液之影响、疲劳曲线之影响及组织学关系等，为斯法研究之先驱问题，今举两氏研究之成绩概要如后：

（1）灸之皮下深达作用：由施灸之温热，达至皮下之深度，以普通切艾 0. 4 粴[①]，在尸体上灸之，于皮下仅将寒暖计上一度以下之上升为止。及以蚕豆大之巨大艾，在家兔身上灸之，以寒暖计，在其皮下 0. 4 粴测之，有 28. 7 度之上升；电温计测定法，在皮下 2. 3 粴，见五度以下上升，而在 2. 7 粴相近处，可认出有若干热量之深造。

（2）灸之关于血液之影响：施灸后，虽多立即增加赤血球，有时反而减少。然而白血球之在施灸后，多至二倍以上，虽在至少之时，亦有百分之三四增加。

---

① 粴：即“毫米”。

（3）灸之关于血管之影响：在身体上之一部分施灸时，当初为反射的使动脉管缩小，后则扩大，尤其在施灸部之近旁，有显著之影响。

（4）施灸关于血压之影响：两氏欲确知灸之关于血压之影响，先以五头家兔实验，不拘施灸之部位，在施灸后，其感温痛时，血压急速上升，刺激之感去后，即渐次下降，而恢复常态。

且于以上之实验中，上升最高时为 10 粍①，最低为 11 粍之水银压，在血压上升中，呼吸深而心之搏动缓。

其次，欲确知灸在人体之血压。从十二名之患者，应用水银柱血压计检查，每见多少之上升，其最高为 32 粍，最低为 5 粍。

（5）灸之关于肠蠕动之影响：剃去家兔腹部之毛，可见其部之蠕动状态。在腹部中央置一点之灸而注意之，大都多一个之引续蠕动。其蠕动小时，同时可见其腹部升高，呼吸数增加。而施灸后之蠕动，间隔一二回，概须长时间。其后，平均每十分钟，间歇十八回半（施灸前）之蠕动，在施灸后，减少至十五回半。

又摄取食饵后，明知蠕动增加，若施灸之，与同样施灸后，多一回之蠕动，而施灸后一二回之间隔，须经长时间，其后亦蠕动减少。故灸在家兔食后之蠕

---

① 粍：即“毫米”。

动，通常为增高，亦能见多少之减少。不但如此，其已比通常高之蠕动，当然能一定可以减少。然而，在后藤博士之研究，则反对之，其发表为前者减少，后者增加云。

（6）施灸关于疲劳曲线之影响：其试验在蛙之皮下，注射クテ|レ或机械固定之，于一面脚之阿伊利斯腱之皮肤，切开一部，用感传电气刺激其筋肉，使其疲劳，于是以小小切艾施灸时，其疲劳迅速回复。

上两者之报告，与原博士之实地研究，结果相同。

（7）灸于皮肤组织学之影响：施灸之局部皮肤，初呈赤色，后干燥成为黑色，且少隆起，于是成为痂皮。且数日之后，痂皮剥离，形成肉芽，营成治愈之瘢痕。然而，有时起成水泡，此由温度过高关系。今以其火热之度，及皮肤变化之状况，示之如下：

①火热在四十五度：不过致一时性之充血。

②火热在五十度：起水泡。

③火热在五十五度：皮肤陷于坏死。

④火热在六十度：坏死及于深部。

以上之瘢痕，初期呈赤褐色，从时日之经过，渐次成为灰白色，或变为白瘢。而其部之皮肤，切取成片，以镜验之，表皮完全失其固有之构造，单成平滑之表面，被覆之乳头毛囊及汗腺排泄管等，已破坏消失，厚度减少。又施灸局部之知觉神经末梢，一时完全消失，知觉麻钝，或知觉消失。虽然，从时日之经过，神经纤维再新生而恢复知觉，且比较纤维（指新生的）富有新生之血管。

二十九、逸智博士之灸之研究

日本大正七年，逸智真逸①氏在“京大”发表其关于灸治之于肾脏机能、利尿之影响一题，其大要如下。

以古来称为与肾脏有关系之经穴，即胃俞、三焦俞、肾俞、气海俞、关元俞、小肠俞、膀胱俞、肓门、志室等之一点，各施十壮于家兔之身，试察其实验，有瘢痕灸。于利尿作用无变化，惟有蛋白尿之发现。其结论：于肾脏疾患之施灸，不但无效，且为有害。然而据原博士之实验，如下表所列，其结果正得相反，即肾脏疾患施灸时，亢进肾脏之利尿作用甚显明，有良好之结果，决无不效与有害之理由。

第一例小白家兔重1200克，第二例中黑白家兔重1575克，第三例中茶色家兔重1335瓦，第四例中白家兔重1500瓦。

① 逸智真逸：据日本针灸学资料，应作“越智真逸”。

	第一例			第二例			第三例			第四例		
实验日	尿量 CC	尿之性质	摘要	尿量 CC	尿之性质	摘要	尿量 CC	尿之性质	摘要	尿量 CC	尿之性质	摘要
第一日	300	正常		280	正常		130	正常		120	正常	
第二日	300	正常		280	正常	个灸	130	正常	个灸	120	正常	胸背及后肢外侧灸十壮
第三日	270	正常	正午灸十壮	250	正常		200	正常		260	正常	
第四日	200	不变		200	蛋白微量	个灸	210	蛋白微量	个灸	255	正常	
第五日	290	正常	个灸	270	蛋白微量		250	正常		170	正常	胸背及后肢外侧灸十壮
第六日	270	正常		290	蛋白微量		280	正常		180	正常	
第七日	250	蛋白微量	个灸	320	蛋白消失	个灸	360	正常		310	正常	胸背及后肢外侧灸十壮
第八日	250	蛋白微量	元气增加	330	正常		320	正常		200	正常	
第九日	200	蛋白微量	元气增加	330	正常		320	正常		220	正常	
第十日	340	蛋白消失	个灸	300	正常		280	正常		230	蛋白微量	
十一日	320	正常		300			280			230		
十二日	320	正常		300			280			230		
十三日	320	正常		300			280			230		

本表为原博士之灸与利尿之实验例，第三、四有显著之利尿作用，与逸智氏之研究成绩大违。

要确知两氏之研究成绩，板本氏曾有实验，对于三十八名之肾脏患者之施灸成绩，与原博士之实验，确有利尿作用之说甚符合，惟对于急性慢性之肾脏患者，其灸法与取穴微有不同。板本氏对于急性肾脏患者（风水病）取下焦之三阴交、水泉，腰部之肾俞、大肠俞，及下腹之关元等，施机械之放射温灸，确认利尿作用有著效。其对于慢性肾脏炎（水肿）用有瘢痕灸，在胃俞、三焦俞、肾俞、气海俞、大肠俞、关元俞、小肠俞、膀胱俞、肓门、志室、三阴交等施灸之，大收其效果焉。从以上之实验观之，彼逸智氏研究谓仅有蛋白尿出现，其时间或犹未熟。

三十、五博士之灸之研究总括

五博士为：樫田、原田、青地，时枝、原博士。

1. 灸之关于赤血球及血色素之影响

（1）樫田、原田两博士之研究已述如前，赤血球之增减，为不能必定之报告。

（2）青地博士之研究，谓施灸后，从十五分至三日间，调验其赤血球与赤血素，断定皆无大影响。

（3）时枝博士之研究，与青地之说大致相同。

（4）原田博士之研究，其发表之结果，与青地、时枝两氏之结论适反对，即原氏以赤血球与白血球共同研究，为六周间之长期施灸，行每日检查，在施灸中，赤血球、赤血素虽不起著明之变化，而施灸中止后，从第一周中渐渐增加，平均至第八周而达顶点，是后有持续至十周间之效果，以后乃复旧状。原博士之由实验七名（男子四名、女子三名）之人体中，其结果：平均血色素加百分之十六内外，赤血球在一立方粍中，有五十万个乃至百万个之增加云。

2. 灸之关于白血球之影响

（1）樫田、原田两博士之研究报告，在家兔之施灸，于二分钟内，采其血而验之，白血球常见增多，最多时约为平常时之二倍，少时亦有百分之三十四之增加。

（2）青地博士更以两氏之说，为详细之观察，从时间上计算之。在家兔之实验，从施灸后十五分钟，渐渐著明；在一二时间，达平常之二倍；至四五时间，略感稍稍减少；至八时间乃至十二时间，重复增加，其多时达二点五倍以上。其持续之时间，短者三日，长者一周间，平均为四五日。对于人体，亦行同样之实验，所得成绩与家兔之试验相同。施灸后，白血球立即增加，在一二时间，已达平常之二倍；在二十四五时间后，尚可认出其在增多中云。

（3）时枝博士之实验白血球之增多，在施灸后，二至四时间为最多，平常约达二倍乃至三倍，其后即渐次减少，在二十四时复旧状云。

（4）原博士之报告，与以上四氏之报告，有若干异趣之点，即博士在施灸后，要确知白血球之增加或减少。对于家兔，一回施行十点七壮之灸，灸后立即在一定时间采血，继续一周间，检索其数之消长。由施灸之后，多少增加，在八时间前后，达至最高，满二十四时间，持续其高值，虽在第三日，认有多少减少，但数日间，又继续增加。更在同点，同壮数，每日反复，在四日外各七壮，在六周间连续施灸之动物，施灸中止后，约十三周间，持续的白血球增多。而在人体大略亦为同一之成绩。于兹要注意者，在连续施灸之场合，有多少之相差。施术后，假性嗜依红性白血球之增加，虽比一同施灸时其程度低，而淋巴细胞则著明增加，为白血球增数之主因；而大单核细胞及移行型，施灸后一时减少，于一定时间后复旧，而盐基性嗜好细胞则不定。

以上由施灸，关于白血球之增加，三者之意见，大略一致，在时间的关系，亦大致相同，惟关于白血球之种类，时枝、青地两博士，断定其增多之主因为中性多核白血球之增加，原博士则述前为中性多核白血球增多，后为淋巴细胞之增多云。

3. 灸之关于噬尽作用

白血球之作用为噬尽作用。所谓噬尽作用者，存在血浆中之血球，与调理素共同协力吸食从体外侵入之细菌或异物而杀灭之，或移运至无害之场所之现象也。故噬尽作用乃为人体之自然抵抗力，甚为重要。据青地博士之实验，噬尽作用在施灸后十五分开始亢进，二到三时间，平常增达至二倍乃至三倍，而其持续之时间，约为一周间。以上试验，专从家兔之胸腹背腰等部，随意选定左右各二个，合计四点，各点三回乃至四回施灸之，后在种种之时间（三十分乃至六日）采血，分离其血清，而后测知之。又博士在人体为同样之实验，其结果与前者之场合略同，平常增进一点五倍乃至二倍，在最近受灸之人体，亦认为有亢进效果。

4. 灸之关于补体影响

所谓补体者，存在血浆中之杀菌性物质，有溶菌性补体与溶血性补体之二种。

青地博士关于溶血性补体，欲检索灸之影响，为多数实验之结果，报告认为补体量之增加为适确。

时枝博士亦为与青地同样之实验补体量，在施灸后第二天开始增加，至第一日至达最高度，以后渐次减少，约至一个月后，恢复旧状云。

5. 灸之关于免疫体发生之影响

免疫体者，从其他之免疫处置，而血清中新产生之抗体是也。时枝博士研究灸之关于免疫产生，有良好之呈现。以伤寒杆菌，免疫家兔第一回注射后，为400倍，以对照之普通家兔为1200倍，表示四分之一之凝集价。于此可知免疫家兔，从施灸之影响，所产生之凝集素比普通家兔有显明增加。

6. 施灸之关于血液凝固时间

就时枝博士之实验，施灸之家兔，于三十分钟后，认为有显明之血液凝固时间迟缓；至六时间后，尚不能复其常态；二十四时间后，渐复常态。但有一例，尚认为有多少短缩。要之，依灸之作用，已明了血之凝固时间迟缓，且其经过与血糖量之变化平衡。

7. 施灸关于血糖之影响

时枝博士更以研究灸之关于血糖量之影响，发表其成绩。谓以家兔施灸后，血糖量立即增加，在多数之场合，于二十分钟间达至高度，其量约二倍或至二倍半，从此渐成减少之倾向，至翌日较施灸前减少；或反形增加，再至翌日而复旧；亦有不复旧者，共得三种之结果。要之，家兔之血糖量，由施灸而得确实著明之增量，可以无疑。

8. 灸法之本态

原博士欲研究灸之本态，观察施灸后之皮肤组织、灸痕之状态，不但为一种热刺激之反应，或许为何种物质溶入血液中，为第二次之时间发挥其作用。于是转眼从内科诸学者之研究，被阐明为火伤之关系。从古来诸说纷纷之火伤死之真原因，察知其局部所发生加热蛋白体之异常分解，产生“火伤毒素”之毒素为其起因。原博士研究灸作用之本态以后，检索火伤及火伤毒素关于血球之影响，即以火伤家兔及施灸之家兔，血色数量，关于赤白血球之影响，不单纯为热刺激之结果，且得推断为血清中火伤毒素，特别刺激造血器之作用为起因。更从灸之分量察之，过度施灸之动物，徐徐憔悴，食欲减少，体重减轻而不活泼。其壮态，恰与误用蛋白体之分量时之副作用，现蛋白体憔悴相似。若即终止施灸，或减少回数与壮数，即渐惭恢复其元气。于此点察知灸法之本态，得归到为一种蛋白体之作用。

结论

本编自第一节灸法之起源，至二十六节施灸之禁忌止，凡关于灸法之应用设施，虽未敢云为详尽，然已括其大概，苟皆印入心脑，以之应付临床，或不致有所偾事矣。二十七节以下，介绍日人之以科学方法，研究所得之学理，亦皆举其深层概要，以其于灸之普通一般之学说，不适合于临床研究，吾人知其梗概，盖亦足矣。灸科学理之真面目，亦仅窥见豹之一斑耳，如百会之脱肛，肘尖之治肠痈，彼日人均认为有特殊效果，然未能以前者之研究，可得而解释之也。灸之于疾病有成效者，何止数百种，治脱肛肠痈，仅其一端，如能以一一释其真理之安在，庶可云已识得庐山之真相矣，然而千百年流传之学术，欲一旦而尽抉其蕴，夫岂易言。一人之学识有限，即兀兀穷年以赴之，恐亦未必能尽。是希望有志者之共襄进行，引为己任，庶真理明，而道长存矣。

第三编　经穴学讲义

江苏江阴承淡安编述

第一章　总　论

一、何谓经穴

研究针灸疗病，必须熟谙经穴。经穴云者，凡研究中医学家，无不知为人身之十二经络与三百六十五穴也。其发明经穴学之源，出于《内经》。直行者谓之经，支出者谓之络，穴为孔穴，则隶于经络之中。《内经》言之甚详，似有迹象可循可信而依据者，故历四五千年，其学识不稍变，亦未有敢为之更动者。自欧风东渐，科学昌明，以生理解剖学之眼光观察，实无如《内经》所谓之十二经络与孔穴也。有谓经即神经，络即血络，穴为神经之支节处，其说颇近似，淡安初亦作如是观，但以《内经》所云之卫行路径考之，绝少得相符也，则此说亦似是而实非矣。然则经穴究为何物，必须得一彻底之解释，方足以尽吾侪研究者之责。顾此事匪易，非一人一时可得而解决者，必经数十百人，经若干年月，相互推侧，实验考证，方得一定论也。兹就管见释之。穴者，为调整或预防脏腑百骸各种组织，发生变态时之刺激点耳。经者，刺激点之反射线耳。以刺激点与反射线，暂为经穴之解释。读者苟另有特见，吾侪以研究立场，悉可得而详论之。

二、经穴之分类

何谓经穴一节，《内经》所定经穴之名称，既不能如现代以科学方法，用解剖手术，实地征寻可得，则其所定之名称、循行，似可不必采用矣，然又未也。反射线如声如光，一过即灭，原无实质可求。既认穴为调整或预防脏腑筋骨各种组织之刺激点，经为刺激点之反射线，其无实质可寻也，可知矣，只求其验之确、而效之符，其名称之如何，固可不必更张也。因是数年来教学立说，仍本《内经》所定名称，兹录其定名如下列。

经分十二：一曰手太阴肺经，穴凡十一；二曰手阳明大肠经，穴凡二十；三曰足阳明胃经，穴凡四十五；四曰足太阴脾经，穴凡二十一；五曰手少阴心经，穴凡九；六曰手太阳小肠经，穴凡十九；七曰足太阳膀胱经，穴凡六十七；八曰足少阴肾经，穴凡二十七；九曰手厥阴心包络经，穴凡九；十曰手少阳三焦经，穴凡二十三；十一曰足少阳胆经，穴凡四十四；十二曰足厥阴肝经，穴凡十四。共计十二经，穴为数三百

○九，左右统计六百十八，分布于头、身、左右四肢。

上述之十二经，名曰正经。此外又有曰奇经者，其数八：一曰任脉，穴凡二十四；二曰督脉，穴凡二十八；三曰冲脉，穴凡二十二；四曰带脉，穴凡六；五曰阳跻，穴凡二十；六曰阴跻，穴凡四；七曰阳维，穴凡三十二；八曰阴维，穴凡十四。八脉中除任督二脉所有穴独立之外，其他六脉之穴，俱附于正经之中。

三、正经奇经之定义

正经十二，其名称乃如上述。如为之归类而言之，不外曰太阴、少阴、厥阴、太阳、少阳、阳明。太者，初也，大也。如日月之初升，其形倍大。人身以背侧属阳，腹侧属阴。循行之经线或穴位为最广或最多，即以太称之。在背侧者，称之曰太阳经；在腹侧者，称之曰太阴经。行于手者曰手太阳，行于足者曰足太阳。少者，衰也，微也。如日月之将西，其光渐变而微也。四肢背腹两侧循行之经，其范围不及其他各经之广泛（指正经），乃以少阴少阳名之，其以手足称者，亦依在手在足而言也。阳明为阳之盛，厥阴为阴之极。适当夜半日中，亦即介乎日夜之中，四肢腹背两侧循行之经，其范围之广狭，亦即介乎其中者，即以阳明、厥阴称之，冠以手足者，正如上条所述，以其行于手部或足部也。

所谓奇经者，则别正经而言之也。奇者，倚也，寄也。其大部之经穴，悉寄于正经之中也。有谓奇，奇数也，对偶而言之。正经有脏腑表里为之配，奇经则无脏腑等为之配，因名之曰奇，此说亦可通。其曰任、督、冲、带、跻、维者亦有说。任者，负也，其经行于腹侧之中央，总负诸阴之经而任之。督者，理也，其经行于背侧之中央，总统诸阳之经而理之也。冲者，以其经脉之气能上冲，故名其脉曰冲。带者，其脉环腹一周，如束带然，因名其脉曰带。维者，系也。阳经由诸穴而连系之，名其脉曰阳维；阴经由诸穴而连系之，名其脉曰阴维。跻者，捷也，言其脉自足直上而至头也，亦正如登桥之级级上升也。在外侧者，则曰阳跻；在内侧者，则曰阴跻。

凡此诸说，即古人定名之义，吾人应作为医学上之术语观，作假定名词观。若泥之而谓必有是经有是脉，必如是循行，必如是定义，则尚待后之研究者之科学证明。

彼泥古者，以十二经、八脉定阴配阳，划表分里，义理深奥，视为中医学之精粹，莫与伦比。维新者，则目为空谈虚妄，不值一顾，甚且执此以为攻击之目的，此皆过偏之见也。学术随时代而演进，吾人不能执四五千年前之学理，以指摘古人之错误。当推测古人之立意，而修之删之，去其芜而存其精，使其成为完善之学术，始不负古人创学之深意。徒事攻击，是为无理。若胶执古人之学识，奉为金科玉律，不敢稍微更易，甚且为之刻意解释，愈解愈奥，益释愈玄，有识之士，欲将经文稍稍更易者，则目为离经叛道，是欲扬其学而反闭其门也。吾侪常以温古知新之精神，为改进中医学术之方针，泥古不化，固为时代所不许。舍本务新，势必使国粹尽亡而后已，亦非研究者之所应有也。编者释上文，因感泥古与务新者之成见太深，故不嫌辞费而申述之。

四、周身名位解

研究经穴之入手，必先明经之循行，明经之循行，必先知周身之名位，然后读各经循行之分野，可了然于胸中也。《医宗金鉴》注周身名位，录作参考。

头：头者，人之首也。凡物独出之首，皆名曰头。

脑：脑者，头骨髓也，俗名脑子。

巅：巅者，头顶也。头顶之骨，俗名天灵盖。

顖：顖亦作囟，巅前头骨也。小儿初生未阖名曰囟门，已阖名曰囟骨，即天灵盖后合之骨。

面：凡前曰面，凡后曰背，居头之前，故曰面也。

颜：颜者，眉目间名也。

额颅：额前发际之下，两眉之上名曰额，一曰顇者，亦额之谓也。

头角：额两旁棱处之骨也。

鬓骨：即两太阳之骨也。

目：目者，司视之窍也。

目胞：目胞者，一名目窠，一名目囊，即上下两目外卫之胞也。

目纲：目纲者，即上下目胞之两睑边，又名曰睫，司目之开阖也。

目内眦：目内眦者，乃近鼻之内眼角，以其大而圆，故又名大眦也。

目外眦：目外眦者，乃近鬓前之眼角也，以其小而尖，故称目锐眦也。

目珠：目珠者，目睛之俗名也。

目系：目系者，目睛入脑之系也。

目骨眶：目眶者，目窠四围之骨也。上曰眉棱骨，下即䪼骨，䪼骨之外即颧骨。

頞：頞者，鼻梁，即山根也。

鼻：鼻者，司臭之窍也。两孔之界骨，名曰鼻柱。下至鼻之尽处，名曰准头。

䪼：目之下眶骨，颧骨内下连上牙床者也。

鸠：鸠者，䪼内鼻旁，近生门牙之骨也。

颧：颧者，两旁之高起大骨也。

䫜：䫜者，俗呼为腮，口旁颊前，肉之空软处也。

耳：耳者，司听之窍也。

蔽：蔽者，耳门也。

耳郭：耳郭者，耳轮也。

颊：颊者，耳前颧侧面两旁之称也。

曲颊：曲颊者，颊之骨也。曲如环形，受颊车骨尾之钩者也。

颊车：颊车者，下牙床骨也。总载诸齿，能咀食物，故名颊车。

人中：人中者，鼻柱之下，唇之上，穴名水沟。

口：口者，司言食之窍也。

唇：唇者，口端也。

吻：吻者，口之四周也。

颐：颐者，口角后，𩓐后下也。

颏：颏者，口下唇末之处，俗名下把壳也。

颔：颔者，颏下结喉上两侧内空软处也。

齿：齿者，口龈所生之骨也，俗名牙。有门牙、虎牙、槽牙、上下牙尽根之别。

舌：舌者，司味之窍也。

舌本：舌本者，舌之根也。

颃颡；颃颡者，口内之上二孔，司分气之窍也。

悬壅垂：悬壅垂者，张口视喉上似乳头之小舌也。

会厌：会厌者，覆喉管之上窍，似皮似膜，发声则开，咽食则闭，故为声音之户也。

咽：咽者，饮食之路也，居喉之后。

喉：喉者，通声气之路也，居咽之前。

喉咙：喉咙者，喉也，肺之系也。

嗌：嗌者，咽也，胃之系也。

结喉：结喉者，喉之管头也。其人瘦者，多外见颈前，肥人则隐于肉内多不见也。

胸膺：胸者，缺盆下，腹之上，有骨之处也。膺者，胸前两旁高处也，一名臆胸骨也，俗名胸膛。

髃骬：髃骬者，胸之众骨名也。

乳：乳者，膺上突起两肉有头，妇人以乳儿者也。

鸠尾：鸠尾者，即蔽心骨也。其质系脆骨，在胸骨之下，歧骨之间。

膈：膈者，胸下腹上界内之膜也，名曰罗膈。

腹：腹者，膈之下曰腹，俗名曰肚。脐之下曰少腹，亦名小腹。

脐：脐者，人之初生胞蒂之处也。

毛际：毛际者，小腹下横骨间丛毛之间际也。

篡：篡者，横骨之下，两股之前，相共结之凹也。前后两阴之间，名下极穴，又名屏翳穴、会阴穴，即男女阴器之所也。

睾丸：睾丸者，男子前阴两丸也。

上横骨：上横骨在喉前宛宛中，天突穴之外小湾，横骨旁柱骨之骨也。

柱骨：柱骨者，膺上缺盆之外，俗名锁子骨也，内接横骨，外接肩解也。

肩解：肩解者，肩端之骨节解处也。

髃骨：髃骨者，肩端之骨也，即肩胛骨头臼之上棱骨也。其臼接臑骨上端，俗曰肩头。其外曲卷翅骨，肩后之棱骨也，其下棱骨在背肉内。

肩胛：肩胛者，即髃骨未成片骨也，亦名肩髆，俗名烦板子骨。

臂：臂者，上身两大支之通称也。一名曰肱，俗名肌膊中节。上下骨交接处，名曰肘。肘上之骨曰臑骨，肘下之骨曰臂骨。臂骨有正辅二骨，辅骨在上，短细偏外；正骨居下，长大偏内，俱下接腕骨也。

腕：腕者，臂掌骨交接处，以其宛曲故名也。当外侧之骨名曰高骨，一名锐骨，亦名踝骨。

掌骨：掌骨者，手之众指之本也。掌之众骨，名壅骨，合凑成掌，非块然一骨也。

鱼：鱼者，在掌外侧之上陇起，其形如鱼，故谓之鱼也。

手：手者，上体所以持物也。

手心：手心者，即掌之中也。

指骨：指骨者，手指之骨也。第一大指名巨指，在外二节，本节在掌。第二名食指，又名大指之次指，三节在外，本节在掌。第三中指名将指，三节在外，本节在掌。第四指名无名指，又名小指之次指，三节在外，本节在掌。第五指名小指，三节在外，本节在掌。各节之交接处，皆有碎骨筋膜联络。

爪甲：爪甲者，指之甲也，足趾同。

歧骨：歧骨者，凡骨之两叉者，皆名歧骨，手足同。

臑：臑者，肩膊下内侧对腋处高起之白肉也。

腋：腋者，肩之下胁之上际，俗名胳肢窝。

胁肋：胁者，胁下至肋骨尽处之统名也。曰肋者，腋之单条骨之谓也。统胁肋之总，又名曰胠。

季胁：季胁者，肋之下，小肋骨也，俗名软骨。

䏚：䏚者，胁下无肋骨空软处也。

脑后骨：脑后骨者，俗呼脑杓。

枕骨：枕骨者，脑后骨之下隆起者是也。其棱或平或长，或圆不一。

完骨：耳后之棱骨，名曰完骨，在枕骨下两旁之棱骨也。

颈项：颈项者，颈之茎也，又曰颈之侧也。项者，茎之后也，俗名脖项。

颈骨：颈者，头之茎也。肩骨上际之骨，俗名天柱骨也。

项骨：项骨者，头后茎骨之上三节圆骨也。

背：背者，后身大椎以下，腰以上之通称也。

膂：膂者，夹脊骨两旁肉也。

脊骨：脊骨者，脊膂骨也，俗名脊梁骨。

腰骨：腰骨者，即脊骨十四椎下，十五、十六椎间，尻上之骨也。

胂：胂者，腰下两旁尻骨上之肉也。

臀：臀者，胂下尻旁大肉也。

尻骨：尻骨者，腰骨下十七椎、十八椎、十九椎、二十椎、二十一椎，五节之骨也。上四节纹之旁，左右各四孔，骨形内凹如瓦，长四五寸许，上宽下窄，末节更小，如人参芦形，名尾闾，一名骶端，一名橛骨，一名穷骨，在肛门后。其骨上外两旁，形如马蹄，附着两髁骨上端，俗名胯骨。

肛：肛者，大肠下口也。

下横骨、髁骨、楗骨：下横骨在少腹下，其形如盖，故名盖骨也。其骨左右两大孔，上两分出向后之骨，骨如张扇，下寸许附着于尻骨之上，形如马蹄之处，名曰髁骨。下分出向前之骨，末如楗柱，在于臀内，名曰楗骨，与尻骨成鼎足之势，为坐之主骨也。妇人俗名交骨，其骨面名曰髋。侠髋之细骨名曰机，又名髀枢，外接股之髀骨也，即环跳穴处，此一骨五名也。

股：股者，下身两大支之通称也，俗名大腿小腿。中节上下交接处名曰膝，膝上之骨曰髀骨，股之大骨也。膝下之骨，曰骱骨，胫之大骨也。

髀骨，髀者，膝上之大骨也。上端如杵，接柱髀枢，下端如锤，接于骱骨。

骱骨：骱骨者，俗名臁胫骨也。其骨两根，在前者名成骨，又名骭骨，形粗膝外突出之骨也。在后者名辅骨，形细膝外侧之小骨也。

伏兔：伏兔者，髀骨前之上起肉，似俯兔，故曰伏兔。

膝解：膝解者，膝之节解也。

膑骨：膑骨者，膝上盖骨也。

连骸：连骸者，膝外侧两高骨也。

腘：腘者，膝后屈处，俗名腿凹也。

腨：腨者，下腿肚也，一名腓肠，俗云小腿肚。

踝①骨：踝者，骺骨之下，足跗之上，两旁突出之高骨，在外为外踝，在内为内踝也。

足：足者，下体所以趋走也，俗名脚。

跗骨：跗者，足背也，一名足趺，俗称脚面。跗骨者，足跗本节之众骨也。

足心：足心者，即踵之中也。

跟骨：跟骨者，足后跟之骨也。

趾：趾者，足之指也，其数五，名为趾者，别于手也。居内之大者名大趾，第二趾名大指之次趾，第三趾名中趾，第四趾名小趾之次趾，第五居外之小者，名小趾。（足之指节与手指节同，其大趾之本节后内侧圆骨形突者，名曰核骨。）

三毛：足大趾爪甲后为三毛，毛后横纹为聚毛。

踵：踵者，足下面着于地之谓也，俗名脚底板。

五、骨度

欲准确经穴之部位，必知骨之计数，如匠之有规矩绳墨，方可以测量而计数之也。兹举骨度法之尺度如下。所举尺度，即以其所举之尺度为尺度标准，非

---

① 踝：原作“髁”，据文义改。下同。

另有一种计尺也，名此尺曰同身寸，其尺寸必须同其身也。今之针家，但以中指中节角度为一寸者，仅遗法之一耳，未可以测全身之穴位也。

1. 全身

人身自头顶至足踵，共长七尺五寸。

2. 头部

头之大骨（头盖骨），周围长二尺六寸。（作头部横寸之标准）（今以目内眦至外眦作一寸，为头部横寸之标准，尚有少许相差也）

前发际至后发际长一尺二寸。（作头部直寸之标准）（如发际不明，以眉心至大椎作一尺八寸计算，眉心上三寸为前发际，大椎骨上三寸为后发际）

3. 胸腹部

结喉以下至缺盆中长四寸。（此条应属颈部）（结喉为喉头之隆起处，缺盆为锁骨部分，非穴名也）

缺盆以下，髑骭之中长九寸。（作胸部直寸之标准）（此指天突以下至胸骨端之长度，今以天突至膻中七寸四分计之）

胸围四尺五寸。（以当乳头处测量）

两乳之间广九寸五分。（折作八寸，为胸部横寸之标准）

髑骭中下至天枢长八寸。（为上腹部直寸之标准）（即歧骨下至脐中之长度八寸）

天枢以下至横骨长六寸半。（折作五寸，为下腹之

直寸标准）（即脐中至横骨之长度，今以脐中至横骨上边毛际部分作五寸计算）

腰围四尺二寸。（作腰腹横寸之标准）

横骨横长六寸五分。（作下腹部之横寸标准）

4. 背部

脊骨以下至尾骶二十一节，长三尺。（背部标准，以脊椎为最准，但稍肥者，不易按摸，惟有依照背部折算法取之。其折法自大椎至尾闾通折三尺，上七节各长一寸四分一厘，共九寸八分七厘。中七节各长一寸六分一厘，共一尺一寸二分七厘，第十四节与脐平。下七节各长一寸二分六厘，共八寸八分二厘。统长二尺九寸九分六厘，不足四厘者，有零未尽也）

5. 侧部

自柱骨下行腋中，不见者长四寸。柱骨，颈项根骨也。

腋以下至季胁，长一尺二寸。

季胁以下至髀枢，长六寸。

髀枢下至膝中，长一尺九寸。

横骨上廉，下至内辅之上廉，长一尺八寸。

内辅之上廉以下至下廉，长三寸五分。

内辅下廉下至内踝，长一尺二寸。

内踝以下至地，长三寸。

6. 四肢部

肩至肘，长一尺七寸。

肘至腕，长一尺。

腕至中指本节，长四寸。

本节至末，长四寸五分。

膝以下至外踝，长一尺六寸。

膝腘以下至跗属，长一尺二寸。

跗属至地，长三寸。

手指寸式

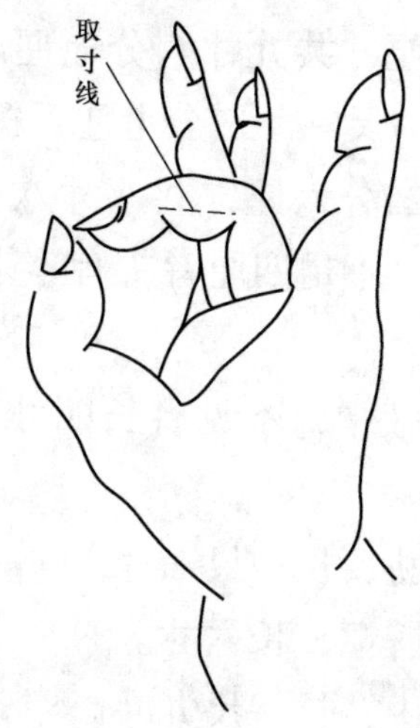

按：四肢之取寸法，虽可以其长度而推之，今人为简便计，每以指寸法推算。其法使本人之中指屈曲，取其中节两端之横纹尖，相去作一寸计算之。于实验上，颇感便利与确效也。有以此法比量全身，则大误矣。

第二章　经穴篇

手太阴肺经穴

手太阴肺经循行经文

肺手太阴之脉，手太阴之脉，自足厥阴之期门穴内行循中脘，故起于中焦，中焦当中脘之分，手之三阴，从脏走手，皆自内而出也，下络大肠，由中焦下绕大肠，还循胃口，自大肠复上行还循胃口，上脘贲门分也，上膈属肺，经膈膜而会属于肺，从肺系，即肺管也，横出腋下，膊之下，胁之上，曰腋。腋下即中府之旁，故谓从肺系而横出腋下也，下循臑内，由中府处下行，而至上臂之臑内，即天府穴分，行少阴心主之前，经心经脉之前侧，下肘中，过尺泽穴，循臂内上骨下廉，上骨即臂骨之上侧一骨。上骨下廉，即上骨之下侧也。即沿孔最、列缺之分，入寸口，手腕后太渊穴分，上鱼，腕上鱼肉，循鱼际，经鱼际穴，出大指之端。至大指端少商穴。其支者，从腕后，其本经之分支从腕后列缺穴分出，直出次指内廉出其端。直至次指之端商阳穴分，与大肠经脉相衔接。

按：手太阴肺经穴，凡一十一穴，左右共二十二穴，起于中府，止于少商，络在列缺。

又：文内大字为经文，小字为注释。

手太阴肺经穴分寸歌

太阴中府三肋间，上行云门寸六许，云在璇玑旁六寸，天府腋三动脉求，侠白肘上五寸主，尺泽肘中约纹是，孔最腕侧七寸拟，列缺腕上一寸半，经渠寸口陷中取，太渊掌后横纹头，鱼际节后散脉里，少商大指内侧端，鼻衄喉痹刺可已。

手太阴肺经穴，自胸部中府穴起，经臑臂内而至手大指端少商穴止，计十一穴。

一、中府

【解剖】 在第一肋骨之下，前胸壁之外上端，外层为大胸筋，内层为小胸筋，有腋窝动脉与静脉，有前胸神经、中膊皮下神经。

【部位】 在云门下一寸六分，与任脉华盖穴相平，相去五寸。

【主治】 伤寒肺急胸满、喘逆、咳嗽上气不待卧、肺风面肿、肩背痛、流涕浠、喉痹、少气肩息汗出。

【摘要】 此穴为肺之募穴，又手足太阴之会也。主泻胸中之热，及身体之烦热。《百症赋》：“胸满更加噎塞，中府意舍所行。”《千金》：“上气、咳逆短气、气满食不下，灸五十壮。”

【取法】 仰卧，按乳上肋骨三枚之上，四枚之下，即第一肋骨之下，去中行五寸。

【针灸】针五分至一寸深，不可太深，灸五壮至五十壮。

肺经穴图

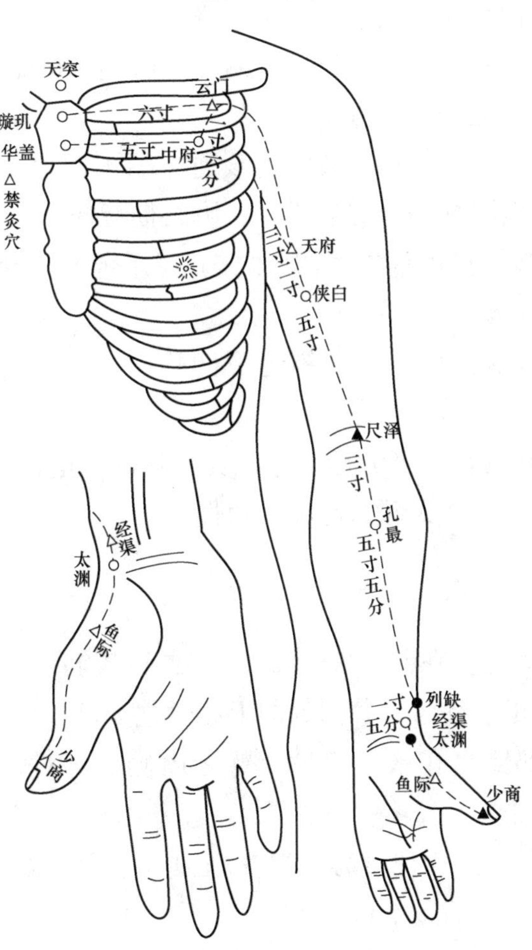

二、云门

【解剖】在锁骨下窝部之外侧端，内有三角筋及锁骨下神经、前胸神经、胸肩峰动脉与静脉。

【部位】在巨骨锁骨之下，离任脉璇玑旁六寸，中府微斜上一寸六分余。

【主治】伤寒、喉痹、咳逆、喘不得息、四肢热不已、胸胁烦满、肩痛不举、胸胁彻背痛。

【摘要】此穴主泻四肢之热。《千金》："治瘿上气胸满，可灸百壮。"

【取法】仰卧，按锁骨下凹陷中，去中行六寸取之，坐则平举手取之。

【针灸】针五分至一寸，灸五壮以上至百壮。

注意：针太深，能令气短促。

三、天府

【解剖】在腋下上膊部，有二头膊筋、腋窝动脉静脉及正中神经，其深处即上膊骨之上部。

【部位】在腋下三寸，臂之内侧，直对尺泽，距尺泽七寸。

【主治】中风中恶、口鼻衄血、暴痹、寒热痎疟、目眩善忘、喘息不得卧、瘿气。

【摘要】《百症赋》："天府合谷，鼻中衄血宜追。"《千金》："治身重嗜卧不自觉，灸百十壮，针三分补之。”《素问·至真要大论》：“天府绝，死不治。”绝者，腋窝动脉不搏动也。

【取法】以手平举，从尺泽上七寸取之，或以手向前平举，鼻尖涂墨，俯首就臂，鼻尖到处着墨痕是穴。

【针灸】针五分至一寸，禁灸，灸则令人逆气，《千金》则灸之。

四、侠白

【解剖】有三头膊筋、上膊动脉、头静脉、内膊皮下神经、桡骨神经支。

【部位】在天府下二寸，尺泽上五寸。

【主治】心痛短气、呕逆烦满。

【摘要】与内关合针，能开胸满。

【取法】以手平伸，从尺泽直上五寸取之。

【针灸】针五分至一寸深，灸五壮。

五、尺泽

【解剖】适当前膊与上膊之关节部、二头膊筋腱之外面。

【部位】在肘中约纹筋腱侧。

【主治】汗出中风、寒热痎疟、喉痹鼓颔、呕吐上气、心烦身痛、口干喘满、咳嗽吐浊、心痛气短、肺胀息贲、心疼腹痛、风痹肘挛、四肢肿痛不举、溺数遗矢、面白善嚏、悲愁不乐。

【摘要】《千金》："治邪病四肢重痛诸杂候，尺泽主之。"《席弘赋》："五般肘痛寻尺泽。"《杂病穴法歌》："吐血尺泽功无比。"《玉龙歌》："筋急不开手难伸，尺泽从来要认真。"又："两肘拘挛筋骨连，艰难动作欠安然，只将曲池针泻动，尺泽兼行见①圣传。"

【取法】以手平伸，按取肘中，筋腱之外（大指侧）取之。

【针灸】针四分至八分、一寸深，不宜灸。

六、孔最

【解剖】有长回后筋、膊桡骨筋及桡骨动脉与静脉支，有外膊皮下神经、桡骨神经之皮下支。

【部位】在尺泽下三寸，腕侧横纹上七寸。

【主治】伤寒发热汗不出、咳逆、肘臂痛屈伸难、吐血失音、头疼咽痛。

【摘要】热病汗不出，灸三壮即汗出。

【取法】以手平伸，从腕横纹端上量七寸，直对尺泽取之。

【针灸】针三分至七分深，灸五壮。

七、列缺

【解剖】此处为桡骨近关节处之上侧，有桡骨动

---

① 见：原作"是"，据文义改。

脉支、外膊皮下神经、桡骨神经之皮下支。

【部位】去腕侧一寸五分。

【主治】偏风口眼㖞斜、手肘痛无力、半身不遂、口噤不开、痎疟寒热、烦躁、咳嗽、喉痹、呕沫、纵唇、健忘、惊痫、善笑、妄言妄见、面目四肢疼肿、小便热痛、实则肩背暴肿汗出、虚则肩背寒栗、少气不足以息。

【摘要】此穴为手太阴之络，别走阳明。《千金》："治男子阴中疼痛，尿血精出，灸五十壮。"《玉龙歌》："寒痰咳嗽更兼风，列缺二穴最堪攻，先把太渊一穴泻，加多艾火即收功。"《席弘赋》："气刺两乳求太渊，未应之时泻列缺。"又："列缺头痛及偏正，重泻太渊无不应。"《四总穴》："头项寻列缺。"《马丹阳十二诀》："善疗偏头患，遍身风痹麻，痰涎频壅上，口噤不开牙。"

【取法】以手之大食二指之虎口交叉，食指尽处，筋骨罅①中取之。

【针灸】斜针二分至三分深，灸三壮。

八、经渠

【解剖】有长外转托筋、桡骨神经之皮下支。

【部位】在腕后五分，寸口脉上。

---

① 罅（xià）：缝隙，裂缝。

【主治】伤寒热病汗不出、心痛呕吐、痎疟寒热、胸背拘急、胸满胀、喉痹、咳逆上气、掌中热。

【摘要】《百症赋》："热病汗不出，大都更接于经渠。"

【取法】伸臂腕横纹上五分脉窠中取之。

【针灸】针二分至三分深，禁灸，灸则伤血管。

九、太渊

【解剖】有外转托筋、桡骨动脉支、桡骨神经之皮下支。

【部位】在寸口前横纹上，紧接经渠。

【主治】乍寒乍热、烦躁狂言、胸痹气逆、肺胀喘息、呕哕噫气、咳嗽咳血、咽干心痛、目痛生翳赤筋、口僻、缺盆痛、肩背痛引臂、溺色变、遗矢、烦闷不得眠。

【摘要】《席弘赋》："气刺两乳求太渊，未应之时泻列缺。"又："列缺头痛及偏正，重泻太渊无不应。"又："五般肘痛寻尺泽，太渊针后却收功。"《玉龙歌》："寒痰咳嗽更兼风，列缺二穴最堪攻，先把太渊一穴泻，多加艾火即收功。"《神农经》："治牙疼及手腕无力疼痛，可灸七壮。"

【取法】伸掌，于腕骨上陷中，掐之甚酸楚处取之。

【针灸】针一二分深，灸三壮。

十、鱼际

【解剖】有拇指对向筋、短屈拇筋，有桡骨动脉之背支动脉及桡骨神经支。

【部位】在大指本节后内侧白肉际，散纹中。

【主治】酒病身热恶风、寒热舌上黄、头痛、咳吐血、伤寒汗不出、痹走胸背痛不得息、目眩烦心、少气寒栗、喉燥咽干、咳引尻痛、吐血、心痹悲恐、腹痛食不下、乳痈。

【摘要】《百症赋》：“喉痛兮，液门鱼际去疗。”一传：“汗不出者，针太渊经渠通里，便得淋漓，更兼二间三间，便得汗至过身。”《千金》：“齿痛不能饮食，左患灸右，右患灸左。”

【取法】手掌微握拳，侧向上，于赤白肉际本节中央取之。

【针灸】针三分至六分深，灸五壮。

十一、少商

【解剖】有长曲拇筋与拇指内转筋，分布桡骨神经支。

【部位】在拇指内侧之第一节，去爪甲角如韭叶。

【主治】颔肿、喉痹、乳蛾、咽肿喉闭、咳逆、痎疟、烦心呕吐、腹胀肠鸣、寒栗鼓颔、手挛指痛、掌中热、口干引饮、食不下。

【摘要】此穴微刺出血，能泄诸脏之热。《乾坤生意》："凡初中风猝暴昏沉，痰涎壅盛，不省人事，牙关紧闭，药水不下，急以三棱针刺此穴与诸井穴，使气血流行，乃起死回生急救之妙穴。"《百症赋》："少商曲泽，血虚口渴同施。"《天星秘诀》："指痛挛急少商好。"《资生》："咽中肿塞，水粒不下，针之立愈。"《肘后歌》："刚柔二痉最乖张，口噤眼合面红妆，热血流入心肺腑，须要金针刺少商。"《胜玉歌》："颔肿喉闭少商前。"《杂病穴法歌》："小儿惊风刺少商，人中涌泉泻莫深。"

【取法】微握掌，手掌侧向上，大指爪甲角一分许，赤白肉际处取之。

【针灸】针微斜入一分许，泻热，宜以三棱针刺出血，不可灸，治精神错乱，有灸之者。

手阳明大肠经穴

手阳明大肠经循行经文

大肠手阳明之脉，起于大指次指之端，食指，商阳穴也。手之三阳，从手走头，循指上廉，上侧二、三间穴分也，出合谷两骨之间，大指次指歧骨间，上入两筋之中，腕中上侧两筋之陷中阳溪穴也，循臂上廉，经上、下廉穴，入肘外廉，曲池穴分，上臑前廉，经五里、臂臑穴分，上肩出髃[①]骨之前廉，肩髃穴分，上出于柱骨之会上，柱骨乃天柱骨也，在肩骨之上，颈项之根，本经由肩髃上出膀胱之天柱穴，会于督脉之大椎穴，阳经会于督脉之大椎，故《内经》以此为会上，下入缺盆，自大椎而前行下缺盆，络肺。络绕于肺，下膈属大肠。由肺而下膈属会于大肠，其支者，支而出者，从缺盆上颈，经天鼎、扶突，贯颊入下齿中，贯颊入齿缝中，还出挟口，由齿还出，沿口吻旁，交人中，左之右，右之左，经人中左右交贯，上挟鼻孔，自禾髎以至迎香。

按：手阳明大肠穴，凡二十穴，左右共四十穴，起于商阳，止于迎香，络在偏历。

手阳明大肠经穴分寸歌

商阳食指内侧边，二间寻来本节前，三间节后陷中取，合谷虎口歧骨间，阳溪腕上筋间是，偏历交叉中指端，温溜腕后去五寸，池前四寸下廉看，池前三寸上廉中，池前二寸三里逢，曲池曲肘纹头尽，肘髎大骨外廉近，大筋中央寻五里，肘上三寸行向里，臂臑肘上七寸量，肩髃肩端举臂取，巨骨肩尖端上行，天鼎扶下一寸真，扶突人迎后寸五，禾髎水沟旁五分，迎香禾髎上一寸，大肠经穴是分明。

手阳明大肠经穴，自食指内侧端开始起，经手臂肩颈而上，入面部鼻旁之迎香穴止，共计二十穴。

---

① 髃：原作“颙”，据文义改。下同。

大肠经穴图

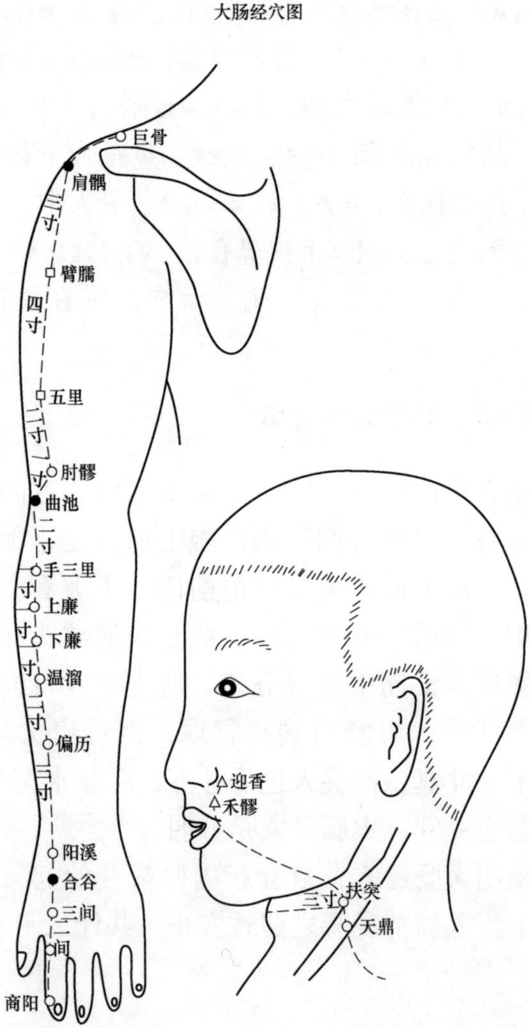

大肠经穴图

巨骨
肩髃
三寸
臂臑
四寸
五里
三寸
肘髎
一寸
曲池
二寸
手三里
一寸
上廉
一寸
下廉
一寸
温溜
二寸
偏历
三寸
阳溪
合谷
三间
二间
商阳
迎香
禾髎
三寸
扶突
天鼎

一、商阳

【解剖】有头静脉、指背动脉、桡骨神经之皮下支。

【部位】食指端内侧，去爪甲角如韭叶。

【主治】伤寒热病汗不出、耳鸣耳聋、痎疟、胸中气满、喘咳口干、颐肿齿痛、目盲恶寒、肩背肢臂肿痛、急行缺盆中痛。

【摘要】《乾坤生意》："治中风猝倒，暴卒昏沉，痰盛不省人事，牙关紧闭，药水不下，急以三棱针出血之。"《百症赋》："寒疟兮，商阳太溪验。"

【取法】以手掌侧置，于食指端爪甲角一分许，赤白肉际取之。

【针灸】针一分深，灸三壮。

二、二间

【解剖】同商阳。

【部位】在食指关节第三节之前内侧，当食指之旁面近关节处。

【主治】颔肿、喉痹、肩背臑痛、鼽衄、齿痛、舌黄口干、口眼歪斜、欲食不思、振寒、伤寒水结。

【摘要】《席弘赋》："牙疼头痛并咽痹，二间阳溪疾怎逃。"《百症赋》："寒栗恶寒，二间疏通阴郄谙。"《天星秘诀》："牙疼头痛兼喉痹，先刺二间后三里。"《玉龙歌》："牙疼阵阵苦相煎，穴在二间要得传。"

【取法】以手握拳侧置，按食指本节前第三节骨旁陷中取之。

【针灸】针一二分深，灸三壮。

三、三间

【解剖】有指掌动脉、头静脉、桡骨神经。

【部位】在第二掌骨端之凹陷处，即食指本节后陷中，去二间约一寸。

【主治】衄衄、热病、喉痹咽塞、气喘多吐、唇焦口干、下齿龋痛、目眦急痛、吐舌捩颈、嗜卧、腹满肠鸣洞泄、寒热疟、急食不通、伤寒气热、身寒善惊。

【摘要】《席弘赋》："更有三间肾俞妙，善治肩背浮风劳。"《百症赋》："目中漠漠，即寻攒竹三间。"《捷径》："治身热气喘、口干目急。"

【取法】握拳侧置，按压食指本节后骨节凹陷处取之。

【针灸】针三分深，灸三壮。

四、合谷

【解剖】此处为第一手背侧骨间筋，有桡骨动脉、桡骨神经。

【部位】在食指、拇指凹骨间陷中，即第一掌骨与第二掌骨中间之陷凹处。

【主治】伤寒大渴、脉浮在表、发热、恶寒、头痛脊强、风疹寒热、痎疟、热病汗不出、偏正头痛、面肿、目翳、唇吻不收、喑不能言、口噤不开、腰脊引痛痿躄、小儿乳蛾、一切齿痛。

【摘要】《千金》:“产后脉绝不还，针合谷三分，急补之。”《神农经》:“鼻衄、目痛不明、牙疼、喉痹、疥疮，可灸三壮至七壮。”《兰江赋》:“伤寒无汗，泻合谷，补复溜。若汗多不止，补合谷，泻复溜。”《席弘赋》:“手连肩脊痛难忍，合谷太冲随手取。”又:“曲池两手不如意，合谷下针宜仔细。”又:“睛明治眼未效时，合谷光明安可缺。”又:“冷嗽先宜补合谷，又须针泻三阴交。”《百症赋》:“天府合谷，鼻中衄血宜追。”《天星秘诀》:“寒疟面肿及肠鸣，先取合谷后内庭。”《四总穴》:“面口合谷收。”《马丹阳天星十二诀》:“头疼并面肿，疟病热还寒，齿龋及衄血，口禁不开言。”《肘后歌》:“口噤眼合药不下，合谷一针效甚奇。”又:“伤寒不汗合谷泻。”《胜玉歌》:“两手酸重难执物，曲池合谷共肩髃。”《杂病穴法歌》:“头面耳目口鼻病，曲池合谷为之主。”又:“赤眼迎香出血奇，临泣太冲合谷侣。”又:“耳聋临泣与金门，合谷针后听人语。”又:“鼻塞鼻痔及鼻渊，合谷太冲随手取。”又:“舌上生苔合谷当。”又:“牙风而肿颊车神，合谷临泣泻不数。”又:“手指连肩相引疼，合谷太冲能救苦。”又:“痢疾合谷三里宜。”又:“妇人通经泻合谷。”

【取法】微握拳，侧置，按虎口歧骨间，陷中取之。

【针灸】针五分至一寸深，灸三壮，孕妇禁针。

五、阳溪

【解剖】穴在舟状骨与桡骨两关节之中，有头静脉、桡骨动脉支，有外膊皮下神经、桡骨神经。

【部位】在手腕横纹之上侧，两筋间陷中，与合谷直。

【主治】热病狂言、傻笑、烦心、掌中热，目赤翳烂、厥逆头痛、胸满不得息、寒热痎疟、呕沫、喉痹、耳鸣、齿痛惊掣、肘臂不举、痂疥。

【摘要】《席弘赋》：“牙疼头痛兼喉痹，二间阳溪疾怎逃。”《百症赋》：“肩髃阳溪，消瘾风之热极。”

【取法】手握拳侧置，就合谷直上约一寸二分地位，陷中取之。

【针灸】针二三分深，灸三壮。

六、偏历

【解剖】此处为短伸拇筋，有头静脉、桡骨动脉支、后下膊皮下神经、桡骨神经。

【部位】在腕后三寸。

【主治】痎疟寒热、癫疾多言、目视𥉂𥉂、耳鸣、喉痹、口渴咽干、鼻衄、齿痛、汗不出。

【摘要】此穴为手阳明之络，别走太阴。《标幽赋》："利小便，治大人水蛊，针偏历。"

【取法】从阳溪直上三寸，对直曲池取之，或如列缺取法，两手交叉取中指之端。

【针灸】针二三分深，灸三壮。

七、温溜

【解剖】有长外转拇筋、头静脉、桡骨动脉三分支，与后下膊之皮下神经。

【部位】去偏历二寸。

【主治】伤寒寒热头痛、喜笑狂言、哕逆吐沫、噎膈气闭、口舌肿痛、喉痹、四肢肿、肠鸣腹痛、肩不得举、肘腕酸痛。

【摘要】《百症赋》："伤寒项强，温溜期门而主之。"

【取法】以手侧置，从阳溪直上五寸，直对曲池取之。

【针灸】针三四分深，灸三壮。

八、下廉

【解剖】有长屈拇筋、头动脉，桡骨动脉支，后膊皮下神经、桡骨神经。

【部位】曲池下四寸。

【主治】劳瘵狂言、头风痹痛、飧泄小腹满、小便血、小肠气、面无颜色、痃癖腹痛不可忍、食不化、气喘涎出、乳痈。

【摘要】此穴与巨虚、三里、气冲、上廉主泻胃中之热。

【取法】以手侧置，从曲池直下四寸取之。

【针灸】针三至五分，灸五壮。

九、上廉

【解剖】有长屈拇筋、中头静脉、桡骨动脉、外膊皮下神经、桡骨神经。

【部位】曲池下三寸，下廉上一寸。

【主治】脑风头痛、咽痛喘息、半身不遂，肠鸣、小便涩、大肠气滞、手足不仁。

【摘要】此穴主泻胃中之热，与气冲、三里、巨虚、下廉同。

【取法】同下廉取法，直上一寸。

【针灸】针五分至一寸深，灸五壮。

十、手三里

【解剖】同上穴。

【部位】曲池下二寸。

【主治】中风口噼、手足不遂、五劳虚乏羸瘦、霍乱、遗矢、失音、齿痛颊肿、瘰疬、手痹不仁、肘挛不伸。

【摘要】《席弘赋》："腰背痛连脐不休，手中三里便须求。”又：“手足上下针三里，食癖气块凭此取。”《百症赋》：“两臂顽麻，少海就傍于三里。”《通玄赋》：“肩背痛治三里宜。”《胜玉歌》：“臂痛背疼针三里。”《杂病穴法歌》：“头风目眩项捩强，申脉金门手三里。”又：“手三里治肩连脐。”又：“手三里治舌风舞。”

【取法】照上穴取式，自曲池下量二寸是穴。

【针灸】针五分至一寸深，灸五壮。

十一、曲池

【解剖】肘弯合尖处，为长回后筋、内膊筋之间，有桡骨动脉、桡骨神经。

【部位】在肘外辅骨之陷中，屈肘横纹头。

【主治】伤寒振寒、余热不尽、胸中烦满热渴、目眩耳痛、喉痹不能言、瘈疭、癫疾、绕踝风、手臂红肿。

【摘要】善治肘中痛、偏风半身不遂、风邪泪出、臂膊痛、筋缓无力、屈伸不便、皮肤干燥痂疥、妇人经水不行。《神农经》：“治手肘臂膊疼细无力，半身不遂，发热胸前烦满，灸十四壮。”《玉龙歌》：“伛补曲池泻人中。”《百症赋》：“半身不遂，阳陵远达于曲池。”又：“发热仗少冲曲池之津。”《标幽赋》：“曲池肩井，甄权针臂痛而复射。”《席弘赋》：“曲池两手不如意，合谷下针宜仔细。”秦承祖：“主大人小儿遍身痂疥风疹，灸之。”《马丹阳十二诀》：“善治肘中痛，偏风手不收，挽弓开不得，筋缓莫梳头，喉闭促欲死，发热更无休，遍身风癣癞，针着即时瘳。《肘后歌》：“鹤膝肿劳难移步，尺泽能舒筋骨疼，更有一穴曲池妙。”又：“腰背若患挛急风，曲池一寸五分攻。”《胜玉歌》：“两手酸重难执物，曲池合谷共肩髃。”《杂病穴法歌》：“头面耳目口鼻病，曲池合谷为之主。”

【取法】以手拱至胸前，乃就肘弯屈之横纹尖上取之。

【针灸】针一寸至一寸五分深，灸五壮至十壮。

十二、肘髎

【解剖】在三头膊筋部，有回反桡骨动脉、头静脉、桡骨神经。

【部位】在曲池上稍外斜一寸，大骨外廉陷中。

【主治】肘节风痹臂痛不举、麻木不仁、嗜卧。

【摘要】手臂痛、麻木。

【取法】如取曲池式，按取上下膊关节间陷中处是穴。

【针灸】针三分至五分深，灸三壮。

十三、五里

【解剖】在二头膊筋之旁，有桡骨副动脉、头静脉及内膊皮下神经。

【部位】在肘上三寸，行向里大筋中央。

【主治】风劳惊恐、吐血、咳嗽、嗜卧、肘臂疼痛难动、胀满气逆、寒热、瘰疬、目见䀮䀮、痃疟。

【摘要】《百症赋》："五里、臂臑，生疬疮而能治。"

【取法】如取曲池式，手拱起，就曲池量上三寸。

【针灸】此穴禁针，灸三壮至十壮。

十四、臂臑

【解剖】此处为三角筋部，头静脉后，有回旋上膊动脉、腋窝神经。

【部位】在臂外侧去肘七寸，肩髃下三寸。

【主治】臂痛无力、寒热、瘰疬、颈项拘急。

【摘要】《百症赋》："五里、臂臑，生疬疮而能治。"《千金》："治瘿气、灸随年壮。"

【取法】由曲池量上七寸，对肩髃取之。

【针灸】此穴宜以手举平取之，禁针，但灸自七壮至百壮。

十五、肩髃

【解剖】有三角筋、回转上膊动脉、头静脉支、锁骨神经支。

【部位】在肩尖下寸许，罅陷中，举臂有空陷。

【主治】中风偏风、半身不遂、肩臂筋骨酸痛、不能仰头、伤寒作热不已、劳气泄精憔悴、四肢热、诸瘿气、瘰疬。

【摘要】此穴主泻四肢之热。《千金》："灸瘿气须十七八壮。"《玉龙歌》："肩端红肿痛难当，寒湿相争气血狂，若向肩髃明补泻，管君多灸自安康。"《天星秘诀》："手臂挛痹取肩髃。"《百症赋》："肩髃、阳溪，消瘾风之热极。"《甄权》："唐臣狄钦患风痹，手不得伸，甄权针此穴立愈。"《胜玉歌》："两手酸重难执物，曲池合谷共肩髃。

【取法】以手平举，按取肩尖骨下陷中。

【针灸】灸偏风不遂，自七壮至七七壮，不可过多，多则使臂细，针一寸六分，留六呼。

十六、巨骨

【解剖】有三角筋、肩峰动脉支、腋下静脉支、前胸廓神经。

【部位】在肩髃上，肩胛关节前下陷中。

【主治】惊痫、吐血、胸中有瘀血、臂痛不得屈伸。

【摘要】一说此穴不宜针灸。

【取法】按取肩端前面，即肩胛骨端之前侧陷中是穴。

【针灸】灸三壮至七壮。

十七、天鼎

【解剖】有前项之不正筋分布、横肩胛动脉、锁骨上神经。

【部位】离甲状软骨（即喉结）三寸五分，再下一寸。

【主治】喉痹咽肿、不得食、暴喑气哽。

【摘要】《百症赋》：“天鼎、间使，失音嗫嚅而休迟。”

【取法】从人迎（颈动脉跳动处）旁开一寸五分，直下二寸，当缺盆之上方取之。

【针灸】针五分，灸五壮。

十八、扶突

【解剖】为胸锁乳头筋部，有横颈动脉及第三颈椎神经。

【部位】去喉结（甲状软骨）三寸，天鼎上前一寸，人迎后一寸五分。

【主治】咳嗽多唾、上气喘息、喉中如水鸡声、暴喑气哽。

【取法】从天鼎穴量上一寸。

【针灸】针五分，仰而取之，灸三壮。

十九、禾髎

【解剖】为上颚骨犬齿窝部，有下眼窝动脉、深部颜面静脉、下眼窝神经支之分布。

【部位】在人中旁五分。

【主治】尸厥、口不可开、鼻疮息肉、鼻塞鼽衄。

【摘要】《灵光赋》："两鼽衄针禾髎。"《杂病穴法歌》："衄血上星与禾髎。"

【取法】鼻孔之直下二分许取之。

【针灸】针二分至三分，禁灸。

二十、迎香

【解剖】为颜面方筋，有下眼窝动脉、深部颜面静脉及下眼窝神经。

【部位】在眼下一寸五分，禾髎斜上一寸，鼻洼外五分。

【主治】鼻塞不闻香臭、息肉、多涕有疮、鼽衄、喘息不利、偏风㖞斜、浮肿、风动面痒（状如虫行）。

【摘要】《玉龙歌》："不闻香臭从何治，迎香二穴可堪攻。"《席弘赋》："耳聋气闭听会针，迎香穴泻功如神。"

【取法】鼻翼旁五分，当鼻洼沟中。

【针灸】针二分至三分，此穴禁灸。

足阳明胃经穴

足阳明胃经循行经文

胃足阳明之脉，起于鼻之交頞中，其经由大肠经迎香穴，上行衔接于足阳明经，旁纳太阳之脉，纳，入也。足太阳起睛明穴，与頞相近，阳明由頞中互交而下行，下循鼻外，承泣、四白之分，入上齿中，行上颚齿中，还出挟口，由上齿还出挟口吻地仓分，环唇，绕唇，下交承浆，交于承浆分，却循颐后下廉，循颐后下侧大迎分上行，出大迎，循颊车，过颊车，上耳前，下关分，过客主人，上关，循发际，行悬厘、颔厌之分，经头维，至额颅。会于督脉之神庭。其支别出者，从大迎前下人迎，循喉咙，历水突、气舍之分，入缺盆，行少阴俞府之外，下膈，属胃络脾。当上中脘分属会脾胃。其直行而下者，从缺盆下乳内廉，其直者由缺盆直下而至乳根之穴分，下挟脐，入气街中。由乳而下过脐之天枢穴分，而直下至气街中。其支而别出者，起于胃口中，幽门、下脘穴分，下循腹里，由幽门循腹里，过足少阴肓俞之外，下至气街而合，与缺盆直下者，会合于气街之分，以下髀关，会合而下抵髀关，抵伏兔，至伏兔，下膝膑中，经犊鼻穴分，下循胫外廉，经三里、巨虚等穴，下足跗，下至冲阳、陷谷等穴部分，入中趾间。内庭、厉兑穴分。其支者，下廉三寸而别，由膝下三寸而别，下过丰隆分，入中趾外间。抵中趾之外侧。其支者，又一别名，别跗上，由跗上别出，入大趾间，出其端。自冲阳别行斜入大趾，衔接于足太阴脾经。

按：足阳明胃经穴凡四十五，左右共九十穴，起于头维，终于厉兑，络在丰隆，募在中脘，井在厉兑。

足阳明胃经穴分寸歌

胃之经兮足阳明，承泣目下七分寻，四白目下方一寸，巨髎鼻孔旁八分，地仓侠吻四分近，大迎颔前寸三分，颊车耳下曲颊陷，下关耳前动脉行，头维神庭旁四五，人迎喉旁寸五真，水突筋前迎下在，气舍突外穴相乘，缺盆舍外横骨内，相去中行四寸明，气户璇玑旁四寸，至乳六寸又分明，库房屋翳膺窗近，

胃经穴图（一）

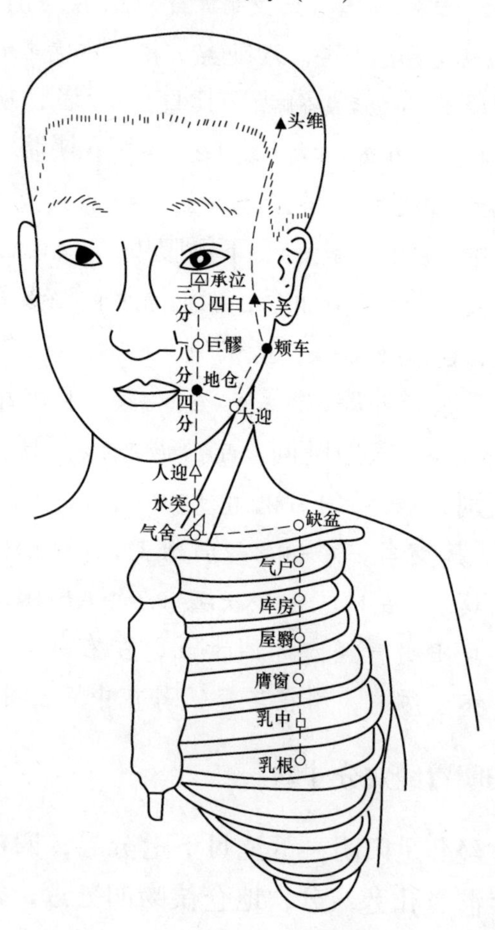

胃经穴图（二）

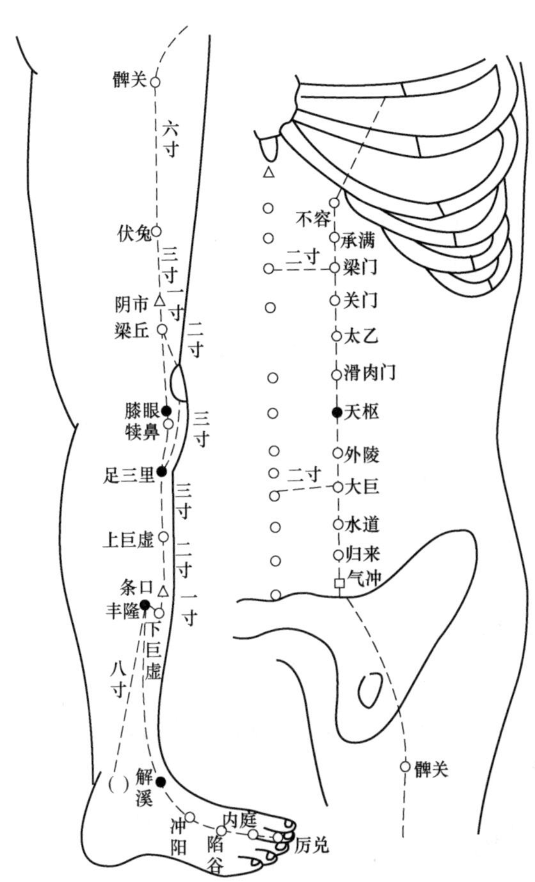

乳中正在乳头心，次有乳根出乳下，各一寸六不相侵，却去中行须四寸，以前穴道为君陈，不容巨阙旁二寸，却近幽门寸五新，其下承满与梁门，关门太乙滑肉门，上下一寸无多少，共去中行二寸寻，天枢脐旁二寸间，枢下一寸外陵安，枢下二寸大巨穴，枢下三寸水道全，

水下一寸归来好，共去中行二寸边，气冲鼠鼷上一寸，又在曲骨二寸间，髀关膝上有尺二，伏兔膝上六寸是，阴市膝上方三寸，梁丘膝上二寸记，膝膑陷中犊鼻存，膝下三寸三里至，膝下六寸上廉穴，膝下七寸条口位，膝下八寸下廉看，下廉之旁丰隆系，却是踝上八寸量，解溪跗上系鞋处，冲阳跗上五寸唤，陷谷庭后二寸间，内庭次指外间陷，厉兑大次趾外端。

本经自目下承泣穴开始，直下至大迎，另一支自头维穴下行，经颊车，下人迎，入胸前过腹部，至股之前面，直下过膝膑，行下腿外侧之前面，下至跗上，出次趾端，计四十五穴。

一、承泣

【解剖】为上颚骨部，有上唇固有举筋，下侧有半月状骨（颧骨），有下眼窠动脉、下眼窠神经。

【部位】在目下七分，与瞳子相直。

【针灸】此穴针、灸两忌。

二、四白

【解剖】亦为上颚骨部，有下眼窠动脉、下眼窠神经。

【部位】在承泣下三分，去目一寸，直对瞳子。

【主治】头痛目眩、目赤生翳、瞤动、流泪、眼眩痒、口眼㖞僻不能言。

【取法】 正坐按目眶骨下取之。

【针灸】 针二分深，不可太深，深则目成乌黑色，禁灸。

三、巨髎

【解剖】 亦为上颚骨部，有下眼窝动脉与下眼窝神经。

【部位】 在四白之下，距鼻孔旁七八分之间，适在颧骨之下。

【主治】 瘈疭、唇颊肿痛、口喎、目障青盲无见、远视䀮䀮、面风鼻肿、脚气、膝胫肿痛。

【摘要】《百症赋》:“胸膈停留瘀血，肾俞、巨髎宜针。”

【取法】 正坐，从鼻翼旁开，直对瞳子处取之。

【针灸】 针三分，禁灸。

四、地仓

【解剖】 此处为口轮匝筋之部，有颜面神经、三叉神经、上下口唇动脉。

【部位】 在口吻旁四分。

【主治】 偏风口眼歪斜、牙关不开、齿痛颊肿、目不得闭、失音不语、饮食不收、水浆漏落、眼瞤动、远视䀮䀮、昏夜无见。

【摘要】《百症赋》:“颊车、地仓穴，正口喎于片时。”《灵光赋》：“地仓能治口流涎。”《肘后歌》：“治虫在脏腑食肌肉。”《杂病穴法歌》：“治口噤㖞斜流涎多。”

【取法】正坐从口角旁四分取之，斜针向颊车穴。

【针灸】针五分至七分，灸七壮至七七壮，病左治右，病右治左，艾炷宜小，过大则口反㖞，却灸承浆即愈。

五、大迎

【解剖】为下颚骨部，有咀嚼筋、外颚动脉、颜面神经。

【部位】在曲颔前一寸三分。

【主治】风痉口喑、口噤不开、唇吻瞤动、颊肿牙痛、舌强不能言、目痛不能闭、口㖞数欠、风壅面肿、寒热瘰疬。

【摘要】《百症赋》：“目眩兮，颧髎、大迎。”《胜玉歌》：“牙腮疼紧大迎前。”

【取法】下颚隅之前一寸三分部位，鼓颐视之，下颚边际有凹陷之处。

【针灸】针三分，灸三壮。

六、颊车

【解剖】为下颚骨部，有咀嚼筋、颜面神经、外颚动脉。

【部位】在耳下一寸左右，曲颊上端近前陷中。

【主治】中风牙关不开、失音不语、口眼歪斜、颊肿牙痛、不可嚼物、颈强不得回顾。

【摘要】《百症赋》："颊车、地仓穴，正口㖞于片时。"《玉龙歌》："口眼㖞斜最可嗟，地仓妙穴连颊车。"《胜玉歌》："泻却人中及颊车，治疗中风口吐沫。"《杂病穴法歌》："口噤㖞斜流涎多，地仓颊车仍可与。"又："牙风面肿颊车神。"

【取法】正坐开口，按曲颊处微前陷中取之。

【针灸】针三分，灸三壮至七七壮，亦可斜向地仓，针七分深。

七、下关

【解剖】为下颚骨之髁状突起部，有咀嚼筋、颜面神经、外颚动脉。

【部位】在耳前颧骨桥端之下，合口有空，张口则闭。

【主治】偏风口眼㖞斜、耳鸣耳聋、痛痒出脓、失欠牙关脱臼。

【取法】按耳珠前约一寸，骨下陷中取之。

【针灸】针三分，不可久留针，亦不可灸。

八、头维

【解剖】为前头盖骨部，有前头筋、颞颥动脉支、颜面神经。

【部位】在额角入发际，去神庭旁四寸五分。

【主治】头风疼痛如破、目痛如脱、泪出不明。

【摘要】《玉龙歌》：“眉间疼痛苦难当，攒竹沿皮刺不妨，若是眼昏皆可治，更针头维即安康。”《百症赋》：“泪出刺临泣、头维之处。”

【取法】正坐，自正中发际入发五分，神庭穴位旁开四寸五分取之。

【针灸】针三至五分，沿皮下针，禁灸。

九、人迎

【解剖】当胸锁乳嘴筋之内缘，有外颈动脉、上颈皮下神经、舌下神经之下行支。

【部位】在颈部大动脉应手之处，去结喉旁一寸五分。

【主治】吐逆霍乱、胸中满、喘呼不得息、咽喉痈肿。

【取法】按颈侧部动脉跳动处，仰而取之。

【针灸】针五七分，不可过深，禁灸。

十、水突

【解剖】此处亦属胸锁乳嘴筋，有上颈皮下神经，舌下神经之下行支、外颈动脉。

【部位】在人迎下，气舍上。

【主治】咳逆上气、咽喉痈肿，短气喘息不得卧。

【取法】取人迎气舍之中间，仰而取之。

【针灸】针五分，灸三壮。

十一、气舍

【解剖】在锁骨上窝之内面，有内乳动脉、锁骨上绅经。

【部位】在人迎之直下近陷凹中，旁为天突穴。

【主治】咳逆上气、喉痹、哽咽食不下、手肿项强不能回顾。

【取法】端坐，按胸骨把柄端之上角外侧边取之。

【针灸】针五分，灸三壮。

十二、缺盆

【解剖】是处有阔颈筋，适当肺尖之部，有锁骨下动脉、锁骨神经。

【部位】在结喉旁，横骨上部之陷凹中。

【主治】伤寒胸中热不已、喘急息贲、咳嗽胸满、水肿、瘰疬、缺盆中肿外溃、喉痹汗出。

【摘要】主泻胸中之热，与大杼、中府同。

【取法】按取锁骨上侧，下直乳头取之。

【针灸】针五七分深，过深则令人逆息，孕妇禁针，灸三壮。

十三、气户

【解剖】是处为乳腺部，即第一肋间，有大胸筋、小胸筋、内外肋间筋、上胸动脉、胸廓神经，中包肺脏。

【部位】在锁骨下一寸，去中行璇玑旁四寸。

【主治】咳逆上气、胸背痛、支满喘急不得息、不知味。

【摘要】《百症赋》：“胁肋疼痛，气户、华盖有灵。”

【取法】仰卧按取锁骨下陷中，直对乳头取之。

【针灸】针五七分，灸三壮。

十四、库房

【解剖】在第二肋间，亦有大胸筋、小胸筋、内外肋间筋、上胸动脉、胸廓神经。

【部位】在气户下一寸六分陷中。

【主治】胸胁满、咳逆上气、呼吸不利、唾脓血浊沫。

【取法】仰卧按取第二三肋间陷中，直对乳头取之。

【针灸】针五七分，灸三壮。

十五、屋翳

【解剖】同上。

【部位】在第三肋间部，即库房下一寸六分陷中。

【主治】咳逆上气、唾脓血浊痰、身肿皮肤痛不可近衣。

【摘要】《百症赋》：“至阴、屋翳，疗痒疾之疼多。”

【取法】仰卧取之。

【针灸】针五七分，灸五壮。

十六、膺窗

【解剖】此处为第四肋间，内为心脏部。

【部位】在屋翳下一寸六分，去中行四寸。

【主治】胸满短气不得卧、肠鸣注泄、乳痈寒热。

【取法】仰卧，从乳头上一寸六分肋骨陷中取之。

【针灸】针三至五分，灸五壮。

十七、乳中

【解剖】在第四五肋间，内为心脏部，外为前横胸筋。

【部位】适当乳之正中。

【针灸】此穴不可针灸。

十八、乳根

【解剖】在第三肋间，组织同上穴。

【部位】去乳中一寸六分陷中。

【主治】咳逆、膈气不下食、噎病、胸下满闷、臂痛肿、乳痛、乳痈、霍乱转筋。

【摘要】主噎食膈气、食不下。

【取法】仰卧，就乳头直下之一寸六分肋间陷中取之。

【针灸】针五分，灸五壮。

十九、不容

【解剖】当肋骨下通副胸骨线，有直腹筋、上腹动脉、肋间神经，中为胃腑。

【部位】去中行二寸，傍幽门一寸五分，傍巨阙二寸。

【主治】腹满、痃癖、胸背肩胁引痛、心痛唾血、喘嗽呕吐、痰癖、腹虚鸣不嗜食、疝瘕。

【取法】仰卧，自脐旁开二寸，直上六寸取之，适当第七肋骨之内侧边。

【针灸】针五分，灸五壮。

二十、承满

【解剖】通副胸骨线，有直腹筋、肋间神经、上腹动脉。

【部位】在不容下一寸，去中行二寸，对上脘。

【主治】腹胀肠鸣、胁下坚痛、上气喘急、饮食不下、肩息膈气、唾血。

【摘要】《千金》："肠中雷鸣相逐痢下，灸五十壮。"

【取法】仰卧，于不容下一寸取之。

【针灸】针三分至八分，灸五壮。

二十一、梁门

【解剖】有直腹筋、肋间神经、上腹动脉。

【部位】在承满下一寸，去中行二寸，对中脘。

【主治】胸胁积气、饮食不思、气块疼痛、大肠滑泄。

【取法】仰卧，不容下二寸取之。

【针灸】针三分至八分，灸七壮至二十一壮，孕妇禁灸。

二十二、关门

【解剖】此处为横行结肠部，有直腹筋、上腹动脉、肋间神经。

【部位】在梁门下一寸，去中行二寸，对建里。

【主治】积气胀满、肠鸣切痛、泄痢不食、挟脐急痛、痎疟振寒、遗溺。

【取法】仰卧，脐旁二寸，直上三寸取之。

【针灸】针五分至八分，灸五壮。

二十三、太乙

【解剖】此处为小肠部，有直腹筋及上腹动脉。

【部位】在关门下一寸，去中行二寸，对下脘。

【主治】心烦、癫狂、吐舌。

【取法】仰卧，脐旁二寸，直上二寸取之。

【针灸】针五分至一寸，灸五壮。

二十四、滑肉门

【解剖】此处为小肠部，有直腹筋、上腹动脉。

【部位】在太乙下一寸，去中行一寸，对水分。

【主治】癫疾狂走、呕逆吐血、舌重舌强。

【取法】仰卧，脐旁二寸，直上一寸取之。

【针灸】针五分至一寸，灸三壮。

二十五、天枢

【解剖】此处为小肠部，有直腹筋、上腹动脉。

【部位】在脐旁二寸。

【主治】奔豚泄泻、赤白痢下、痢不止、食不化、水肿、腹胀肠鸣、上气冲胸、不能久立、久积冷气、绕脐切痛、时上冲心、烦满、呕吐霍乱、寒疟不嗜食、身黄瘦、女人癥瘕血结成块、漏下、月水不调、淋浊带下。

【摘要】此穴为手阳明大肠之募，主治肠鸣泻痢，腹痛气块，虚损劳弱，可灸自二十七壮至百壮。《百症赋》：“月潮违限，天枢、水泉须详。”《胜玉歌》：“肠鸣大便时泄泻，脐旁两寸灸天枢。”

【取法】仰卧，脐旁二寸取之。

【针灸】针七分至一寸，灸五壮至百壮，孕妇不可针。

二十六、外陵

【解剖】亦属小肠部，有直腹筋、下腹动脉。

【部位】在天枢下一寸，去中行二寸，对阴交。

【主治】腹痛心下如悬，下行腹痛。

【取法】仰卧，天枢直下一寸取之。

【针灸】针五分至八分，灸五壮。

二十七、大巨

【解剖】有直腹筋、下腹动脉。

【部位】在外陵下一寸，去中行二寸，对石门。

【主治】小腹胀满、烦渴、小便难、㿗疝、四肢不收、惊悸不眠。

【取法】仰卧，天枢直下二寸取之。

【针灸】针五分至八分，灸五壮。

二十八、水道

【解剖】有直腹筋、下腹动脉。

【部位】在大巨下一寸，去中行二寸。

【主治】肩背强急酸痛、三焦膀胱肾气热结、大小便不利、疝气偏坠、妇人小腹胀痛引阴中、月经至则腰腹胀痛、胞中瘕、子门寒。

【摘要】主三焦、膀胱、肾中热气。《百症赋》："脊强兮水道筋缩。"

【取法】仰卧，天枢直下三寸取之。

【针灸】针五分半至八分半深，灸五壮。

二十九、归来

【解剖】是处为直腹筋之下部，有下腹动脉。

【部位】在水道下一寸，去中行二寸。

【主治】奔豚七疝、阴丸上缩入腹、痛引茎中、妇人血脏积冷。

【摘要】《胜玉歌》："小肠气痛归来治。"

【取法】天枢直下四寸取之。

【针灸】针五分至八分，灸五壮。

三十、气冲

【解剖】为直腹筋之下部，有肠骨下腹神经、下腹动脉。

【部位】在归来下鼠蹊上一寸。

【主治】逆气上攻心腹、胀满不得正卧、奔豚、癫疝、大肠中热、身热腹痛、阴肿茎痛、妇人月水不利、小腹痛、无子、妊娠子上冲心、难产胞衣不下。

【摘要】此穴主泻胃中之热。《千金》:“治石水，灸然谷、气冲、四满、章门。”《百症赋》:“带下产崩，冲门气冲宜审。”

注：主血多诸症，以三棱针刺此穴出血立愈。

【取法】天枢之下五寸，适当横骨之上边取之。

【针灸】针七分，灸七壮。

三十一、髀关

【解剖】此处为外大股筋部，内有大腿骨股动脉、股神经。

【部位】在伏兔之上，斜行向里些，去膝一尺二寸。

【主治】腰痛膝寒、足麻木不仁、黄疸痿痹、股内筋络急、小腹引喉痛。

【取法】正坐，足下垂，以手掌后之横纹对膝尖后按之，中指屈下再向前一次，中指伸直到处取之。

【针灸】针五分至一寸，灸三壮。

三十二、伏兔

【解剖】为外大股筋部，有股动脉关节支、股神经。

【部位】在膝上六寸。

【主治】脚气、膝冷不得温、风痹。

【取法】正坐，足屈向后些，以手掌后横纹对膝尖后按之，中指尽处取之。

【针灸】针五分至一寸，禁灸。

三十三、阴市

【解剖】为外大股筋部，有股动脉关节筋支、股神经。

【部位】在膝上三寸。

【主治】腰膝寒如注水、痿痹不仁、不得屈伸、寒疝、小腹痛满、少气。

【摘要】《玉龙歌》：“腿足无力身立难，原因风湿致伤残，倘若二市穴能灸，步履悠然渐自安。”《千金》：“水肿大腹灸随年壮。”《席弘赋》：“心疼手颤少海间，若要除根觅阴市。”《通玄赋》：“膝胻痛阴市能治。”《灵光赋》：“两足拘挛觅阴市。”《胜玉歌》：“腿股转酸难移步，环跳风市及阴市。”

【取法】正坐垂足，从膝上量三寸，陷中取之。

【针灸】针三分，一说不可多灸。

三十四、梁丘

【解剖】有外大股筋、股动脉、关节筋支、股神经。

【部位】在膝上二寸，阴市下一寸，两筋间。

【主治】脚膝痛、冷痹不仁、不可屈伸、足寒大惊、乳肿痛。

【摘要】《神农经》:“治膝痛不得屈伸。”

【取法】如取上穴式，即于上穴下一寸陷中取之。

【针灸】针三分，灸五壮。

三十五、犊鼻

【解剖】为膝盖骨之外侧，有膝盖固有韧带，中通关节动脉，分布上腿皮神经、腓骨神经。

【部位】在膝眼外侧之陷凹处。

【主治】膝痛不仁、难跪起、脚气、膝膑痈肿(溃者不可治，不溃者可治)。

【摘要】善治风湿邪郁之膝痛及脚气。

【取法】正坐垂足，按取膝膑骨外侧之膝眼，当膝眼之下，胫骨髁之上际取之。

【针灸】针三分至六分，禁灸。

三十六、三里

【解剖】为前胫骨筋部，分布回反胫骨动脉及深腓骨神经。

【部位】在膝眼下三寸，胫骨外廉。

【主治】胃中寒、心腹胀痛、逆气上攻、脏气虚惫、胃气不足、恶闻食臭、腹痛肠鸣食不化、大便不通、脊痛腰弱不得俯仰、小肠气。

【摘要】此穴主泻胃中之热，与气冲、巨虚上下廉同。秦承祖治食气水气、蛊毒痃癖、四肢肿满、膝胻酸痛、目不明。华佗疗五劳七伤、羸瘦虚乏、瘀血乳痈。《百症赋》：“中邪霍乱，寻阴谷三里之程。”《席弘赋》：“手足上下针三里，食癖气块凭此取。”又：“虚喘须寻三里中。”又：“胃中有积刺璇玑，三里功多人不知。”又：“气海专能治五淋，更针三里随呼吸。”又：“耳内蝉鸣腰欲折，膝下明存三里穴。”又：“若针肩井须三里，不刺之时气未调。”又：“腰连胯痛急，便于三里攻其隘。”又：“脚痛膝肿针三里，悬钟二陵三阴交。”又：“腕骨腿疼三里泻。”又：“倘若膀胱气未散，更宜三里穴中寻。”《天星秘诀》：“耳鸣腰痛先五会，次针耳门三里内。”又：“若患胃中停宿食，后寻三里起璇玑。”又：“牙疼头痛并咽痹，先刺二间后三里。”《玉龙歌》：“寒湿脚气不可熬，先针三里及阴交，再将绝骨穴兼刺，肿痛顿时立见消。”又：“肝家血少目昏花，宜补肝俞力便加，更把三里频泻动，还光益血是无差。”又：“水病之疾最难熬，腹满虚胀不肯消，先灸水分并水道，后针三里及阴交。”又：“伤寒过经犹未解，须向期门穴上针，忽然气喘攻胸膈，三里泻多须用心。”《马丹阳十二诀》：“能愈心腹胀，善治胃中寒，肠鸣并泄泻，腿股膝胫酸，伤寒羸瘦损，气臌及诸般。”《胜玉歌》：“两膝无端肿如斗，膝眼三里艾当施。”《灵光赋》：“治气上壅足三里。”《杂病穴法歌》：“霍乱中脘可入深，三里内庭泻几许。”又：“泄泻肚腹诸般疾，三里内庭功无比。”又：“胀满中脘三里揣。”又：“腰连腿疼腕骨升，三里降下随拜跪。”又：“脚膝诸痛羡行间，三里申脉金门侈。”又：“冷风湿痹针环跳，阳陵三里烧针尾。”又：“大便虚闭补支沟，泻足三里效可拟。”又：“小便不通阴陵泉，三里泻下溺如注。”又：“内伤食积针三里。”又：“喘急列缺起三里。”

【取法】正坐垂膝，以手掌覆膝盖上，中指向下尽处，当胻骨外缘约一寸取之。

【针灸】针一寸五分，灸三壮至百数十壮。

三十七、上巨虚

【解剖】为前胫骨筋部，循行前胫骨动脉。

【部位】在三里下三寸。

【主治】脏气不足、偏风脚气、腰腿手足不仁、足胫酸、骨髓冷疼不能久立、侠脐腹痛、肠中切痛、飧泄食不化、喘息不能行、腹胁支满。

【摘要】此穴主泻胃中之热。

【取法】正坐，以足跟着地，足尖足背耸起，从三里下三寸取之。

【针灸】针五分至八分，灸三壮。

三十八、条口

【解剖】有前胫骨筋、胫骨动脉、深腓骨神经。

【部位】在三里下四寸，上巨虚下一寸。

【主治】足膝麻木、寒酸肿痛、转筋、湿痹、足下热、足缓不收、不能久立。

【摘要】《天星秘诀》:“足缓难行先绝骨，次寻条口及冲阳。”

【取法】依取上穴式，从上巨虚下一寸取之。

【针灸】针三分至五六分，灸三壮。

三十九、下巨虚

【解剖】有前胫骨筋、胫骨动脉。

【部位】在三里下五寸。

【主治】胃中热、毛焦肉脱、汗不出、少气不嗜食、暴惊狂言、喉痹、面无颜色、胸胁痛、飧泄脓血、小肠气、偏风腿酸、脚不履地、热风风湿、冷痹胻肿、足胕不收、女子乳痈。

【摘要】此穴主泻胃中之热。

【取法】依取上穴式，从条口下一寸取之。

【针灸】针三分，灸三壮。

四十、丰隆

【解剖】此处亦为前胫骨筋，有胫骨动脉与神经。

【部位】在外踝上八寸。

【主治】头痛而肿、喉痹不能言、风逆癫狂好笑、厥逆、胸痛如刺、大小便难、怠惰、腿膝酸痛屈伸不便、腹痛肢肿、足冷寒湿。

【摘要】此穴为足阳明络别走太阴者。《玉龙歌》："痰多须向丰隆泻。"《百症赋》："强间丰隆之际，头痛难禁。"《席弘赋》："丰隆专治妇人心中痛。"《肘后歌》："哮喘发来寝不得，丰隆刺入三分深。"

【取法】正坐足垂，从外踝上量八寸，与下巨虚相并，微上些取之。

【针灸】针五分至一寸，灸三壮。

四十一、解溪

【解剖】此处为足跗关节之环状韧带部，有前内踝动脉、大蔷薇神经。

【部位】在足腕上系鞋带处，去冲阳一寸半，去内庭六寸半。

【主治】风气面浮、头痛、目眩生翳、气上冲、喘咳、腹胀、癫疾、烦心、悲泣惊瘈、转筋霍乱、大便下重、股膝胻肿。又：泻胃热善饥不食，食即支满腹胀及疔痎疟寒热。

【摘要】《神农经》："治腹胀脚腕痛，目眩头疼，可灸七壮。"《玉龙歌》："脚背疼起丘墟穴，斜针出血即时轻，解溪再与商丘识，补泻行针要辨明。"《百症赋》："惊悸怔忡，取阳交、解溪弗误。一传：气发噎将死，灸之效。又：腹虚肿、足胫虚肿，灸之效。《肘后歌》："伤寒脉洪当泻解，沉细之时补便瘳。"

【取法】足跗关节之前面正中，以两中指从后跟正中，左右向前并行，至前面相会处陷中取之。

【针灸】针三分至五分，灸五壮。

四十二、冲阳

【解剖】是处为大趾长伸筋部，有前内踝动脉与大蔷薇神经。

【部位】在足跗上五寸，足背最高之部动脉中。

【主治】偏风面肿、口眼㖞斜、齿龋、伤寒发狂振寒汗不出、腹坚大不嗜食、发寒热、足痿跗肿、或胃疟先寒后热、喜见日明光，得火乃快然者，于方热时针之出血立寒。

【摘要】此穴针之出血不止者死。《天星秘诀》："足缓难行先绝骨，次寻条口及冲阳。"

【取法】按取足背高骨动脉搏动处陷罅中取之。

【针灸】针三五分，灸三壮。

四十三、陷谷

【解剖】此处为短总趾伸筋腱部，有第一骨间背动脉、趾背神经。

【部位】在次趾外本节后，去内庭二寸。

【主治】面目浮肿及水病、善噫、肠鸣腹痛、汗不出、振寒、痃疟、疝气、少腹痛。

【摘要】胃脉弦者，泻此则木平而胃气自盛。《百症赋》："腹内肠鸣，下脘、陷谷能平。"

【取法】按次趾外侧本节之后陷中取之。

【针灸】针三分至五分，灸三壮。

四十四、内庭

【解剖】有短总趾伸筋、第一骨间背动脉、趾背神经。

【部位】在次趾中趾之间，脚叉缝尽处之陷凹中。

【主治】四肢厥逆、腹满不得息、恶闻人声、振寒咽痛齿龋、口㖞、鼻衄、瘾疹、赤白痢、疟不嗜食。

【摘要】此穴主疗久疟不愈并腹胀。《玉龙歌》："小腹胀满气攻心，内庭二穴要先针。"《天星秘诀》："寒疟面肿及肠鸣，先取合谷后内庭。"《千金》："三里、内庭，治肚腹之病妙。"《捷径》："治石蛊。"又："大便不通，宜泻此。"《马丹阳十二诀》："能治四肢厥，喜静恶闻声，瘾疹咽喉痛，数欠及牙疼，疟疾不思食，耳鸣即便清。"《杂病穴法歌》："霍乱中脘可入深，三里内庭泻几许。"又："泄泻肚腹诸般疾，三里内庭功无比。"又："两足酸麻补太溪，仆参内庭盘根楚。"

【取法】按次趾外侧本节之前一二分许陷凹中。

【针灸】针二分至四分深，灸三壮。

四十五、厉兑

【解剖】是处为长总趾伸筋腱附着部之外侧，分布趾背动脉、趾背神经。

【部位】在足次趾外侧爪甲角。

【主治】尸厥、口噤气绝（状如中恶）、心腹满、水肿、热病汗不出、寒热疟不食、面肿喉痹、齿龋、恶风鼻不利、多惊发狂、好卧、足寒膝膑肿痛。

【摘要】《百症赋》："梦魇不宁，厉兑相谐于隐白。"

【取法】次趾外侧爪甲角分许取之。

【针灸】针一分，灸一壮。

足太阴脾经穴

足太阴脾经循行经文

脾足太阴之脉，起于大趾之端，隐白穴，循趾内侧白肉际，沿趾内侧赤白肉际而上，过核骨后，足大趾本节后起核骨，又名图骨，上内踝前廉，上内踝微前，商丘穴分，上腨内，走上足肚，循胫骨后，由三阴交上腨内，循肵骨后漏谷，交出厥阴之前，至地机之分，上膝股内前廉，经膝之内侧血海，而上至箕门。入腹，过冲门，入腹内行，属脾络胃，行于中下脘之分，会于脾而络于胃，上膈挟咽，由胃部腹哀处上膈，由周荣外曲折向上至大包，外折向上会中府，行经人迎，连舌本，接于舌根，散舌下，转散舌下而终。其支者，复从胃别上膈，由腹哀别行，经中脘之分上膈，注于心，行膻中之里，注于心之分，以交于手少阴。

按：足太阴脾经穴凡二十一，左右共四十二，起于隐白，止于大包，络在公孙与大包。

脾经穴图

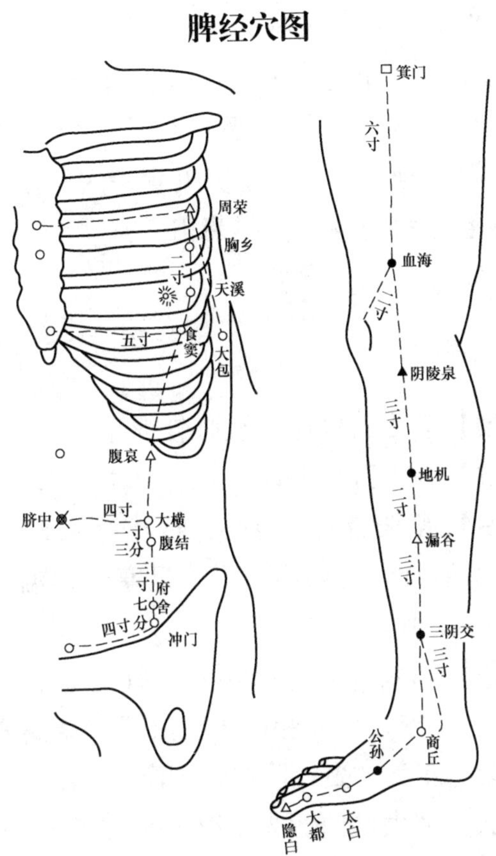

足太阴脾经穴分寸歌

大趾内侧端隐白，节前陷中求大都（原作节后），太白核前白肉际，节后一寸公孙呼，商丘踝前陷中逢，踝上三寸三阴交，踝上六寸漏谷是，膝下五寸地机朝，膝下内侧阴陵泉，血海膝膑上内廉，箕门穴在鱼腹取，动脉应手越筋间，冲门横骨两端同，去腹中行三寸半，冲上七分府舍求，舍上三寸腹结算，结上寸三是大横，却与脐平莫胡乱，中脘之旁四寸取，使是腹哀分一段，中庭旁五食窦穴，膻中去六是天溪，再上寸六胸乡穴，周荣相去亦同然，大包腋下有六寸，渊腋之下三寸半。

一、隐白

【解剖】有足背动脉、浅腓骨神经。

【部位】在大趾内侧端。

【主治】腹胀喘满不得卧、呕吐食不下、胸中痛、烦热暴泄、衄血、尸厥不识人、足寒不得温、妇人月事过时不止、小儿客忤惊风。

【摘要】妇人月事过时不止，针之立愈。《百症赋》：“梦魇不宁，厉兑相谐于隐白。”《杂病穴法歌》：“尸厥百会一穴美，更针隐白效昭昭。”

【取法】从大趾内侧去爪甲角赤白肉分际取之。

【针灸】针一分，禁灸。

二、大都

【解剖】有足背动脉，深在腓骨神经。

【部位】在大趾内侧本节前。

【主治】热病汗不出、不得卧、身重骨痛、伤寒手足逆冷、腹满呕吐闷乱、腰痛不可俯仰、四肢肿痛。

【摘要】此穴凡妇人孕后或新产未及三月不宜灸。《千金》:“治大便难，灸如年壮（每一岁一壮），霍乱下泻不止，灸七壮”。《席弘赋》:“气滞腰疼不能立，横骨大都宜救急。”《百症赋》:“热病汗不出，大都更接于经渠。”《肘后歌》:“腰腿疼痛十年春，服药寻方枉费金，大都引气探根本。”

【取法】大趾内侧第二趾骨后端，当核骨之前陷中取之。

【针灸】针三分，灸三壮。

三、太白

【解剖】第一趾骨之第二节后部，与第一跖骨之间，有长伸拇筋、足背动脉、腓骨神经。

【部位】在大趾本节后。

【主治】身热烦满、腹胀食不化、呕吐泻痢脓血、腰痛、大便难、气逆霍乱、腹中切痛肠鸣、膝股胻酸转筋、身重骨痛。

【摘要】《通玄赋》:“太白一穴能宣导于气冲。”

【取法】大趾本节后内侧，有如梅核骨之下陷中取之。

【针灸】针二分至四深，灸三壮。

四、公孙

【解剖】有长伸拇筋，足背动脉、腓骨神经。

【主治】寒疟不食、痫气好太息、多寒热汗出喜呕、卒面肿、心烦多饮、胆虚腹虚、水肿腹胀如鼓、脾冷胃痛。

【摘要】此穴为足太阴之络别走阳明者，又为八法穴之一。《神农经》："治腹胀心疼，灸七壮。"《席弘赋》："肚疼须是公孙妙。"《标幽赋》："脾冷胃疼，泻公孙而立愈。"《杂病穴法歌》："腹痛公孙内关原。"

【取法】按取足跗高骨之处，向内侧下方骨边取之。

【针灸】针四分至一寸深，灸三壮。

五、商丘

【解剖】为前胫骨之筋腱部，有后内踝动脉及神经。

【部位】在内踝骨下微前陷凹中。

【主治】胃脘痛、腹胀肠鸣不便、脾虚令人不乐、身寒善太息、心悲气逆、喘呕舌强、脾积痞气、黄疸、寒疟、体肿肢节痛、怠惰嗜卧、黄疸痔疾、阴股内痛、狐疝走引小腹、疼痛不可俯仰。

【摘要】《神农经》："治脾虚腹胀胃脘痛，灸七壮。"《玉龙歌》："脚背疼起丘墟穴，斜针出血即时轻，解溪再与商丘识，补泻行针要辨明。"《百症赋》：

“商丘痔漏而最良。”《胜玉歌》：“脚背痛时商丘刺。”

【取法】按取内踝骨前侧凹陷中。

【针灸】针三分，灸三壮。

六、三阴交

【解剖】为长总趾屈筋之下部，有后胫骨动脉之分支及神经。

【部位】在内踝上，除踝三寸。

【主治】脾胃虚弱、心腹胀满、不思饮食、脾病身重、四肢不举、飧泄血痢、痃癖脐下痛不可忍、中风卒厥、不省人事、膝内廉痛、足痿不行。

【摘要】此穴为足太阴厥阴少阴之会。凡女人难产、月水不禁、赤白带下，先泻后补。小肠疝气偏坠、木肾肿痛、小便不通、浑身浮肿，先补后泻。《玉龙歌》：“寒湿脚气不可熬，先针三里及阴交。”《席弘赋》：“脚痛膝肿针三里、悬钟二陵三阴交。”又：“小肠气塞痛连脐，速泻三阴交莫迟。”又：“冷嗽先宜补合谷，却须针泻三阴交。”《百症赋》：“针三阴于气海，专司白浊重遗精。”《天星秘诀》：“脾病气痛先合谷，后针三阴交莫迟。”又：“胸膈痞满先阴交，针到承山饮食美。”《乾坤生意》：“小肠疝气，针大敦阴交不可缓。”《杂病穴法歌》：“舌裂出血寻内关，太冲阴交走上部。”又：“冷嗽只宜补合谷，三阴交泻即时往。”又：“呕噎阴交不可饶。”又：“死胎阴交不可缓。”

【取法】内踝上，除踝骨直上三寸取之。

【针灸】针三分，灸三五壮，妊娠不可针。

七、漏谷

【解剖】为比目鱼筋部，即腓肠筋之内端，有胫骨动脉支、胫骨神经。

【部位】在三阴交上三寸。

【主治】膝痹脚冷不仁、肠鸣腹胀、痃癖冷气、小腹痛、饮食不为肌肤、小便不利、失精。

【取法】从三阴交直上三寸取之。

【针灸】针三分，禁灸。

八、地机

【解剖】为腓肠筋内端，有胫骨动脉支、胫骨神经。

【部位】在膝下五寸内侧。

【主治】腰痛不可俯仰、溏泄腹胀、水肿不嗜食、精不足、小便不利、足痹痛、女子癥癖。

【摘要】《百症赋》：“女子经事改常，自有地机血海。”

【取法】以足伸直，从膝膑正中内侧，直下五寸取之。

【针灸】针三分、灸三壮。

九、阴陵泉

【解剖】居腓骨头之下，即二头股筋之连附处，有反回胫骨动脉及外腓肠皮下神经、浅在腓骨神经。

【部位】在膝下内辅骨下陷中，与阳陵泉相对，去膝横开二寸余。

【主治】霍乱寒热、胸中热、小嗜食、喘逆不得卧、疝瘕腹中寒、胁下满、水胀腹坚、腰痛不可俯仰、阴痛气淋遗精、小便不利、遗尿、泄泻、足膝红肿。

【摘要】《神农经》："治小便不通、疝瘕，可灸七壮。"《千金》："小便不禁，针五分，灸随年壮。"又："水肿不得卧，灸百壮。"《玉龙歌》："膝盖红肿鹤膝风，阳陵二穴亦可攻，阴陵针透尤收效。"《太乙歌》："肠中切痛阴陵调。"《席弘赋》："阴陵泉治心胸满。"又："脚痛膝肿针三里，悬钟二陵三阴交。"《百症赋》："阴陵、水分，治水肿之脐盈。"《天星秘诀》："若是小肠连脐痛，先刺阴陵后涌泉。"《通玄赋》："阴陵能开通水道。"《杂病穴法歌》："小便不通阴陵泉，三里泻下溺如注。"

【取法】以足直伸，膝之内辅骨下，下廉陷中取之，即胫骨头之下部内缘陷中，与阳陵相对。

【针灸】针五分至七分，灸三壮。

十、血海

【解剖】为内大股筋下部，有上膝关节动脉及股神经。

【部位】在膝膑上二寸，膝之内侧白肉际。

【主治】女子崩中漏下、月事不调、带下、逆气腹胀。又主肾脏风、两腿疮痒湿不可当。

【摘要】《百症赋》："妇人经事改常，自有地机血海。"又："痃癖兮，冲门血海强。"《灵光赋》："气海血海疗五淋。"《胜玉歌》："热疮臁内年年发，血海寻来可治之。"《杂病穴法歌》："五淋血海男女通。"

【取法】从膝盖骨内缘之上二寸。普通取法，正坐垂足，以手掌按膝上，大指端按着之处取之。

【针灸】针五分至八分，灸五壮。

十一、箕门

【解剖】此处为内大股筋部分，股上膝关节动脉及股神经。

【部位】在内股去血海六寸，动脉应手。

【主治】五淋小便不通、遗溺、鼠鼷肿痛。

【取法】正坐垂足，从血海直上六寸取之。

【针灸】针五分，灸三壮，一说此穴禁针。

十二、冲门

【解剖】 占耻骨地平支之端，微上斜中，内为直肠，有下腹动脉之耻骨支、下腹神经。

【部位】 接上耻骨缝际。

【主治】 中寒积聚、淫泺、阴疝、妊娠冲心、难乳。

【摘要】 带下产崩、冲门气冲宜审。又：“痃癖兮，冲门血海强。”

【取法】 仰卧，从曲骨横开三寸五分部位取之。

【针灸】 针七分，灸五壮。

十三、府舍

【解剖】 为内斜腹筋之下部，分布下腹动脉之耻骨支与肠骨下腹神经。

【部位】 在腹结下三寸，去中行三寸半。

【主治】 疝癖、腹胁满痛、上下呛心、积聚痹痛、厥气霍乱。

【取法】 仰卧，从冲门直上七分取之。

【针灸】 针七分，灸五壮。

十四、腹结

【解剖】 有内斜腹筋、下腹动脉、肠骨下腹神经。

【部位】 在大横下一寸三分。

【主治】咳逆、绕脐腹痛、中寒泻痢、心痛。

【取法】仰卧，从脐旁四寸，直下一寸三分取之。

【针灸】针五分至一寸，灸五壮。

十五、大横

【解剖】为内外斜腹筋部，中藏小肠，有下腹动脉、肋间神经支、肠骨下腹神经。

【部位】去中行四寸，与脐相平。

【主治】大风逆气、四肢不举、多寒善悲。

【摘要】《百症赋》："反张悲哭，仗天冲大横须精。"

【取法】仰卧，从脐旁四寸取之。

【针灸】针五分至七分，灸三壮。

十六、腹哀

【解剖】有内外斜腹筋、上腹动脉、肋间神经支、肠骨下腹神经。

【部位】在中脘旁四寸微下些，大横上三寸半。

【主治】寒中食不化、大便脓血、腹痛。

【取法】仰卧，手外开，从乳头直下，中脘旁开四寸微下些取之。

【针灸】针五分至七分，灸五壮。

十七、食窦

【解剖】在第五六肋骨之间，当胃之上，有大胸筋、内外肋间筋、长门动脉、肋间动脉、前胸神经。

【部位】去中庭五寸，在第五肋间部。

【主治】胸胁支满、咳吐逆气、饮不下、膈有水声。

【取法】仰卧，手外开，从中庭旁五寸，肋间陷中取之。

【针灸】针四分，灸五壮。

十八、天溪

【解剖】在第四五肋之骨间，有大胸筋、胸动脉、前胸神经。

【部位】在第四肋间部，去中行六寸，乳头旁二寸。

【主治】胸满喘逆上气、喉中作声、妇人乳肿、乳痈。

【取法】仰卧手外开，从乳旁二寸，肋间陷中取之。

【针灸】针四分，灸五壮。

十九、胸乡

【解剖】在第三四肋骨之间，有大胸筋、长胸动脉、长胸神经。

【部位】在第三肋间，天溪上一寸六分。

【主治】胸胁支满、引背痛、不得卧转侧。

【取法】仰卧，手外开，从天溪上一寸六分肋间陷中取之。

【针灸】针四分，灸五壮。

二十、**周荣**

【解剖】在第二三肋骨之间，有大胸筋、长胸动脉、长胸神经。

【部位】在胸乡上一寸六分，中府下一寸六分。

【主治】胸满不得俯仰、咳逆、食不下。

【取法】仰卧手外开，从胸乡上一寸六分肋间陷中取之。

【针灸】针四分，灸五壮。

二十一、**大包**

【解剖】在第九肋间部，有外斜腹筋、上腹动脉、长胸神经。

【部位】腋窝下六寸，渊腋下三寸。

【主治】胸中喘痛、腹有大气不得息（实则身尽痛，虚则百节尽皆纵）。

【摘要】此穴为脾之大络，四肢百节皆纵者补之。

【取法】仰卧，手外开，从食窦穴横开三寸，肋间陷中。

【针灸】针三分，灸三壮。

手少阴心经穴

手少阴心经循行经文

心手少阴之脉，起于心中，由脾经而来，出属心系，附着脊骨之系也，下膈，当脐上二寸之分，络小肠，络绕于小肠。其支者，从心系，心肺连接之系，上挟咽，出任脉之外而挟咽，系目系，达目球通脑之系，而合于内眦。其直者，复从心系，却上肺出腋下，从心系直上肺脏之分，出循腋下而抵极泉，下循臑内后廉，自极泉至臑之内侧，行厥阴心主之后，经青灵穴，下肘内廉，少海穴分，循臂后廉，经灵道、通里等穴，抵掌后锐骨之端，入掌内后廉，过少府穴，循小指之内出其端，抵少冲，而与小肠经接。

按：手少阴心经穴凡九穴，左右共十八穴，起于极泉，止于少冲。

手少阴心经穴分寸歌

少阴心起极泉中，腋下筋间动引胸，青灵肘上三寸觅，少海肘后五分充，灵道掌后一寸半，通里腕后一寸同，阴郄去腕五分的，神门掌后锐骨逢，少府小指本节末，小指内侧是少冲。

本经穴起于腋窝内之极泉穴，直下经肘中抵掌，出小指之内侧少冲穴止，凡九穴，左右共计十八穴。

心经穴图

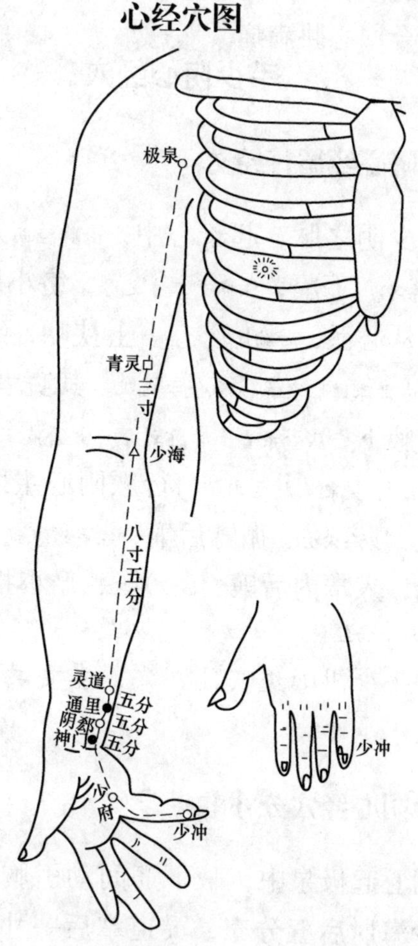

一、极泉

【解剖】在大胸筋之上膊下部，与三角筋之境界间，有腋下动脉静脉、中膊皮下神经、尺骨神经。

【部位】在腋窝内两筋间。

【主治】心胁满痛、肘臂厥寒、四肢不收、干呕、烦渴、目黄。

【取法】手平伸，掌向前，按其腋窝臂侧两筋间动脉跳动处取之。

【针灸】针三分，灸七壮。

二、青灵

【解剖】在肘上三头膊筋近旁，为重要静脉之一部及腋窝动脉支、正中神经。

【部位】在肘上三寸。

【主治】头痛、目黄、振寒、胁痛、肩臂不举。

【取法】手平举，掌向上，从少海直上三寸取之。

【针灸】此穴禁针，灸三壮。

三、少海

【解剖】在二头膊筋之筋腱旁，有尺骨副动脉与静脉、中膊皮下神经与正中神经。

【部位】在肘内廉。

【主治】寒热齿痛、目眩、发狂、癫痫羊鸣、呕吐涎沫、项不得回、头风疼痛、气逆、瘰疬、肘臂腋胁痛挛不举。

【摘要】《席弘赋》："心痛乎颤少海间，若要除根觅阴市。”《百症赋》：“两臂顽麻，少海就傍于三里（手）。”《杂病穴法歌》：“心痛肘颤少海求。”《胜玉歌》：“瘰疬少海天井边。”

【取法】屈肘向头，于肘内侧端约五分部分骨边取之。

【针灸】针三分，不宜灸。

四、灵道

【解剖】为内尺骨筋部，有中静脉、尺骨动脉、中膊皮下神经、尺骨神经。

【部位】在掌后一寸五分。

【主治】心痛、悲恐、干呕、瘈疭、肘挛、暴喑不能言。

【摘要】此穴主治心痛。《肘后歌》：“骨寒髓冷火来烧，灵道妙穴分明记。”

【取法】掌后锐骨横纹端，直上一寸五分筋间取之。

【针灸】针三分，灸五壮。

五、通里

【解剖】为内尺骨筋部，有尺骨动脉、中膊皮下神经、尺骨神经。

【部位】在腕侧后一寸。

【主治】热病头痛、目眩面热、无汗懊侬、暴喑、心悸悲恐畏人、喉痹苦呕、虚损数欠、少气遗溺、肘臂肿痛、妇人经血过多崩漏。

【摘要】此穴为手少阴络，别走太阳者。《神农经》：“治目眩头疼，可灸七壮。”《玉龙歌》：“连日虚烦面赤妆，心中惊悸亦难当，若须通里穴能得，一用金针体便康。”《百症赋》：“倦言嗜卧，往通里大钟而明。”《马丹阳十二诀》：“欲言声不出，懊侬及怔忡，实则四肢重，头腮面颊红，虚则不能食，暴喑面无容。”

【取法】同上穴，下五分部位取之。

【针灸】针三分，灸三壮。

六、阴郄

【解剖】有尺骨动脉、中膊皮下神经、尺骨神经。

【部位】在通里下半寸，去腕五分。

【主治】鼻衄、吐血、失音不能言、霍乱中满、洒淅恶寒、厥逆、惊恐、心痛。

【摘要】《百症赋》：“寒栗恶寒，二间疏通阴郄谙。”又：“阴郄、后溪，治盗汗之多出。”《标幽赋》：“泻阴郄止盗汗。”

【取法】掌后锐骨横纹端上五分，两筋间取之。

【针灸】针三分，灸三壮。

七、神门

【解剖】在豌豆骨之下，有深掌侧动脉与中静脉、尺骨神经。

【部位】在掌后锐骨（碗豆骨）之端陷中，阴郄下五分。

【主治】疟疾心烦、欲得冷饮、恶寒则欲就温、咽干不嗜食、惊悸心痛、少气身热面赤、发狂喜笑上气、呕血吐血、遗溺失音、健忘、心积伏梁、大人小儿五痫、手臂挛掣。

【摘要】《百症赋》："发狂奔走，上脘同起于神门。"《玉龙歌》："痴呆之症不堪亲，不识尊卑枉骂人，神门独治痴呆病。"《杂病穴法歌》："神门专治心痴呆。"《胜玉歌》："后溪鸠尾及神门，治疗五痫立便瘥。"

【取法】掌后锐骨横纹端取之。

【针灸】针三分，灸三壮。

八、少府

【解剖】有指掌动脉与尺骨神经指掌支。

【部位】在手小指本节后，骨缝陷中。

【主治】痎疟久不愈、振寒烦满少气、胸中痛、悲恐畏人、背酸腋肘挛急、阴挺出、阴痒、阴痛、遗尿、偏坠、小便不利。

【摘要】此穴主治心胸痛。《肘后歌》:“心胸有病少府泻。”

【取法】以小次二指弯曲向掌心，适当二指端之间。

【针灸】针三分，灸三壮。

九、少冲

【解剖】有指掌动脉与尺骨神经之指掌支。

【部位】在小指内廉之端。

【主治】热病烦满上气、心火炎上、眼赤血少、呕吐血沫及心痛、冷痰少气、悲恐善惊、口热咽酸、胸胁痛、乍寒乍热、臂臑内后廉痛、手挛不伸。

【摘要】《百症赋》:“发热仗少冲、曲池之津。”《玉龙歌》:“胆寒心虚病如何，少冲二穴功最多。”凡初中风、猝倒暴厥昏沉、痰涎壅盛、不省人事、牙关紧闭、水药不下，亟以三棱针刺少商、商阳、中冲、关冲、少冲、少泽以流通气血，乃起死回生之妙穴。”

【取法】小指内侧端爪甲角分许取之。

【针灸】针一分，灸三壮。

手太阳小肠经穴

手太阳小肠经循行经文

小肠手太阳之脉，由小指内侧端心经少冲穴而来，起于小指之端，少泽穴，循手外侧，经后溪穴，上腕出踝中，腕骨穴，直上，经养老等穴，循臂骨下廉，支正穴分，出肘内侧两骨之间，两骨尖中，少海穴分，上循臑外后廉，行手阳明少阳之外，出肩解，肩后骨缝肩贞穴分也，绕肩胛，绕肩胛下天宗等穴分，交肩上，曲垣穴分，左右交于两肩之上，会于督脉之大椎，入缺盆，由交肩上入缺盆，络心，当膻中之分，而络于心，循咽，下膈，抵胃，属小肠，自缺盆循咽下膈，经上中脘抵胃，下行任脉之外，当脐上二寸之分，属小肠。其支者，从缺盆循颈上颊，经天窗等穴而上过耳，抵颧髎，至目锐眦，由目外眦下抵耳中之听宫。其支者，别颊上䪼，由颊至目下睛明穴以交于足太阳经，抵鼻至目内眦。

按：手太阳经穴凡十九，左右共三十八穴，起于少泽，止于听宫，络在支正。

手太阳小肠经穴分寸歌

小指端外为少泽，前谷外侧节前觅，节后捏拳取后溪，腕骨腕前骨陷侧，锐骨下陷阳谷讨，腕后锐上觅养老，支正腕后五寸量，小海肘端五分好，肩贞胛下两筋解，臑俞大骨下陷保，天宗秉风后骨中，秉风髎外举有空，曲垣肩中曲肩陷，外俞去脊三寸从，中俞二寸大椎旁，天窗扶突后陷详，天容耳下曲颊后，颧髎面鸠锐端量，听宫耳中大如菽，此为小肠手太阳。

本经穴起自小指外侧端少泽穴起，上行过腕侧，至肘尖直上抵肩胛后下侧，绕肩胛，经颈侧而至面部颧骨，斜抵耳前听宫穴，凡一十九穴，左右共三十八穴。

小肠经穴图

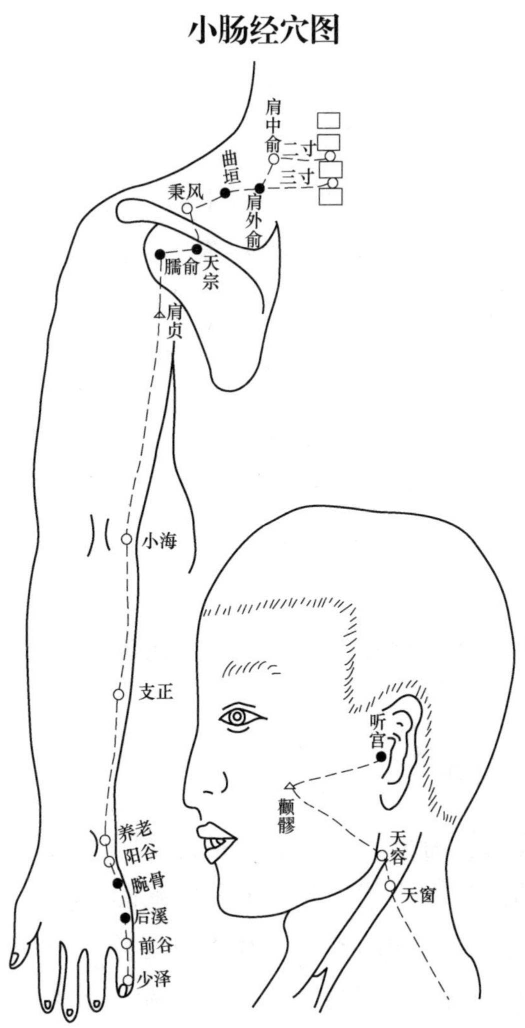

一、少泽

【解剖】在手小指尖，有指背动脉、尺骨神经之分支。

【部位】在小指端爪甲侧。

【主治】痎疟寒热汗不出、喉痹舌强、心烦咳嗽、瘈疭、臂痛项痛不可回顾、目生翳、妇人无乳。

【摘要】《千金》：“治耳聋不得眠，补之。”《玉龙歌》：“妇人吹乳痛难消，吐血风痰稠似胶，少泽穴内明补泻，应时神效气能调”。《百症赋》：“攀睛，攻肝俞、少泽之所。”《灵光赋》：“少泽应除心下寒。”

按：凡初中风、卒暴昏沉、痰涎壅盛、不省人事，急以三棱以刺少商、商阳、中冲、少冲、少泽出血，使气血流通，乃起死回生救急之妙穴。《杂病穴法歌》：“心痛翻胃刺劳宫，寒者少泽灸手指。”

【取法】小指外侧端，去爪甲角分许取之。

【针灸】针一分，灸三壮。

二、前谷

【解剖】有外转小指筋、指背动脉、尺骨神经支。

【部位】在小指外侧本节前之陷凹处。

【主治】热病汗不出、痎疟、癫疾、耳鸣、喉痹、颈项颊肿引耳后、咳嗽、目翳、鼻塞、吐乳、臂痛。

【摘要】此穴主治热病无汗，补之。

【取法】手握拳，于小指本节前骨边陷中取之。

【针灸】针一分，灸一壮。

三、后溪

【解剖】此穴在手转小指筋，有重要静脉、指背动脉、尺骨神经支。

【部位】在小指外侧本节后陷中，第五掌骨之前外端。

【主治】痎疟寒热、目翳、鼻衄、耳聋、胸满项强、癫痫、臂挛急、五指尽痛。

【摘要】《神农经》："治项颈不得回顾、髀寒肘疼，灸七壮。"《玉龙歌》："时行疟疾最难禁，穴法由来未审明，若把后溪穴寻得，多加艾火即时轻。"《兰江赋》："后溪专治督脉病，癫狂此穴治还轻。"《百症赋》："阴郄、后溪，治盗汗之多出。"又："后溪、环跳，腿疼刺而即轻。"又："治疸消黄，谐后溪、劳宫而看。"《通玄赋》："痫发癫狂兮，凭后溪而疗理。"《千金》："后溪、列缺，治胸项之痛。"《肘后歌》："胁肋腿痛后溪妙。"《胜玉歌》："后溪鸠尾及神门，治疗五痫立便瘥。"

【取法】以手握拳，适当拳尖取之。

【针灸】针三分，灸一壮。

四、腕骨

【解剖】此处为小指外转筋，有腕骨背侧动脉与静脉、尺骨神经。

【部位】在豌豆骨侧之旁侧，即手外侧腕前起骨下陷中。

【主治】热病汗不出、胁下痛不得息、颈项肿寒热、耳鸣、目出冷泪、生翳、狂惕、偏枯臂肘不得屈伸、疟疾烦闷头痛、惊风瘈疭、五指掣挛。

【摘要】《通玄赋》："固知腕骨祛黄。"《玉龙歌》："腕中无力痛艰难，握物难兮体不安，腕骨一针虽见效，莫将补泻等闲看。"又："脾疾之症有多般，致成翻胃吐食难，黄疸亦须寻腕骨，金针必定夺中脘。"《杂病穴法歌》："腰连腿疼腕骨升，三里降下随拜跪。"

【取法】握拳，按取锐骨端之上外侧陷中取之。

【针灸】针二分，灸三壮。

五、阳谷

【解剖】有回前方筋、深屈指筋、腕骨背侧动脉、内膊皮下神经、尺骨神经。

【部位】在手腕侧之两髁①间。

【主治】癫疾发狂、妄言左右顾、热病汗不出、胁痛项肿寒热、耳聋耳鸣、齿痛、臂不举、小儿瘈疭舌强。

【摘要】《百症赋》："阳谷、侠溪，颔肿口噤

---

① 髁：原作"踝"，据文义改。下同。

并治。”

【取法】锐骨之下陷中，适当尺骨茎状突起之下际，握举取之。

【针灸】针二分，灸三壮。

六、养老

【解剖】当尺骨筋腱之侧，有尺骨动脉之背支及尺骨神经。

【部位】腕后一寸，手髁骨上。

【主治】肩骨酸疼、肩欲折、臂如拔、手不能自上下、目视不明。

【摘要】《百症赋》：“目觉䀮䀮，急取养老天柱。

按：疗腰重痛不可转侧、起坐艰难、筋挛脚痹，不可屈伸。

【取法】腕后高骨上陷中，屈手取之。

【针灸】针二分，灸三壮。

七、支正

【解剖】此处为总指伸筋歧出前膊骨间动脉之分支。

【部位】去腕后五寸。

【主治】五劳癫狂、惊风寒热、颔肿项强、头痛目眩、风虚惊恐悲愁、腰背酸、四肢乏力、肘臂不能屈伸、指痛不能握。

【摘要】此穴为手大阳之络脉，别走少阴者。《百症赋》："目眩兮，支正飞扬。"

【取法】曲肘，从腕骨与肘尖之中间取之。

【针灸】针三分，灸三壮。

八、小海

【解剖】在三头膊筋间，有下尺骨副动脉、桡骨神经支。

【部位】在尺骨鹰嘴突起之上端，去肘尖五分陷中，即肘内侧大骨外，去肘端五分。

【主治】肘臂肩臑颈项痛、寒热、齿根肿痛、风眩疡肿、小腹痛、五痫瘈疭。

【摘要】此穴主肘臂痛。

【取法】以手屈向肩，按其肘尖外侧两骨窝中取之。

【针灸】针三分，灸三壮。

九、肩贞

【解剖】有小圆筋、回旋肩胛动脉、腋下神经、肩胛上神经。

【部位】在肩峰突起后侧之下。

【主治】伤寒寒热、颔肿、耳鸣耳聋、缺盆肩中热痛、风痹手足不举。

【取法】肩背下腋缝上端取之。

【针灸】针五分，灸三壮。

十、臑俞

【解剖】有肩胛骨棘下筋、横肩胛动脉、肩胛上神经。

【部位】肩贞上一寸。

【主治】臂酸无力、肩痛引胛、寒热气肿酸痛。

【摘要】此穴为手太阳、阳维、阳跻三脉之会。

【取法】肩端后侧，肩胛骨端下陷中取之。

【针灸】针五分至八分，灸三壮。

十一、天宗

【解剖】有僧帽筋、肩胛骨棘下筋、肩胛动脉与神经。

【部位】在肩贞斜上。

【主治】肩骨酸痛、肩胛后廉痛、颊颔肿。

【取法】由臑俞沿肩胛骨下内行，当肩胛横骨之中央部分取之。

【针灸】针五分至八分深，灸三壮。

十二、秉风

【解剖】有僧帽筋、肩胛骨动脉与神经。

【部位】在肩髃骨后。

【主治】肩痛不可举。

【取法】按取肩胛横骨上侧外端陷中取之（举臂有空）。

【针灸】针五分，禁灸。

十三、曲垣

【解剖】有僧帽筋、肩胛横举筋、颈动脉、肩胛骨神经。

【部位】在肩之中央曲胛陷中。

【主治】肩臂热痛、拘急周痹。

【取法】由秉风向内开，肩胛上际中央陷中取之。

【针灸】针五分，灸十壮。

十四、肩外俞

【解剖】有僧帽筋、肩胛横举筋、肩胛神经、颈动脉。

【部位】在肩胛上廉，去脊三寸。

【主治】肩胛痛、发寒热、引项挛急，周痹寒至肘。

【取法】肩胛上侧，从陶道外开三寸取之。

【针灸】针五分，灸三壮。

十五、肩中俞

【解剖】有小方棱筋、肩胛动脉、肩胛神经。

【部位】在项侧肩外俞斜向上五分许。

【主治】咳嗽上气、吐血、寒热、目视不明。

【取法】从肩外俞斜上，大椎旁二寸取之。

【针灸】针三分，灸十壮。

十六、天窗

【解剖】此处当胸锁乳头筋之前，有内外颈之两动脉、中颈皮下神经。

【部位】在耳下颈侧大筋间。

【主治】颈瘿肿痛、肩胛引项不得回顾、颊肿、齿噤、耳聋、喉痛、暴喑。

【取法】以人迎、扶突为标准，向后开一寸取之。

【针灸】针三分，灸三壮。

十七、天容

【解剖】有耳下腺内颚动脉、颈静脉、颜面神经。

【部位】在耳下颈筋间。

【主治】瘿气颈肿不可回顾，齿噤不能言、耳鸣耳聋、喉痹咽中如哽、寒热胸满、呕逆吐沫。

【取法】天窗上一寸取之。

【针灸】针五分至八分，灸三壮。

十八、颧髎

【解剖】此处有下眼窝动脉、三叉神经第二支之下眼窝神经。

【部位】在面鸠骨下廉锐骨端。

【主治】口㖞、面赤目黄、眼瞤不止、䪼肿齿痛。

【摘要】《百症赋》：“目眩兮，颧髎、大迎。”

【取法】按取颧骨下之陷凹处取之。

【针灸】针三分，禁灸。

十九、听宫

【解剖】此处为咀嚼筋，有上颚动脉、颜面神经。

【部位】在耳前珠子旁。

【主治】失音、癫疾、心腹痛、耳内蝉鸣、耳聋。

【摘要】《百症赋》："听宫脾俞，祛尽心下之悲凄。"

【取法】按耳珠前之陷中取之。

【针灸】针三分，灸三壮。

足太阳膀胱经穴

足太阳膀胱经循行经文

膀胱足太阳之脉，由小肠经递来，起于目内眦，睛明穴，上额交巅，由攒竹上而至络却穴，左右斜行而交于巅顶之百会穴。其支者，从巅至耳上角，由百会旁行至耳上角，过足少阳胆经。其直者，从巅入络脑，自百会行通天至玉枕入络于脑，还出别下项，自脑后出，别下项，由天柱而下会于督之陶道，循肩内，挟脊抵腰中，由陶道循肩膊内侧挟脊两旁，下行经各俞穴而抵腰中，入循膂，络肾属膀胱，循挟脊之内，络于肾膀胱。其支者，从腰中下挟脊贯臀，由腰中分支循脊而下，经四髎，贯臀之会阳，入腘中，经承扶、委阳等穴而入委中。其支者，从膊内左右别下，贯胛，由肩膊内左右别行下贯髀臀而下，挟脊内过髀枢，经附分、魄户直下至臀之髀枢，循髀外后廉，下合腘中，循髀枢之里，承扶之外一寸五分之间，而下与前之入腘旁相合，以下贯腨内，由委中而下经承山等穴，出外踝之后，昆仑穴分，循京骨至小趾外侧，至阴穴而交于足少阴肾经。

按：足太阳膀胱经穴凡六十七，左右共百三十四穴，起于睛明，止于至阴，络在飞扬。

足太阳膀胱经穴分寸歌

足太阳是膀胱经，目内眦角始睛明，眉头头中攒竹取，眉冲直上旁神庭，曲差入发五分际，神庭旁开寸五行，五处旁开亦寸半，细算却与上星平，承光通天络却穴，相去寸五调匀看，玉枕夹脑一寸三，入发三寸枕骨取，天柱项后发际中，大筋外廉陷中献，自此夹脊开寸五，第一大杼二风门，三椎肺俞厥阴四，心五督六椎下论，膈七肝九十胆俞，十一脾俞十二胃，十三三焦十四肾，气海俞在十五椎，大肠十六椎之下，十七关元俞穴椎，小肠十八胱十九，中膂穴俞二十椎，白环廿一椎下当，以上诸穴可推之，更有上次中下髎，一二三四腰空好，会阳阴尾尻①骨旁，背部第二诸穴了，又从脊上开三寸，第二椎下为附分，三椎魄户四膏肓，第五椎下神堂尊，第六譩譆膈关七，第九魂门

① 尻：原作“鸠”，据文义改。

阳纲十，十一意舍之穴存，十二胃仓穴已分，十三肓门端正在，十四志室不须论，十九胞肓二十秩，背部三行诸穴匀，又从臀下横纹取，承扶居下陷中央，股

膀胱经穴图（一）

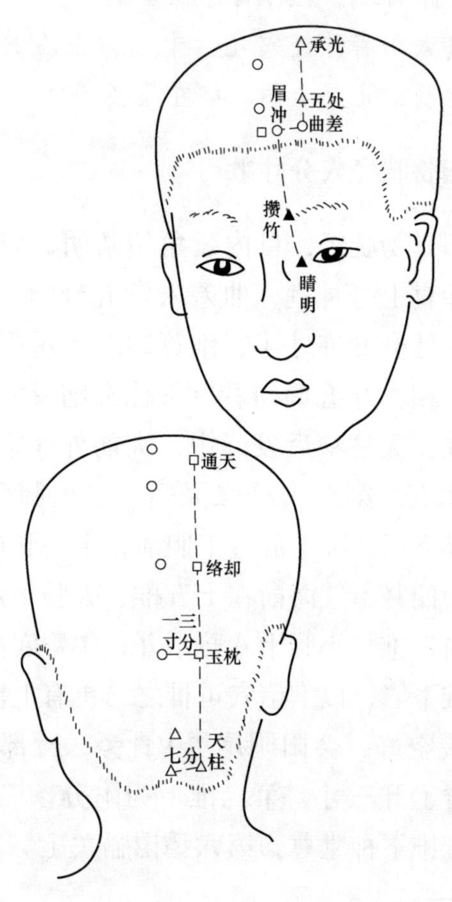

门扶下方六寸，委阳腘外两筋乡，浮郄实居委阳上，相去只有一寸长，委中在腘约纹里，此下二寸寻合阳。

膀胱经穴图（二）

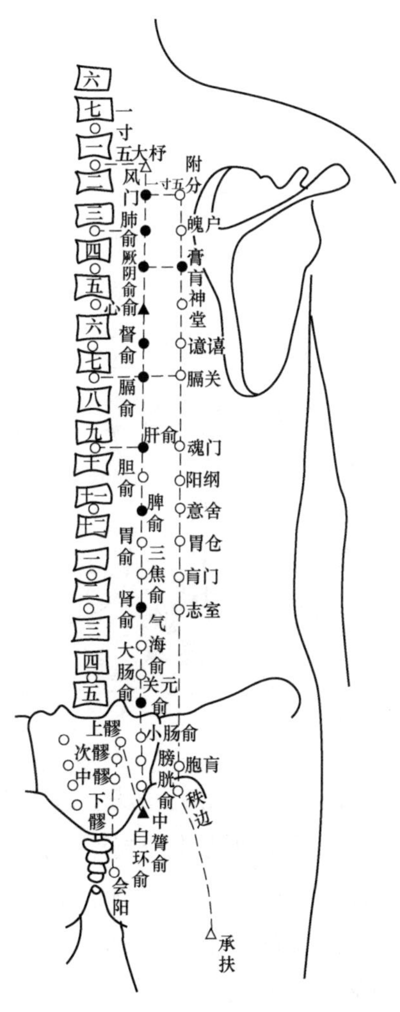

膀胱经穴图（三）

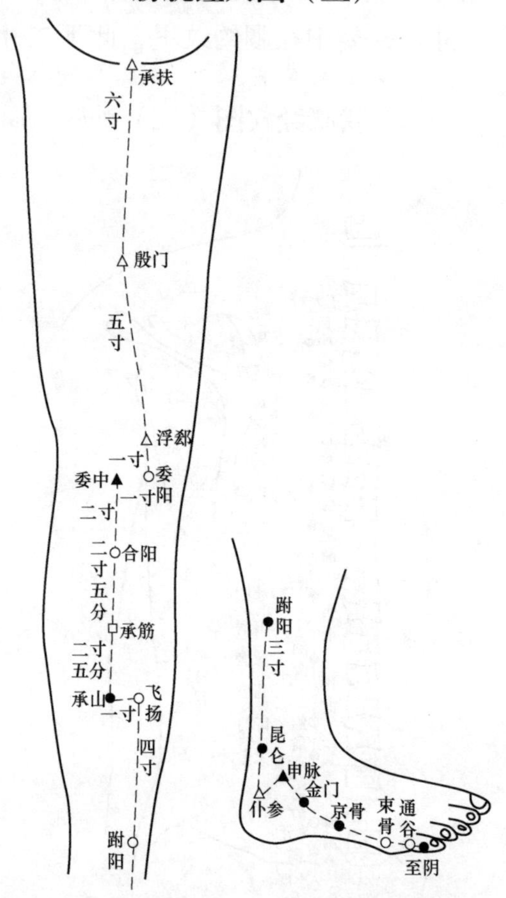

承筋合阳之下直，穴在腨肠之中央，承山腨下分肉间，外踝七寸上飞扬，跗阳外踝上三寸，昆仑后跟陷中央，仆参跟下脚边上，申脉踝下五分张，金门申前墟后取，京骨外侧骨际量，束骨本节后肉际，通谷节前陷中强，至阴却在小趾侧，太阳之穴始周详。

本经始目内眦角睛明穴，直上过巅顶而下颈项，至背而下过臀部，至膝腘而下循外踝之后侧，出足小趾之端至阴穴止，凡六十七穴，左有共计一百三十四穴。

一、睛明

【解剖】为前头骨鼻上棘部，有鼻翼与上唇举筋、鼻背动脉、滑车神经。

【部位】在目内眦角内一分宛宛中。

【主治】目痛视不明、迎风流泪、胬肉攀睛、白翳眦痒、疳眼、头痛、目眩。

【摘要】此穴为手足太阳、足阳明、阴跻、阳跻五脉之会。凡治雀目者可久留针而速出之。《百症赋》："雀目肝气，睛明行间而细推。"《灵光赋》："睛明治眼胬肉攀。"《席弘赋》："睛明治眼未效时，合谷光明安可缺。"

【取法】正坐合目，按取内眦角内约一分，鼻骨边际取之。

【针灸】针一分半，禁灸。

二、攒竹

【解剖】此处为前头骨部、有眉头筋、前额动脉。

【部位】在眉头之陷凹中。

【主治】目视䀮䀮、泪出、目眩、瞳子痒、眼中赤痛、腮睑瞤动、不得卧、烦热、面痛。

【摘要】《玉龙歌》："眉间疼痛苦难当，攒竹沿皮刺不妨，若是眼昏皆可治，更针头维即安康。"《通玄赋》："脑昏目赤，泻攒竹以偏宜。"《胜玉歌》："目内红肿苦皱眉，攒竹丝竹亦堪医。"《百症赋》："目中漠漠，即寻攒竹三间。"

【取法】挤起眉部肌肉，从眉头斜针入取之。

【针灸】针三分至五分，禁灸。

三、眉冲

【解剖】有前头筋、前额动脉、颜面神经之颞颥支。

【部位】在攒竹直上发际五分。

【主治】头痛、目眩、鼻塞不闻香臭。

【取法】攒竹直上发际五分，针头向下或向上取之。

【针灸】针三分，灸三壮。

四、曲差

【解剖】为前头额骨部，有前头筋、前额动脉、颜面神经之颞颥支。

【部位】入发际约五分，去神庭分一寸五分。

【主治】目不明、头痛、鼻塞、鼽衄臭涕，巅顶痛、心烦身热汗不出。

【取法】眉冲外开一寸，针头向下或向上取之。

【针灸】针二分，灸三壮。

五、五处

【解剖】有前头筋、前额动脉、额神经。

【部位】在曲差后五分，上星旁一寸五分。

【主治】脊强反折、瘈疭癫疾、头痛、戴眼、眩晕、目视不明。

【取法】入发际一寸，外开一寸五分，针头向上或向下取之。

【针灸】针二三分，禁灸。

六、承光

【解剖】为帽状腱膜部，有颅顶骨、颞颥神经。

【部位】在五处后一寸五分。

【主治】头风风眩、呕吐心烦、鼻塞不利、目翳口㖞。

【取法】五处之后一寸五分，针尖向下取之。

【针灸】针二三分，禁灸。

七、通天

【解剖】为后头筋之上部，有颅顶骨颞颥动脉、大后头神经。

【部位】在承光后一寸五分。

【主治】头旋项痛不能转侧、鼻塞、偏风口㖞、衄血、头重耳鸣、狂走、瘈疭、恍惚、目青盲内障。

【摘要】《百症赋》：“通天去鼻内无闻之苦。”《千金》：“瘿气面肿，灸五十壮。”

【取法】承光后一寸五分，针头向后取之。

【针灸】针三分，灸三壮。

八、络却

【解剖】此处为后头骨部，有后头筋、后头动脉、大后头神经。

【部位】在通天后一寸五分。

【主治】头旋、口㖞、鼻塞、项肿瘿瘤、内障、耳鸣。

【针灸】针三分，灸三壮。

九、玉枕

【解剖】有后头筋、后头动脉、大后头神经。

【部位】在络却后，去脑户旁一寸三分。

【主治】目痛如脱、不能远视、脑风头项痛、鼻塞无闻。

【摘要】《百症赋》：“囟会连于玉枕，头风疗以金针。

【取法】通天后四寸微向内，针头向下取之。

【针灸】针二三分，灸三壮。

十、天柱

【解剖】为后头骨项内侧，有僧帽筋、后头动脉与神经。

【部位】在项之后部发际大筋外廉之陷凹中，去中行风府七分。

【主治】头旋脑痛、鼻塞泪出、项强肩背痛、足不任身，目瞑不欲视。

【摘要】《百症赋》：“目觉䀮䀮，亟取养老、天柱。”又：“项强多恶风，束骨相连于天柱。”

【取法】大椎上四寸，风府穴旁七分取之。

【针灸】针三分，灸三壮。

十一、大杼

【解剖】有僧帽筋、大方棱筋、肩胛背侧之动脉、脊髓神经之后支。

【部位】在第一椎之下，横开各一寸五分（去脊）。

【主治】伤寒汗不出、腰脊项背强痛不得卧、喉痹烦满、痎疟头痛、咳嗽身热、目眩癫疾、筋挛瘈疭、膝痛不能屈伸。

【摘要】《席弘赋》：“大杼①若连长强寻，小肠气痛即行针。”《胜玉歌》：“五疟寒多热更多，间使大杼真妙穴。”《肘后歌》：“风痹痿厥如何治，大杼曲泉真是妙。”

【取法】正坐，从大椎下陶道穴去脊旁开一寸五

① 杼：原作“敦”，据文义改。

分取之。

【针灸】针五分，不宜灸。

十二、风门

【解剖】有僧帽筋、背长筋、肩胛背神经。

【部位】在第二椎下之旁一寸五分，大杼之下。

【主治】伤寒头痛项强、目瞑嚏、胸中热、呕逆上气、喘卧不安、身热黄疸、痈疽发背。

【摘要】此穴能泻一身热气。《神农经》："伤寒咳嗽头痛、鼻流清涕、可灸十四壮，及治头疼、风眩、鼻衄不止。"

【取法】正坐，从第二椎下，去脊旁开一寸五分取之。

【针灸】针五分，灸五壮。

十三、肺俞

【解剖】有背长筋、后上锯筋、肩胛背神经。

【部位】在第三椎之下，去脊旁一寸五分，风门之下。

【主治】五劳传尸骨蒸、肺风肺痿、咳嗽呕吐、上气喘满、虚烦口干、目眩支满汗不出、腰脊强痛、背偻如龟、寒热、瘿气、黄疸。

【摘要】此穴主泻五脏之热。《神农经》："治咳嗽吐血、唾红骨蒸、虚劳、可灸十四壮。"《乾坤生意》：

“同陶道、身柱、膏肓治五劳七伤虚损。”《百症赋》：“咳嗽连声，肺俞须临天突穴。”《玉龙歌》：“伤风不解嗽频频，久不医时痨便成，咳嗽须针肺俞穴，痰多宜向丰隆行。”《胜玉歌》：“若是痰涎并咳嗽，治却须当灸肺俞。”

【取法】 正坐，从第三椎下，去脊旁开一寸五分取之。

【针灸】 针五分，灸三壮至数十壮。

十四、厥阴俞

【解剖】 有背长筋、后上锯筋。

【部位】 在第四椎之下，去脊旁一寸五分。

【主治】 咳逆头痛、心痛结胸、呕吐烦闷。

【摘要】 主治胸中膈气、积聚好吐。

【取法】 正坐，从第四推下，去脊旁开一寸五分取之。

【针灸】 针五分，灸七壮。

十五、心俞

【解剖】 有背长筋、后上锯筋。

【部位】 在第五椎之下，各开一寸五分。

【主治】 偏风、半身不遂、食噎积结、寒热、心气闷乱、烦满恍惚、心惊汗不出、中风偃卧不得、发痫悲泣、呕吐咳血、发狂健忘。

【摘要】此穴主泻五脏之热。《神农经》："小儿气不足者，数岁不能语，可灸五壮（如麦粒）"。《胜玉歌》："遗精白浊心俞治。"《百症赋》："风痫常发，神道还须心俞宁。"《捷径》："治忧噎。"

【取法】正坐，从第五椎下旁开一寸五分取之。

【针灸】针五分，灸三壮。

十六、督俞

【解剖】有背长筋。

【部位】在第六椎之下，去脊一寸五分。

【主治】寒热心痛、腹痛雷鸣气逆。

【取法】正坐，从第六推下旁开一寸五分取之。

【针灸】针五分至七分深，灸三壮。

十七、膈俞

【解剖】有背长筋。

【部位】在第七椎之下，去脊一寸五分。

【主治】心痛周痹、膈胃寒痰、暴痛心满、气急、吐食翻胃、痃癖、五积气块血块、咳逆、四肢肿痛、怠惰嗜卧、骨蒸喉痹，热病汗不出、食不下、腹胁胀满。

【摘要】此穴专治血病，针灸均宜。《千金》："治吐逆翻胃灸百壮。"

【取法】正坐，从第七椎下，去脊旁开一寸五分取之。

【针灸】针三分至五分，灸三壮。

十八、肝俞

【解剖】有背长筋。

【部位】在第九椎之下，去脊一寸五分。

【主治】气短咳血、多怒胁肋满闷、咳引两胁、脊背急痛不得息、转侧难、反折上视、惊狂衄衄、眩晕、痛循眉头、黄疸、鼻酸、热病后目中出泪、眼目诸疾、热痛生翳或热痓后因食五辛患目、呕血或疝气、筋痉相引、转筋入腹。

【摘要】此穴主泻五脏之热。《千金》：“胸满心腹积聚疼痛，灸百壮。”又：“气短不语，灸百壮。”《玉龙歌》：“肝家血少目昏花，宜补肝俞力便加，更把三里频泻动，还光益血自无差。”《胜玉歌》：“肝血盛兮肝俞泻。”《标幽赋》：“取肝俞于命门，使瞽士视秋毫之末。”《百症赋》：“攀睛攻肝俞、少泽之所。”

【取法】正坐，第八椎去脊旁开一寸五分取之。

【针灸】针五分至七分，灸三壮。

十九、胆俞

【解剖】为阔背筋部，有胸背动脉。

【部位】在第十椎之下，去脊一寸五分。

【主治】头痛振寒汗不出、腋下肿、心腹胀满、口干苦、咽痛、呕吐翻胃食不下、骨蒸劳热、目黄、胸胁不能转侧。

【摘要】《百症赋》:“目黄兮，阳纲、胆俞。”《捷径》:“胆俞、膈俞可治劳噎。”

【取法】正坐，从十椎之下，去脊旁开一寸五分取之。

【针灸】针五分至七分，灸三壮。

二十、**脾俞**

【解剖】有阔背筋、胸背动脉。

【部位】在第十一椎之下，去脊一寸五分。

【主治】痃癖、积聚、胁下满、痎疟寒热、黄疸、腹胀痛、吐食不食、饮食不化或饮食倍多、烦热嗜卧、身体羸瘦、泄痢、善欠、体重、四肢不收。

【摘要】此穴主泻五脏之热。《百症赋》:“听宫、脾俞，祛残心下之悲凄。”又:“脾虚谷食不消，脾俞、膀胱俞觅。”《捷径》:“治思噎、食噎。”《千金》:“治食不消化、泻痢、不作肌肤、胀满水肿，灸随年壮。”

【取法】正坐，从第十一椎之下，去脊旁开一寸五分取之。

【针灸】针五分至七分，灸三壮。

二十一、**胃俞**

【解剖】有阔背筋。

【部位】在第十二椎之下，去脊一寸五分。

【主治】胃寒吐逆翻胃、霍乱腹胀支满、肌肤羸瘦、肠鸣腹痛不嗜食、脊痛筋挛、小儿羸瘦、食少不生肌肉、小儿痢下赤白、秋末脱肛、肚疼不可忍。

【摘要】《百症赋》："胃冷食不化，魂门、胃俞堪责。"

【取法】正坐，从第十二椎之下，去脊一寸五分取之。

【针灸】针五分至七分，灸三壮。

二十二、三焦俞

【解剖】有阔背筋、腰背筋膜、肋间动脉、脊椎神经之后支。

【部位】在第十三椎下，去脊一寸五分。

【主治】伤寒身热、头痛吐逆、肩背急、肩背强不得俯仰、脏腑积聚满胀、膈塞不通、饮食不化、羸瘦、水谷不分、腹痛下痢、肠鸣目眩。

【摘要】《千金》："少腹坚大如盘盂、胸腹胀满、饮食不消、妇人癥聚，同气海各灸百壮。"

【取法】正坐，从第十三椎下，去脊旁开一寸五分取之。

【针灸】针五分至七分，灸三壮。

二十三、肾俞

【解剖】 有阔背筋、腰背筋膜、长背筋、后下踞筋、肋间动脉、脊椎神经。

【部位】 在十四椎下，去脊一寸五分。

【主治】 虚劳羸瘦、面目黄黑、耳聋肾虚、水肿肢冷、腰痛梦遗、精滑精冷、膝脚拘急、身热头痛振寒、心腹膜胀、两胁满、痛引少腹、少气、溺血便浊、淫泺、赤白带下、月经不调、阴中痛、五劳七伤、虚惫无力、足寒如冰、洞泄食不化、身肿如水、男女久积气痛变成痨疾。

【摘要】 此次主泻五脏之热。《千金》："梦遗失精、五脏尽劳、小腹强急、各灸百壮。"《玉龙歌》："肾败腰虚小便频，夜间起止苦劳神，命门若得金针助，肾俞艾灸起邅迍。"《胜玉歌》："肾败腰疼小便频，督脉两旁肾俞治。"《百症赋》："胸膈停留瘀血，肾俞巨髎（疑作阙）宜针。"

【取法】 正坐，从第十四椎下去脊旁开一寸五分，适当脐眼平行线上取之。

【针灸】 针五分至七分，灸三壮。

二十四、气海俞

【解剖】 有长背筋、腰背筋膜、荐骨脊柱筋。

【部位】 在第十五椎之下，去脊一寸五分。

【主治】腰痛、痔漏。

【取法】正坐，从肾俞下一寸二分余取之。

【针灸】针三分，灸三壮。

二十五、大肠俞

【解剖】有长背筋、腰背筋、荐骨脊柱筋。

【部位】在第十六椎之下，去脊一寸五分。

【主治】脊强不得俯仰、腰痛腹胀、绕脐切痛、肠鸣泻痢、食不化、大小便不利。

【摘要】《千金》："胀满雷鸣灸百壮。"《灵光赋》："大小肠俞大小便。"

【取法】从肾俞下二寸五分余，伏而取之。

【针灸】针五分，灸三壮。

二十六、关元俞

【解剖】有长背筋、腰背筋、肋膜间动脉、荐骨神经之后支。

【部位】在十七椎之下，去脊一寸五分。

【主治】风劳腰痛、泄痢虚胀、小便难、妇人癥瘕。

【取法】从气海俞下二寸五分余，伏而取之。

【针灸】针五分，灸三壮。

二十七、小肠俞

【解剖】有腰背筋膜、肋间动脉、荐骨神经支。

【部位】在荐骨上部（即十八椎之下），去脊一寸五分。

【主治】膀胱三焦津液少、小便赤不利、淋沥、遗尿、小腹胀满、腹痛泻痢脓血、脚肿、心烦短气、五痔疼痛、妇人带下。

【摘要】《千金》："泄注、五痢、便脓血、腹痛，灸百壮。"《灵光赋》："大小肠俞大小便。"

【取法】从肾俞下五寸余，伏而取之。

【针灸】针五分，灸三壮。

二十八、膀胱俞

【解剖】有大臀筋、中臀筋、上臀动脉、上臀神经。

【部位】在第十九椎下，去中行一寸五分。

【主治】小便赤涩、遗尿泄痢，腰脊腹痛、阴疮、脚膝寒无力、女子癥瘕。

【摘要】《百症赋》："脾虚谷食不消，脾俞膀胱俞觅。"

【取法】从肾俞下六寸三分，伏而取之。

【针灸】针五分，灸三壮。

二十九、中膂俞

【解剖】 有大臀筋、上臀动脉、上臀神经。

【部位】 在第二十椎之下，去中行一寸五分。

【主治】 肾虚消渴、腰脊强痛不得俯仰、肠泄赤白痢、疝痛汗不出、胁腹肿胀。

【摘要】《杂病穴法歌》："痢疾合谷三里宜，甚者必须兼中膂。"

【取法】 从肾俞下七寸六分，伏而取之。

【针灸】 针五分，灸三壮。

三十、白环俞

【解剖】 为尾闾骨部，有大臀筋、下臀动脉、阴部神经、下臀神经。

【部位】 在第二十一椎之下，去中行一寸五分。

【主治】 腰脊痛不得坐卧、疝痛、手足不仁、二便不利、温疟、筋挛痹缩、虚热闭塞（大便）。

【摘要】《百症赋》："背连腰痛，白环委中曾经。"

【取法】 从尾闾骨旁开一寸五分，伏而取之。

【针灸】 针五分至七分，灸三壮。

三十一、上髎

【解剖】 是处有肠腰筋、肋间动脉、荐骨神经后支。

【部位】在第十八椎下，直小肠俞，去中行一寸。

【主治】大小便不利、呕逆、腰膝冷痛、寒热疟、鼻衄、妇人绝嗣、阴中痒痛、阴挺出、赤白带下。

【取法】按取十八椎旁开寸余，与小肠俞平之陷孔中，伏而取之。

【针灸】针五分至八分，灸三壮。

三十二、**次髎**

【解剖】有臀筋与中臀筋、上臀动脉、上臀神经。

【部位】在第十九椎下，直膀胱俞，去中行一寸少。

【主治】大小便淋赤不利、心下坚胀、腰痛足肿、疝气下坠、引阴痛不可忍、肠鸣泄泻、赤白带下。

【取法】如上式，在上髎下寸余，与膀胱俞平之第二陷孔中。

【针灸】针五分至七分，灸三壮。

三十三、**中髎**

【解剖】有大臀筋、上臀动脉、上臀神经。

【部位】在二十椎之下，直中膂俞，去中行一寸少。

【主治】五劳七伤、二便不利、腹胀飧泄、妇人少子、白带、月经不调。

【取法】如上式，按取第三陷孔中，伏而取之，此穴与中膂俞平。

【针灸】针五分至七分，灸三壮。

三十四、下髎

【解剖】有大臀筋、下臀动脉、阴部神经、上臀神经。

【部位】在第二十一椎之下，荐骨节陷中。

【主治】肠鸣泄泻、二便不利、下血、腰痛引小腹急痛、女子淋浊不禁。

【摘要】《百症赋》："湿寒湿热下髎定。"

【取法】如上式，在中髎下寸余近脊之陷孔中，伏而取之，与白环俞平。

【针灸】针五分，灸三壮。

三十五、会阳

【解剖】有大臀筋、下臀动脉、阴部神经、下臀神经。

【部位】在尾闾骨下部之旁侧陷中。

【主治】腹中寒气泄泻、肠澼便血久痔、阳气虚乏、阴汗湿痒。

【取法】按取尾闾骨脊旁开一寸部位，伏而取之。

【针灸】针五分，灸三壮。

三十六、附分

【解剖】有僧帽筋、后上踞筋、小方棱筋、横颈动脉、副神经、脊椎神经后支、肩胛背神经。

【部位】在第二椎之下去脊三寸。

【主治】肘肩不仁、肩背拘急、风客腠理、颈痛不得回顾。

【取法】正坐，从风门穴旁开一寸五分取之。

【针灸】针五分至七分，灸三壮。

三十七、魄户

【解剖】有僧帽筋、大方棱筋、肩胛背神经。

【部位】在第三椎下去脊三寸。

【主治】虚劳肺痿、肩髆胸背痛、三尸走注、项强喘逆、烦满呕吐。

【摘要】此穴主泻五脏之热。《神农经》："治虚劳发热，灸十四壮。"《百症赋》："痨瘵传尸，取魄户、膏肓之路。"《标幽赋》："体热劳嗽而泻魄户。"

【取法】正坐，从肺俞穴旁开一寸五分取之。

【针灸】针五分至七分，灸五壮。

三十八、膏肓俞

【解剖】有僧帽筋、大方棱筋、脊柱神经后支、肩胛背神经。

【部位】在四椎下，五椎上，去脊中三寸。

【主治】百病皆疗、虚羸瘦损、五劳七伤、梦遗失精、上气咳逆、痰火发狂、健忘。

【摘要】《百症赋》："劳瘵传尸，取鬼户、膏肓之路。"《灵光赋》："膏肓穴灸治百病。"《乾坤生意》："膏肓、陶道、身柱、肺俞为治虚损五劳七伤紧要之穴。"

【取法】正坐，从厥阴俞旁开一寸五分取之。

【针灸】针五分至七分，灸三壮。

三十九、神堂

【解剖】有僧帽筋、脊椎神经后支、肩胛背神经。

【部位】在第五椎下，去脊三寸。

【主治】腰脊强痛、不可俯仰、洒淅恶寒、胸腹满热、时噎。

【取法】正坐，从神道旁一寸五分取之。

【针灸】针五分至七分，灸三壮。

四十、譩譆

【解剖】有僧帽筋、脊椎神经后支、肩胛背神经。

【部位】在第六椎之下，去脊三寸。

【主治】大风热病汗不出、劳损不得卧、温疟久不愈、胸腹胀闷气噎、肩背胁肋痛急、目痛、咳逆、鼻衄。

【摘要】《千金》：“多汗、疟病，灸五十壮。”

【取法】正坐，从督俞旁开一寸五分取之。

【针灸】针六分，灸五壮。

四十一、膈关

【解剖】有僧帽筋、脊椎神经支。

【部位】在第七椎下，去脊三寸。

【主治】背痛恶寒、脊强呕吐、饮食不下、胸中噎闷、大小便不利。

【摘要】此穴亦血之所会，治诸血病。

【取法】正坐，从膈俞旁开一寸五分取之。

【针灸】针五分至七分，灸五壮。

四十二、魂门

【解剖】有阔背筋、胸背动脉、肩胛下神经。

【部位】在第九椎下，去脊三寸。

【主治】尸厥、胸背连心痛、食不下、腹中雷鸣、大便不节、小便黄赤。

【摘要】此穴主泻五脏之热。《百症赋》：“胃冷食而难化，魂门胃俞堪责。”《标幽赋》：“筋挛背痛，而补魂门。”

【取法】正坐，从肝俞旁开一寸五分取之。

【针灸】针五分至七分，灸三壮。

四十三、阳纲

【解剖】有阔背筋、胸背动脉、脊椎神经。

【部位】在第十椎下，去脊三寸。

【主治】肠鸣腹痛、食不下、小便涩、身热消渴、目黄、腹胀泄泻。

【摘要】《百症赋》：“目黄兮，阳纲、胆俞。”

【取法】正坐，从胆俞旁开一寸五分取之。

【针灸】针五分至七分，灸五壮。

四十四、意舍

【解剖】有阔背筋、胸背动脉、脊髓神经。

【部位】在十一椎下，去脊三寸。

【主治】背痛腹胀、大便泄、小便黄、呕吐、恶风寒、饮食不下、消渴、目黄。

【摘要】此穴主泻五脏之热。《百症赋》：“胸满更加噎塞，中府意舍所行。”

【取法】正坐，从脾俞旁开一寸五分取之。

【针灸】针五分至七分，灸七壮。

四十五、胃仓

【解剖】有胸背动脉、背脊神经。

【部位】在第十二椎下，去脊三寸。

【主治】腹满水肿、食不下、恶寒、背脊痛不可俯仰。

【取法】正坐，从胃俞旁开一寸五分取之。

【针灸】针五分至七分，灸五壮。

四十六、肓门

【解剖】有阔背筋、方形腰筋、肋间动脉、肩胛下神经、脊髓神经。

【部位】在第十三椎下，去脊三寸。

【主治】心下痛、大便坚、妇人乳痛。

【取法】正坐，从三焦俞旁开一寸五分取之。

【针灸】针五分至七分，灸五壮。

四十七、志室

【解剖】有阔背筋、方形腰筋、肋间动脉、肩胛下神经、脊髓神经。

【部位】在第十四椎下，去脊三寸。

【主治】阴肿阴痛、失精、小便淋沥、脊背强、腰胁痛、腹中坚满、霍乱吐逆不食、大便难。

【取法】正坐，从肾俞旁开一寸五分取之。

【针灸】针五分至七分，灸三壮。

四十八、胞肓

【解剖】即髋骨部，有大臀筋、中臀筋、上臀动脉、下臀神经。

【部位】在第十九椎下，去脊三寸。

【主治】腰脊痛、恶寒、小腹坚、肠鸣、大小便不利。

【取法】正坐，从膀胱俞旁开一寸五分，伏而取之。

【针灸】针五分至七分，灸七壮。

四十九、秩边

【解剖】有大臀筋、中臀筋、上脊动脉、下臀神经。

【部位】在二十椎下，去脊三寸。

【主治】腰痛、五痔、小便赤涩。

【取法】正坐，从中膂俞旁开一寸五分，伏而取之。

【针灸】针五分至七分，灸三壮。

五十、承扶

【解剖】在大臀筋之下部，大肉转股筋之间，有坐骨动脉、下臀神经。

【部位】在臀部高肉下垂之横纹中。

【主治】腰脊相引如解、久痔臀肿、大便难、胎寒、小便不利。

【取法】直立从臀肉下垂之横纹中央取之。

【针灸】针五分至一寸，不宜灸。

五十一、殷门

【解剖】在二头股筋部，有股动脉、坐骨神经。

【部位】在承扶下六寸。

【主治】腰脊不可俯仰、恶血流注、外股肿。

【取法】直立，从承扶直下六寸取之。

【针灸】针五分至一寸，不宜灸。

五十二、浮郄

【解剖】为二头股筋腱部，有膝腘动脉、坐骨神经。

【部位】在殷门下斜向外，委阳上一寸。

【主治】霍乱转筋、小腹膀胱热、大肠结、股外急筋、髀枢不仁。

【取法】先定委阳，从委阳上一寸取之。

【针灸】针一寸余，灸三壮。

五十三、委阳

【解剖】在膝腘窝之外侧，二头股筋腱之间，有膝腘动脉、腓骨神经。

【部位】由委中向外之两筋间，去承扶一尺二寸。

【主治】腰脊腋下肿痛不可俯仰、引阴中不得小便、胸满身热、瘈疭癫疾、小腹满、飞尸遁注、痿厥不仁。

【摘要】此穴为足太阳之别络。《百症赋》："委阳、天池，腋肿针而速散。"

【取法】正坐垂足，当膝腘外侧筋外陷中取之。

【针灸】针七分至寸余，灸三壮。

五十四、委中

【解剖】有膝腘动静脉、胫骨神经。

【部位】当膝腘窝之正中。

【主治】大风眉发脱落、太阳疟从背起（先寒后热，熇熇然汗出难已）、头重、转筋、腰脊背痛、半身不遂、遗溺、小腹坚、髀枢风痛、膝痛、足软无力。

【摘要】此穴主泻四肢之热。委中者，血郄也。凡热病汗不出、小便难、衄血不止、脊强反折、瘈疭癫疾、足热厥逆、不得屈伸，取其经出血立愈。《太乙歌》："虚汗盗汗补委中。"《玉龙歌》："环跳能除腿股风，居髎二穴亦相同，委中毒血更出尽，愈见医科神圣功。"又："强痛脊背泻人中，挫闪腰酸亦堪攻，更有委中之一穴，腰间诸疾任君攻。"《百症赋》："背连腰痛，白环委中曾经。"《胜玉歌》："委中驱疗脚风缠。"《千金》："委中、昆仑，治腰腿相连痛。"《四总穴》："腰背委中求。"《马丹阳十二诀》："腰痛不能举，沉沉引脊梁，酸疼筋莫转，风痹复无常，膝头难伸屈，针入即安康。"《肘后歌》："腰软如何去得根，神妙委中立见效。"《杂病穴法歌》："腰痛环跳委中求，若连背痛昆仑试。”

【取法】正坐垂足，按取膝腘之正中取之。

【针灸】针一寸五分至二寸余，禁灸。

五十五、合阳

【解剖】有腓肠筋、环行后胫骨动脉、胫骨神经。

【部位】委中下二寸。

【主治】腰脊强引腹痛、阴股热、胻酸肿、寒疝偏坠、女子崩带不止。

【摘要】《百症赋》：“女子少气漏血，不无交信合阳。”

【取法】正坐垂足，于委中下二寸取之。

【针灸】针一寸，灸五壮。

五十六、承筋

【解剖】有腓肠筋、环行后胫骨动脉、胫骨神经。

【部位】在合阳与承山中间，即腨肠之中央。

【主治】寒痹腰背拘急、腋肿、大便闭、五痔、腨酸、脚跟痛引少腹、转筋霍乱、衄衄。

【摘要】霍乱转筋，灸五十壮。

【取法】正坐垂足，从腨肠之中央取之。

【针灸】灸三壮，禁针。

五十七、承山

【解剖】有腓肠筋、胫骨动脉、胫骨神经。

【部位】在委中下八寸，腨肉之间。

【主治】头热鼻衄、寒热癫疾、疝气腹痛、痔肿便血、腰背痛、膝肿胫酸、痞痛、霍乱转筋、战栗不能行立。

【摘要】《千金》："灸转筋随年壮神验。"《玉龙歌》："九般痔漏最伤人，必刺承山效若神，更有长强一穴刺，呻吟大痛穴为真。"《胜玉歌》："两股转筋承山刺。"《席弘赋》："阴陵泉治心胸满，针到承山饮食思。"又："转筋目眩针鱼腹，承山昆仑立便消。"《百症赋》："针长强与承山，善治肠风新下血。"《灵光赋》："承山转筋并久痔。"《天星秘诀》："脚若转筋并眼花，先针承山次内踝。"又："胸膈痞满先阴交，针到承山饮食美。"《马丹阳十二诀》："善治腰疼痛，痔疾大便难，脚气并膝肿，转辗战疼酸，霍乱及转筋，穴中刺便安。"《肘后歌》："五痔原因热血作，承山针下病无踪。"又："打扑伤损破伤风，须于痛处下针攻，又向承山立作效。"《杂病穴法歌》："心胸痞满阴陵泉，针到承山伙食美，脚若转筋并眼花，然谷承山法自古。"

【取法】以足尖着地，两手按壁上，于腨肠下人字纹下取之。

【针灸】针寸余，灸五壮。

五十八、飞扬

【解剖】有胫骨动脉、胫骨神经。

【部位】在外踝上七寸，胫骨后廉。

【主治】痔痛不得起坐、脚酸肿不能立、历节风不得屈伸、癫疾、寒疟、头晕目眩、逆气。

【摘要】《百症赋》："目眩兮，支正、飞扬。"

【取法】正坐垂足，从外踝后直上七寸取之。

【针灸】针七分，灸三壮。

五十九、跗阳

【解剖】有长腓筋、前腓骨动脉、浅腓骨神经。

【部位】在外踝上三寸。

【主治】霍乱转筋、腰痛不得立、髀枢股胻痛、痿厥风痹不仁、头重頞痛、时有寒热、四肢不举、屈伸不能。

【取法】正坐垂足，从外踝后直上三寸取之。

【针灸】针五分，灸三壮。

六十、昆仑

【解剖】此处为长腓骨筋腱，有后腓骨动脉、浅腓骨神经。

【部位】足外踝后五分，跟骨上陷中。

【主治】腰尻脚气、足踝肿痛、不能步立、头痛衄衄、肩背拘急、咳喘目眩、阴肿痛、产难、胞衣不下、小儿发痫瘈疭。

【摘要】《玉龙歌》：“红肿腿足草鞋风，须把昆仑两穴攻，申脉太溪如再刺，神医妙诀起疲癃。”《灵光赋》：“住喘脚气昆仑愈。”《席弘赋》：“转筋目眩针鱼腹，承山昆仑立便消。”《千金》：“治疟多汗，腰痛不能俯仰，目如脱项似拔，昆仑主之。”又：“胞衣不出，针入四分。”《捷径》：“治偏风。”《马丹阳十二诀》：“转筋腰尻痛，暴喘满中心，举步行不得，一动即呻吟，若欲求安乐，须于此穴针。”《肘后歌》：“脚膝经年痛不休，内外踝边用意求，穴号昆仑并吕细。”《杂病穴法歌》：“腰痛环跳委中求，若连背痛昆仑试。”

【取法】正坐垂足，在外踝后取之。

【针灸】针五分至七分（孕妇禁针），灸三壮。

六十一、仆参

【解剖】当外踝之下，有腓骨动脉、腓骨神经。

【部位】在昆仑直下。

【主治】腰痛、足痿不收、足跟痛、霍乱转筋、吐逆、膝痛。

【摘要】《灵光赋》：“后跟痛在仆参求。”《杂病穴法歌》：“两足酸麻补太溪，仆参内庭盘根楚。”

【取法】正坐垂足，从昆仑直下一寸五分，跟骨下陷中取之。

【针灸】针五分，不宜灸。

六十二、申脉

【解剖】为跟骨上部，有腓骨神经、腓骨动脉。

【部位】在外踝下陷中。

【主治】风眩癫疾、腰脚痛、膝胻寒酸不得坐立（如在舟车中）、气逆腿足不能屈伸、妇人气血痛、腓部红肿。

【摘要】此穴为阳跻脉之所生。《神农经》："治腰痛灸五壮。"《玉龙歌》："红肿腿足草鞋风，须把昆仑二穴攻，申脉太溪如再刺，神医妙诀起疲癃。"《标幽赋》："头风头痛，针申脉与金门。"《兰江赋》："申脉能治寒与热，头痛偏正及心惊，耳鸣鼻衄胸中满，但遇麻木虚即补，如逢疼痛泻而迎。"《灵光赋》："阴跻阳跻两踝边，脚气四穴先寻取，阴阳陵泉亦主之。"又："阴跻阳跻与三里，诸穴一般治脚气，在腰玄机宜正取。"《杂病穴法歌》："头风目眩项捩强，申脉金门手三里。"又："脚膝诸痛羡行间，三里申脉金门侈。"

【取法】外踝直下约四分之一部陷中取之。

【针灸】针五分，不宜灸。

六十三、金门

【解剖】为短总趾伸筋部，有腓骨动脉、腓骨神经。

【部位】在申脉之前一寸少，骰①骨下陷中。

【主治】霍乱转筋、尸厥、癫痫、疝气、膝胻酸不能立，小儿张口摇头、身反折。

【摘要】《百症赋》："转筋兮，金门丘墟来医。"《标幽赋》："头风头痛，针申脉与金门。"《杂病穴法歌》："头风目眩项捩强，申脉金门手三里。"又："耳聋临泣与金门，合谷针后听人语。"又："脚气诸痛羡行间，三里申脉金门侈。"《肘后歌》："疟疾连日发不休，金门刺深七分是。"

【取法】从外踝之前方，即申脉穴之前方五分，弯形陷中取之。

【针灸】针三分，灸三壮。

六十四、京骨

【解剖】为小趾第一趾节骨之后部（即短腓筋腱部），有骨间背动脉、外小趾背神经。

【部位】在足外侧大骨下，赤白肉际。

【主治】腰脊痛如折、髀不可曲、项强不能回顾、

① 骰：原脱，据文义补。

筋挛善惊、痎疟寒热、目眩、内眦赤烂、头痛、衄衄、癫病狂走。

【取法】足外侧大骨下赤白肉际取之。

【针灸】针三分，灸三壮。

六十五、束骨

【解剖】为长总趾伸筋附着之部，有小趾背神经、骨间背动脉。

【部位】在小趾外侧。

【主治】肠澼泄泻、疟痔癫痫、发背痈疔、头痛目眩、内眦赤痛、耳聋腰膝痛、项强不可回顾。

【摘要】秦承祖治风热胎赤，两目眦烂。《百症赋》：“项强多恶风，束骨相连于天柱。”

【取法】小趾本节后陷中取之。

【针灸】针三分，灸三壮。

六十六、通谷

【解剖】有长总趾伸筋附着部、外小趾背神经。

【部位】在小趾本节前陷中。

【主治】头痛目眩项痛、衄衄善惊、目䀮䀮、留食、食不化。

【摘要】东垣曰：“胃气不留，五脏气乱。在于头，取天柱、大杼，在于足，深取通谷、束骨。”

【取法】小趾本节前陷中取之。

【针灸】针三分，灸三壮。

六十七、至阴

【解剖】有外小趾背神经、骨间背动脉。

【部位】在足小趾端外侧，去爪甲角如韭叶。

【主治】风寒头重、鼻塞目痛生翳、胸胁痛、转筋、寒疟、汗不出、烦心足下热、小便不利。

【摘要】《百症赋》："至阴、屋翳，疗痒疾之疼多。"《席弘赋》："脚膝肿时寻至阴。"注：妇人横产手先出，诸符药不效，为灸右脚小指尖三壮（炷如小麦），下火立产。《肘后歌》："头面之疾针至阴。"

【取法】小趾外侧端爪甲角分许取之。

【针灸】针一分，灸三壮。

足少阴肾经穴

足少阴肾经循行经文

肾足少阴之脉，由膀胱而来，起于小趾之端，斜趋足心，由小趾端斜走至涌泉，出然谷之下，循内踝之后，由然谷循内踝后太溪穴，别入跟中，别走跟中之大钟、照海等穴，上腨内，由照海而折向①上行于太阴之后，出腘内廉，自三阴交而上至腨内阴谷穴分，上股内后廉，贯脊属肾，出股内后廉而上结于

① 向：原作"自"，据文义改。

督之长强，贯脊中而属肾，下络膀胱，由长强穴还出于前阴横骨中，复当肓俞之所。脐之左右属肾，下脐过关元、中极而络膀胱。其直者，从肾上贯肝膈，入肺中，循喉咙，挟舌本。其直者，从肓俞属肾处上行，循商曲、通谷诸穴，贯肝，循幽门而终上膈，历步廊入肺中，循肺经俞府等穴而上循喉咙，并人迎挟舌而终也。其支者，从肺出，络心，注胸中，其支者，自神藏别注于心，出胸之膻中而交厥阴心包络之脉。

按：足少阴肾经凡二十七，左右共五十四穴，起于涌泉，止于俞府，络在大钟。

足少阴肾经穴分寸歌

足掌心中是涌泉，然谷踝前大骨边，太溪踝后跟骨上，大钟跟后踵筋间，水泉溪下一寸觅，照海踝下四分安。复溜踝上方二寸，交信溜前五分连，二穴正隔筋前后，太阴之后少阴前，筑宾内踝上腨分，阴谷膝下内辅边，横骨大赫并气穴，四满中注交相连，五穴上行皆一寸，中行旁开半寸边，肓俞上行亦一寸，俱在脐旁半寸间，商曲石关阴都穴，通谷幽门五穴缠，上下俱是一寸取，各开中行半寸前，步廊神封灵墟穴，神藏彧中俞府安，上行寸六旁二寸，俞府璇玑二寸观。

本经自足心涌泉起，斜上内踝之后，折而至踝骨之下，复循胫骨之后而上，过膝之内侧，上行入腹，抵脐旁而上膈入胸，至俞府穴止，凡二十七穴，左右共计五十四穴。

肾经穴图

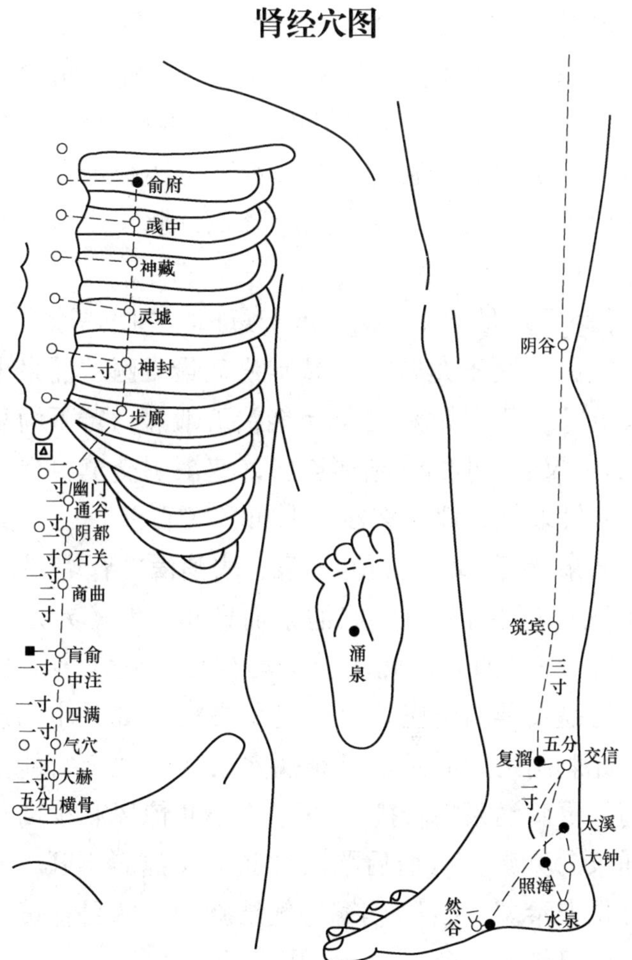

一、涌泉

【解剖】为转拇筋部，有内足跖动脉、内足跖神经。

【部位】在足底中央。

【主治】尸厥、面黑、喘嗽有血、目视䀮䀮无所见、善恐、心中结热、风疹、风痫、心痛不嗜食、男子如蛊、女子如妊、咳嗽气短身热、喉痹目眩、颈痛、胸胁满、小便痛、肠澼泄泻、霍乱、转胞不得尿、腰痛大便难、转筋、足胫寒痛、肾积奔豚、热厥、五趾尽痛、足不践地。

【摘要】足下热喘满，淳于意曰："此热厥也，针足心立愈。"《玉龙歌》："传尸痨病最难医，涌泉出血免灾危。"《席弘赋》："鸠尾能治五般痫，若下涌泉人不死。"又："小肠气结痛连脐，速泻阴交莫再迟，良久涌泉针取气，此中玄妙人少知。"《百症赋》："厥寒厥热涌泉清。"又："行间涌泉，去消渴之肾竭。"《通玄赋》："胸结身黄，取涌泉而即可。"《灵光赋》："足掌下去寻涌泉，此法千金莫妄传，此穴多治妇人疾，男蛊女孕两病痊。"《天星秘诀》："如是小肠连脐痛，先刺阴陵后涌泉。"《杂病穴法歌》："劳宫能治五般痫，更刺涌泉疾若挑。"又："小儿惊风刺少商，人中涌泉泻莫深。"《肘后歌》："顶心头痛眼不开，涌泉下针足安泰。"又："伤寒痞气结胸中，两目昏黄汗不通，涌泉妙穴三分许，速使周身汗自通。"

【取法】足底去根，在足掌部之中央，试以足趾蜷屈，于掌之中央发现凹陷形，穴即于此中取之。

【针灸】针三分，灸三壮。

二、然谷

【解剖】为长屈拇筋之附着部，有胫骨神经。

【部位】在内踝前之高骨下。

【主治】喘呼烦满、咳血、喉痹、消渴、舌纵、心恐、少气涎出、小腹胀、痿厥、寒疝、足跗肿、胻酸、足一寒一热、不能久立、男子遗精、妇人阴挺出、月经不调、不孕、初生小儿脐风撮口、痿厥、洞泄。

【摘要】此穴主泻肾脏之热。《百症赋》："脐风须然谷而易醒。"《杂病穴法歌》："脚若转筋眼发花，然谷承山法自古。"注：然谷出血，能使立饥。

【取法】足内踝之前下方，即足踝前高骨之下，当公孙穴后一寸位取之。

【针灸】针五分，灸三壮。

三、太溪

【解剖】为长总趾屈筋腱部，有后胫骨动脉、胫骨神经。

【部位】在内踝后五分。

【主治】热病汗不出、伤寒手足逆冷、嗜卧，咳嗽咽肿、衄血、唾血、溺赤消瘅、大便难、久疟、咳逆、烦心不眠、脉沉、手足寒、呕吐不嗜食、善噫腹疼瘠瘦、寒疝痃癖。

【摘要】《神农经》："牙疼红肿者泻之。"又：

"阴股内湿痒生疮、便毒，先补而后泻之。"又："肾疟、呕吐多寒，闭户而处，其病难已，太溪大钟主之。"又："腰脊痛、大便难、手足寒，针太溪委中与大钟。"《玉龙歌》："红肿腿足草鞋风，须把昆仑两穴攻，申脉太冲如再刺，神医妙诀起疲癃。"《百症赋》："寒疟兮，商阳、太溪验。"《杂病穴法歌》："两足酸麻补太溪，仆参内庭盘根楚。"

【取法】适当内踝后陷中取之。

【针灸】针三分，灸三壮。

四、大钟

【解剖】有长总趾屈筋腱、胫骨神经。

【部位】在足跟后踵中。

【主治】气逆烦闷、小便淋闭、洒洒腰脊强痛、大便秘涩、嗜卧、口中热（虚则呕逆多寒，欲闭户而处）、少气不足、胸胀喘息、舌干、食噎不得下、善惊恐不乐、喉中鸣、咳吐血。

【摘要】此穴为足少阴络别走太阳。《百症赋》："倦言嗜卧，往通里、大钟而明。"《标幽赋》："大钟治心内之痴呆。"

【取法】从太溪下五分取之。

【针灸】针三分，灸三壮。

五、水泉

【解剖】为长总趾屈筋腱部，有后胫骨动脉及胫骨神经。

【部位】在内踝后，太溪下一寸。

【主治】目䀮䀮不能远视、女子月事不来（来即多)、心下闷痛、小腹痛、小便淋、阴挺出。

【摘要】《百症赋》:“月潮远限，天枢水泉须详。”

【取法】从太溪之下向前寸余，当跟骨之内侧陷中取之。

【针灸】针四分，灸四壮。

六、照海

【解剖】为外转拇筋之上部，有后胫骨动脉、胫骨神经。

【部位】在内踝下四分。

【主治】咽干呕吐、四肢懈惰、嗜卧、善悲不乐、大风偏枯、半身不遂、久疟、卒病腹中气痛、小腹淋痛、阴挺出、月水不调。

【摘要】此穴为阴跻脉所出。《玉龙歌》:“大便秘结不能通，照海分明在足中，曾把支沟来泻动，方知妙穴有神功。”《神农经》:“治月事不行，可灸七壮。”《兰江赋》:“噤口喉风针照海。”《杂病穴法歌》:“胞衣照海内关寻。”《百症赋》:“大敦、照海，患寒疝而善蠲。"《席弘赋》："若是七疝小腹痛，照海阴交曲泉针。"《通玄赋》："四肢之懈惰，凭照海以消除。"

【取法】坐稳，足底相对，于内踝骨下陷中取之。

【针灸】针三分，灸七壮。

七、交信

【解剖】为长总趾屈筋部，有后胫骨动脉、胫骨神经。

【部位】在内踝上二寸，与复溜并立，在复溜之后，三阴交下一寸之微后。

【主治】五淋癫疝阴急、股腨内廉引痛、泻痢赤白、大小便难、女子漏血不止、阴挺月事不调、腹痛盗汗。

【摘要】此穴为阴跻脉之郄。《百症赋》："女子少气漏血，不无交信合阳。"《肘后歌》："腰膝强痛交信凭。"

【取法】先取复溜，然后向后开三分取之。

【针灸】针三分，灸七壮。

八、复溜

【解剖】为后胫骨部，有后胫骨动脉、胫骨神经。

【部位】在内踝上二寸。

【主治】肠澼痔疾、腰脊内引痛不得俯仰、善怒多懈、舌干、涎出、足痿、胻寒不得履、目视䀮䀮、肠鸣腹痛、四肢肿、各种水病、五淋、盗汗、齿龋、脉微细。

【摘要】《神农经》:“治盗汗不收,面色痿黄,灸七壮。”《玉龙歌》:“伤寒无汗泻复溜。”《杂病穴法歌》:“水肿水分与复溜。”《胜玉歌》:“脚气复溜不须疑。”《肘后歌》:“疟疾寒多热少取复溜。”又:“伤寒四支厥逆冷,复溜二寸顺骨行。”又:“自汗发黄复溜凭。”《席弘赋》:“复溜气滞便离腰,复溜治肿如神医。”

【取法】正坐垂足,从太溪直上二寸取之。

【针灸】针三分,灸五壮。

九、筑宾

【解剖】为腓肠筋部,分布后胫骨动脉、胫骨神经。

【部位】在内踝上五寸。

【主治】小儿胎疝、癫疾吐舌、发狂惊詈、腹痛呕吐涎沫、足胫痛。

【取法】正坐垂足,从太溪直上五寸,直对阴谷取之。

【针灸】针三分,灸五壮。

十、阴谷

【解剖】为大股筋连附之部，有关节动脉与股神经。

【部位】在膝内辅骨之后。

【主治】舌纵涎下、腹胀烦满、溺难、小腹疝急引阴、阴股内廉痛、为痿为痹、膝痛不可屈伸、女人漏下不止、少妊。

【摘要】《通玄赋》："阴谷治腹脐痛。"《太乙歌》："利小便，消水肿，阴谷水分与三里。"《百症赋》："中邪霍乱，寻阴谷、三里之程。"

【取法】正坐垂足，从腘内横纹端小筋与大筋之中央，两筋之间陷中取之。

【针灸】针四分，灸三壮。

十一、横骨

【解剖】有肠骨下腹神经、三棱腹筋。

【部位】在大赫下一寸，去中行五分。

【主治】五淋小便不通、阴器下纵引痛、小腹满、目眦赤痛、五脏虚。

【摘要】此穴为足少阴冲脉之会。《百症赋》："肓俞、横骨，泻五淋之久积。"《席弘赋》："气滞腰疼不能立，横骨大都宜救急。"

【取法】仰卧，从肓俞之直下五寸，曲骨旁五分取之。

【针灸】针五分，灸三壮。

十二、大赫

【解剖】有三棱腹筋、肠骨下腹神经。

【部位】在气穴下一寸，去中行五分。

【主治】虚劳失精、阴痿下缩、茎中痛、目赤痛、女子赤带。

【取法】仰卧，横骨上一寸取之。

【针灸】针五分，灸五壮。

十三、气穴

【解剖】有肠骨下腹神经、直腹筋。

【部位】在四满下一寸，去中行五分。

【主治】奔豚痛引腰脊、泻痢、经不调。

【取法】仰卧，横骨上二寸取之。

【针灸】针五分，灸五壮。

十四、四满

【解剖】有直腹筋、下腹动脉。

【部位】在中注下一寸，去中行五分。

【主治】积聚疝瘕肠澼、切痛、石水、奔豚、脐下痛、女人月经不调、恶血腹痛无子。

【取法】仰卧，横骨上三寸，肓俞下二寸取之。

【针灸】针五分，灸三壮。

十五、中注

【解剖】有直腹筋、下腹动脉。

【部位】在肓俞下一寸，去中行五分。

【主治】小腹热、大便坚燥、腰脊痛、目眦痛、女子月事不调。

【取法】仰卧，从肓俞下一寸取之。

【针灸】针五分至七分，灸五壮。

十六、肓俞

【解剖】有下腹动脉、直腹筋。

【部位】去脐旁五分。

【主治】腹痛寒疝、大便燥、目赤痛从内眦始。

【摘要】《百症赋》：“肓俞、横骨，泻五淋之久积。”

【取法】仰卧，脐心旁五分取之。

【针灸】针五分至七分，灸五壮。

十七、商曲

【解剖】有直腹筋、上腹动脉、肋间神经支。

【部位】在石关下一寸。

【主治】腹中切痛、积聚不嗜食、目赤痛内眦始。

【取法】仰卧，肓俞上二寸取之，去中行五分。

【针灸】针五分至七分，灸五壮。

十八、石关

【解剖】有直腹筋、上腹动脉、肋间神经。

【部位】在阴都下一寸。

【主治】哕噫、呕逆、脊强腹痛、气淋、小便不利、大便燥闭、目赤痛、妇人无子、或脏有恶血、上冲腹痛不可忍。

【摘要】《神农经》："治积气疝痛，可灸七壮。"《千金》："呕噫呕逆灸百壮。"《百症赋》："无子搜阴交、石关之乡。"

【取法】仰卧，商曲上一寸取之。

【针灸】针一寸，灸三壮（孕妇禁灸）。

十九、阴都

【解剖】有直腹筋、上腹动脉、十二肋间神经支。

【部位】在通谷下一寸。

【主治】心烦满、恍惚、气逆、肠鸣、肺胀、气呛、呕沫、大便难、胁下热痛、目痛、寒热痎疟、妇人无子、脏有恶血腹绞痛。

【取法】仰卧，石关上一寸取之。

【针灸】针一寸，灸三壮。

二十、通谷

【解剖】有直腹筋、上腹动脉、十二肋间神经支。

【部位】在幽门下一寸。

【主治】口㖞暴喑、积聚痃癖、胸满食不化、膈结呕吐、目赤痛不明、清涕、项似拔、不可回顾。

【取法】仰卧，阴都上一寸取之。

【针灸】针一寸，灸三壮。

二十一、幽门

【解剖】为直腹筋部，其内左为胃腑，右为肝叶，有上腹动脉、十二肋间神经支。

【部位】在巨阙旁五分。

【主治】胸中引痛、心下烦闷、逆气、里急支满不嗜食、数咳干哕、呕吐涎沫、健忘、泻痢脓血、少腹胀满、女子心痛、逆气善吐、食不下。

【摘要】《神农经》："治心下痞胀、饮食不化、积聚疼痛，灸四十壮。"《百症赋》："烦心呕吐，幽门开彻玉堂明。"

【取法】仰卧，肓俞上六寸，巨阙旁五分取之。

【针灸】针五分，灸五壮。

二十二、步廊

【解剖】有肋间动脉、内乳动脉、肋间神经、前胸神经。

【部位】在神封下一寸六分，中庭旁二寸。

【主治】胸胁满痛、鼻塞少气、咳逆不得息、呕吐不食、臂不得举。

【取法】中庭旁二寸陷中，仰卧取之。

【针灸】针五分，灸五壮。

二十三、神封

【解剖】有大胸筋、肋间动脉、内乳动脉、肋间神经、前胸神经。

【部位】灵墟下一寸六分，去中行二寸。

【主治】胸胁满痛、咳逆不得息、呕吐不食、乳痈、洒淅恶寒。

【取法】膻中旁二寸陷中，仰卧取之。

【针灸】针五分，灸五壮。

二十四、灵墟

【解剖】有大胸筋、肋间动脉、肋间神经等。

【部位】在神藏下一寸六分，当第三肋间。

【主治】胸满不得息、咳逆、乳痈、呕吐、洒淅恶寒、不嗜食。

【取法】玉堂旁二寸陷中，仰卧取之。

【针灸】针五分，灸五壮。

二十五、神藏

【解剖】为大胸筋部，中藏肺叶，分布肋间动脉、内乳动脉、肋间动脉、前胸神经。

【部位】彧中下一寸六分。

【主治】呕吐咳逆、喘不得息、胸满、不嗜食。

【摘要】《百症赋》："胸满项强，神藏璇玑宜试。"

【取法】紫宫旁二寸陷中，仰卧取之。

【针灸】针五分，灸五壮。

二十六、彧中

【解剖】为大胸筋部，分布肋间动脉、内乳动脉、肋间神经、前胸神经。

【部位】在俞府下一寸六分。

【主治】咳逆不得喘息、胸胁支满多吐、呕吐不食。

【摘要】《神农经》："治气喘痰壅，灸十四壮。"

【取法】华盖旁二寸陷中，仰卧取之。

【针灸】针五分，灸五壮。

二十七、俞府

【解剖】有大胸筋、上锁骨筋、锁骨下动脉、胸廓神经。

【部位】在璇玑旁二寸。

【主治】咳逆上气、呕吐不食，胸中痛。

【摘要】《玉龙歌》："吼喘之症嗽痰多，若用金针疾自和，俞府乳根一样刺，气喘风痰渐消磨。"

【取法】璇玑旁二寸陷中，仰卧取之。

【针灸】针五分，灸五壮。

手厥阴心包络经穴

手厥阴心包络经循行经文

心主手厥阴心包络之脉，由肾经传至，起于胸中，膻中穴分，出属心包，下膈历络三焦，由心包下膈历络于三焦之上中脘及脐下三焦之分。其支者，循胸出胁，下腋三寸，由心包循胸出膈，下腋下三寸天池穴分，上抵腋下，自天池上行抵腋下之天泉穴，循臑内，行太阴、少阴之间，介乎太阴少阴两筋中间下行，入肘中，抵曲泽穴，下臂行两筋之间，入掌中，由肘中下臂行臂二筋之间，循间使、大陵等穴而入掌中劳宫穴，循中指出其端，掌中直上至中指端。其支别者，从掌中循小指次指出其端，由劳宫穴前出循小指次指出其端而交于手少阳。

按：手厥阴心包络经穴凡九，左右共一十八穴，起于天池，止于中冲，络在内关。

手厥阴心包络经穴分寸歌

心包穴起天池间，乳后旁一腋下三，天泉曲腋下二寸，曲泽肘内横纹端，郄门去腕方五寸，间使腕后

心包络经穴图

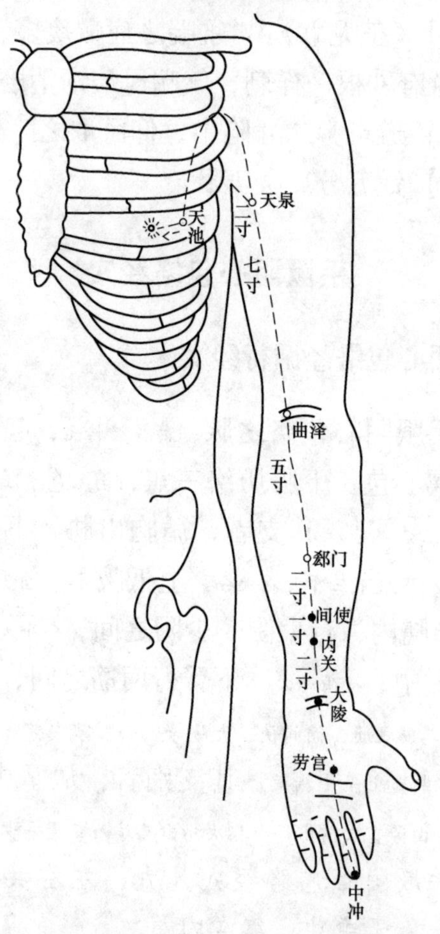

三寸安，内关去腕止二寸，大陵掌后两筋间，劳宫屈中名指取，中冲中指之末端。

本经起于胸中，自天池穴始，循腋下臑内，入肘中，下臂，行两筋之间，入掌中，出中指之端中冲穴止，凡九穴，左右计一十八穴。

一、天池

【解剖】 有大胸筋、前大踞筋、长胸动脉、长胸神经、前胸廓神经。

【部位】 在乳后一寸，去腋下三寸，第四肋间。

【主治】 目䀮䀮不明、头痛、胸胁烦满、咳逆、臂腋肿痛、四肢不举、上气、寒热疟、热病汗不出。

【摘要】《千金》：“颈漏瘰疬灸百壮。”《百症赋》：“委阳、天池，腋肿针而速散。”

【取法】 仰卧或正坐，正乳头外开一寸取之。

【针灸】 针三分，灸三壮。

二、天泉

【解剖】 为三头膊筋部，有上缚动脉、内膊皮下神经、上膊尺骨神经。

【部位】 在手之内侧腋下二寸。

【主治】 恶风寒、胸胁痛、支满、咳逆、膺背胛臂间痛。

【取法】 曲腋之横纹头，向肘窝方下二寸，举臂取之。

【针灸】 针六分，灸三壮。

三、曲泽

【解剖】 在二头膊筋之腱间，有上膊动脉、重要静脉、正中神经。

【部位】 在肘内廉下之陷凹中，即尺泽之内侧。

【主治】 心痛善惊、身热烦渴、臂肘摇动、掣痛不可伸、伤寒呕吐气逆。

【摘要】 《百症赋》：“少商、曲泽，血虚口渴同施。”

【取法】 肘窝横纹正中筋之内侧陷中取之。

【针灸】 针五分至七分，灸三壮。

四、郄门

【解剖】 有内桡骨筋、尺骨动脉、重要静脉、正中神经。

【部位】 在大陵上五寸，即去腕五寸。

【主治】 呕吐衄血、心痛呕哕、惊恐、神气不足、久痔。

【取法】 从腕横纹正中直上五寸取之。

【针灸】 针五分至七分，灸五壮。

五、间使

【解剖】 有内桡骨筋，尺骨动脉、重要静脉、正中神经。

【部位】大陵上三寸，即掌后三寸。

【主治】伤寒结胸、心悬如饥、呕沫、少气、中风气寒、昏危不语、卒狂、胸中澹澹恶风寒、霍乱干呕、腋肿肘挛、卒心痛、多惊、咽中如鲠、妇人月水不调、小儿客忤、久疟。

【摘要】《千金》:“干呕不止，所食即吐不停，灸三十壮，四肢脉绝不至者，灸之便通。”《神农经》:“脾寒寒热往来、浑身疮疥，灸七壮。”《百症赋》:“天鼎、间使，失音嗫嚅而休迟。”《灵光赋》:“水沟、间使治邪癫。”《捷径》:“热病频哕针间使。”《肘后歌》:“狂言盗汗如见鬼，惺惺间使便下针。”又:“疟疾热多寒少用间使。”《胜玉歌》:“五疟寒多热更多，间使大杼真妙穴。”《杂病穴法歌》:“人中间使去癫妖。”

【取法】从腕横纹正中，直上三寸，两筋间取之。

【针灸】针七分至一寸，灸五壮。

六、内关

【解剖】有尺骨动脉与静脉、正中神经。

【部位】大陵上二寸，两筋间。

【主治】中风失志、实则心暴痛、虚则心烦惕惕、面热目昏、支满、肘挛、久疟不已、胸满胀痛。

【摘要】此穴为手厥阴心包脉之络脉，别走少阳者。《神农经》:“心痛腹胀、腹内诸疾，灸七壮。”

《玉龙歌》：“腹中气块痛难当，穴法宜向内关防。”《杂病穴法歌》：“舌裂出血寻内关，太冲阴交走上部。”又：“腹痛公孙内关寻。”又：“一切内伤内关穴，痰火积块退烦潮。”又：“死胎阴交不可缓，胞衣照海内关寻。”《席弘赋》：“肚疼须是公孙妙，内关相应必然瘳。”《百症赋》：“建里、内关，扫尽胸中之苦闷。”《标幽赋》：“胸满腹痛针内关。”《兰江赋》：“伤寒四日太阴辨，公孙照海一同行，再用内关施绝法。”

【取法】从腕横纹正中直上二寸，两筋间陷中取之。

【针灸】针五分至七分，灸五壮。

七、大陵

【解剖】在桡骨尺骨之间，有横腕韧带动脉与静脉。

【部位】在手腕横纹之陷中，即两骨（桡骨、尺骨）之间。

【主治】热病汗不出、舌本痛、喘咳呕血、心悬如饥、善笑不休、头痛气短、胸胁痛、惊恐悲泣、呕逆喉痹、目干目赤、肘臂挛痛、小便如血。

【摘要】《神农经》：“治胸中疼痛，胸中疮疥，灸三壮。”《千金》：“吐血呕逆，灸五十壮。”又：“凡卒患腰肿，附骨痈疽，节肿游风热毒，此等疾，但初觉而异，即急灸五壮立愈。”《玉龙歌》：“口臭之疾最可憎，大陵穴内人中泻。”又：“劳宫穴在掌中寻，满手生疮痛不禁，心胸之病大陵泻，气攻胸服一般针。”《胜玉歌》：“心热口臭大陵驱。”

【取法】腕横纹正中，两筋间陷中取之。

【针灸】针三分，灸三壮。

八、劳宫

【解剖】有浅伸屈指筋、尺骨动脉之动脉弓、手掌部之正中神经。

【部位】在掌心。

【主治】中风悲笑不休、热病汗不出、胁痛不可转侧、吐衄噫逆、烦渴食不下、胸胁支满、口中腥气、黄疸、手痹、大小便血、热痔。

【摘要】《千金》：“心中懊憹痛，针入五分补之。”《玉龙歌》：“劳宫穴在掌中寻，满手生疮痛不禁。”《杂病穴法歌》：“劳宫能治五般痫，更刺涌泉疾若挑。”《灵光赋》：“劳宫医得身劳倦。”《百症赋》：“治疸治黄，谐后溪、劳宫而看。”《通玄赋》：“劳宫退胃翻心痛以何疑。”

【取法】以中指无名指屈拳掌中，在二指之尖之间是穴取之。

【针灸】针二分，灸三壮。

九、中冲

【解剖】有指掌动脉、正中神经。

【部位】在中指之端，去爪甲如韭叶。

【主治】热病汗不出、头痛如破、身热如火、心痛烦满、舌强痛、中风不省人事。

【摘要】《神农经》："治小儿夜啼多哭，灸一壮（如麦炷）。"《百症赋》："廉泉、中冲，舌下肿疼堪取。"《乾坤生意》："凡初中风、暴仆昏沉、痰涎壅盛、不省人事、牙关紧闭、药水不入，急以三棱针刺十井穴，使气血流通，乃起死回生之妙诀也。"

【取法】于中指之端取之。

【针灸】针一分，灸一壮。

手少阳三焦经穴

手少阳三焦经循行经文

三焦手少阳之脉，受心包络经之递注，起于小指次之端，关冲穴，上出两指之间，经液门、中渚，循手表腕，阳池穴分，出臂外两骨之间，经外关、支沟，上贯肘，抵天井穴，循臑外上肩，走太阳阳明之间，历清冷渊、消泺而至肩，交出足少阳之后，过肩井而交出足少阳之后，入缺盆，交膻中，散络心包，下膈循属三焦，由缺盆经足阳明之外而交会于胸中，散络心包，下膈属上焦，至中脘属中焦，至阴交而属下焦。其支者，从膻中上出缺盆，从膻中而上出缺盆之外，上项，会于督脉之椎而后上循，挟耳后，循天牖经翳风而上，直上出耳上角，角孙穴，以下屈颊至颇。由角孙屈向悬厘、颔厌，过阳白、睛明属而下颇，会于颧髎之分。其支者，从耳后，翳风穴分，入耳中，过听宫，出走耳前，过客主人，交颊至目锐眦，经上关，过禾髎而至目锐眦，交于足少阳胆经。

按：手少阳三焦经穴凡二十三，左右共四十六，起于关冲，止于丝竹空。

手少阳三焦经穴分寸歌

无名指外端关冲，液门小次指陷中，中渚液上止一寸，阳池手表腕陷中，外关腕后方二寸，腕后三寸支沟容，支沟横外取会宗，空中一寸用心攻。腕后四寸三阳络，四渎肘前五寸看，天井肘外大骨后，骨罅中间一寸膜，肘后二寸清冷渊，消泺对腋臂外落，臑会肩前三寸量，肩髎臑上陷中央，天髎宓骨陷内上，天牖天容之后旁，翳风耳后尖角陷，瘈脉耳后鸡足张，颅息亦在青络上，角孙耳廓上中央，耳门耳缺前起肉，和髎耳前锐发乡，欲知丝竹空何在，眉后陷中仔细量。

本经起于小指次指之端，关冲穴起，上出两指之间，循手表腕，出臂外两骨之间，上贯肘，循臑外上肩，上项，挟耳后，直上出耳上角，以下屈颊至眉端，丝竹空穴止，凡二十三穴，计左右四十六穴。

三焦经穴图

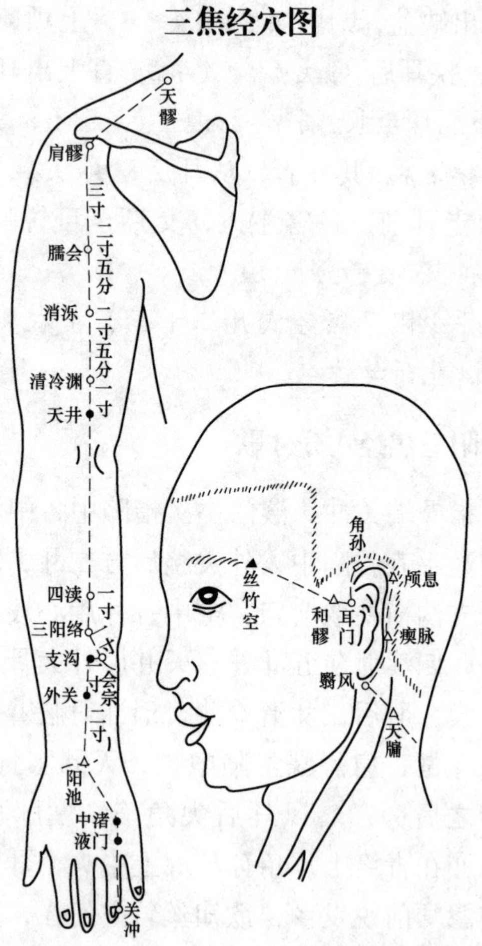

一、关冲

【解剖】有骨间背动脉、尺骨神经之手背支。

【部位】在无名指外侧，去爪甲角如韭叶。

【主治】头痛、口干、喉痹、霍乱、胸中气噎不食、肘臂痛不能举、目昏昏。

【摘要】此穴主三焦邪热，口渴唇焦口气，泻此出血。《玉龙歌》：“三焦热气壅上焦，口苦舌干岂易调，针刺关冲出毒血，口生津液病俱消。”《百症赋》：“哑门关冲，舌缓不语而要紧。”《捷径》：“治热病烦心、满闷、汗不出、掌中大热如火、舌本痛、口干消渴、久热不去。”注：凡初中风、卒仆昏沉、痰涎壅盛、不省人事、牙关紧闭、药水不下，急以三棱针刺各井穴出血，使气血流通，乃起死回生之急救妙法。

【取法】无名指外侧端，去爪甲角一分许取之。

【针灸】针一分，灸三壮。

二、液门

【解剖】有总指伸筋、骨间背动脉、尺骨神经之手背支。

【部位】在小指次指之间，合缝处陷中。

【主治】惊悸妄言、寒厥、臂痛不得上下、痎疟寒热、头痛目眩、赤涩泪出、耳暴聋、咽外肿、牙龈痛。

【摘要】手臂红肿出血泻之，《千金》：“耳聋不得眠，针入三分补之。”《玉龙歌》：“手臂红肿连腕疼，液门穴内用针明。”《百症赋》：“喉痛兮，液门鱼际可疗。”

【取法】握拳于小指无名指之歧缝上取之。

【针灸】针五分，灸三壮。

三、中渚

【解剖】有总指伸筋腱、第四骨间背动脉、尺骨神经手背支。

【部位】在无名指小指本节后间陷中。

【主治】热病汗不出、臂指痛不得屈伸、头痛、目眩、生翳、目不明、耳聋、咽肿、久疟、手臂红肿。

【摘要】手臂红肿，泻之出血。《太乙歌》：“针久患腰疼背痛。”《玉龙歌》：“手臂红肿连腕疼，液门穴内用针明，更将一穴名中渚，多泻中间疾自轻。”《席弘赋》：“久患伤寒肩背痛，但针中渚得其宜。”《肘后歌》：“肩背诸疾中渚下。”《胜玉歌》：“髀疼背痛中渚泻。”《杂病穴法歌》：“脊肩心痛针中渚。”《通玄赋》：“脊间心后痛，针中渚而立痊。”《灵光赋》：“五指不伸取中渚。”

【取法】握拳于第四五掌骨之间取之。

【针灸】针三分，灸三壮。

四、阳池

【解剖】有小指筋腱、后下膊皮下神经、尺骨神经。

【部位】在手表腕上横纹陷中。

【主治】消渴、口干、烦闷、寒热疟，或因折伤手腕、捉物不得、臂不能举。

【取法】第四掌骨之上端，手腕横纹中，稍偏外些陷中取之。

【针灸】针三分，不宜灸。

五、外关

【解剖】有总指伸筋、骨间动脉、后下膊皮下神经、桡骨神经。

【部位】在阳池后二寸两筋间。

【主治】耳聋浑浑无闻、肘臂不得屈伸、五指痛不能握。

【摘要】此穴为手少阳脉络，别走心主厥阴脉。《杂病穴法歌》：“一切风寒暑湿邪，头疼发热外关起。”

【取法】阳池上二寸，两骨缝际取之。

【针灸】针五分，灸三壮。

六、支沟

【解剖】有总指伸筋、骨间动脉、后下膊皮下神经、桡骨神经。

【部位】在阳池后三寸，两筋骨间陷中。

【主治】热病汗不出、肩臂酸重、胁肋痛、四肢不举、霍乱呕吐、口噤暴喑、产后血晕、不省人事。

【摘要】三焦相火炽盛及大便不通，胁肋疼痛泻之。《千金》："治颈漏马刀，灸百壮。"《杂病穴法歌》："大便虚秘补支沟，泻足三里效可拟。"《胜玉歌》："腹疼秘结支沟穴。"《肘后歌》："飞虎（即本穴）一穴通痞气。"又："两足两胁满难伸，飞虎神灸七分到。"

【取法】外关上一寸，两骨罅间取之。

【针灸】针五分，灸七壮。

七、会宗

【解剖】有总指伸筋、骨间动脉、桡骨神经。

【部位】在支沟外旁。

【主治】五痫、耳聋、肌肤痛。

【取法】支沟向外开一寸，骨边取之。

【针灸】此穴禁针，灸三壮。

八、三阳络

【解剖】为固有小指伸筋部，有骨间动脉、后下膊皮下神经、桡骨神经后支。

【部位】去支沟一寸。

【主治】暴喑不能言、耳聋齿龋、嗜卧身不欲动。

【取法】支沟直上一寸，骨罅间取之。

【针灸】此穴禁针，灸三壮。

九、四渎

【解剖】有骨间动脉、桡骨神经之后支。

【部位】在三阳络上一寸五分，微前五分。

【主治】暴气耳聋、下齿龋痛。

【取法】阳池与肘尖中间，当骨之外侧取之。

【针灸】针五分，灸三壮。

十、天井

【解剖】为三头膊筋腱之间，有尺骨副动脉、桡骨神经支。

【部位】在肘尖上二寸陷凹中。

【主治】咳嗽上气、胸痛不得语、唾脓不嗜食、寒热凄凄不得卧、惊悸悲伤、瘈疭、癫疾、五痫、风痹、头颈肩背痛、耳聋、目锐眦颊肘肿痛、臂腕不得提物及泻一切瘰疬疮肿疹。

【摘要】《胜玉歌》："瘰疬少海天井边。

【取法】屈肘，按取肘尖上侧，向上一二寸间之陷中取之。

【针灸】针三分，灸三壮。

十一、清冷渊

【解剖】有三头膊筋、下尺骨副动脉、桡骨神经后支、上膊皮下神经。

【部位】去天井一寸。

【主治】诸痹痛、肩臂肘臑不能举。

【摘要】《胜玉歌》:“眼痛须觅清冷渊。”

【取法】天井上一寸取之。

【针灸】针五分，灸三壮。

十二、消泺

【解剖】有三角筋、头静脉、后回旋上膊动脉支、后膊皮下神经。

【部位】在臑会下二寸。

【主治】风痹、颈项强急肿痛、寒热头痛、肩背急。

【取法】正坐，从肩后侧端下五寸，直对天井取之。

【针灸】针五分，灸三壮。

十三、臑会

【解剖】有三角筋、后回旋上膊动脉、头静脉、后膊皮下神经、腋下神经等。

【部位】在肩头下三寸。

【主治】肘臂气肿、酸痛无力不能举、项瘿气瘤、寒热瘰疬。

【取法】正坐，肩后侧端下三寸取之。

【针灸】针五分，灸五壮。

十四、肩髎

【解剖】 有横肩胛动脉、外缚皮下神经、锁骨上神经。

【部位】 在骨与肩胛骨之陷凹处是也。

【主治】 臂重肩痛不能举。

【取法】 正坐从肩髃后一寸余，当肩后侧端取之，试将臂膊上举，当其陷凹处是也。

【针灸】 针七分，灸三壮。

十五、天髎

【解剖】 有横肩胛动脉、颈静脉、肩胛背神经。

【部位】 在锁骨上窝之上部。

【主治】 肩臂酸痛、缺盆痛、汗不出、胸中烦满、颈项急、寒热。

【取法】 从肩胛骨之上部，曲垣之前一寸取之。

【针灸】 针五分，灸三壮。

十六、天牖

【解剖】 有后耳静脉、后耳动脉、副神经、颈椎神经。

【部位】 在风池下一寸微外些，即完骨下发际上，天容后天柱前。

【主治】 面肿头风、项强不得回顾。

【取法】正坐，从天柱与天容之中间，当乳嘴突起之下部取之。

【针灸】针一寸。

十七、翳风

【解剖】此处为耳下腺部，有耳后动脉、颜面神经之耳后支。

【部位】在耳根后，距耳约五分之陷凹处。

【主治】耳聋、口眼㖞斜、口噤不开、脱颔颊肿、牙车急痛、暴喑不能言。

【摘要】耳红肿痛泻之，耳虚鸣补之。《百症赋》："耳聋气闭，全凭听会、翳风。"

【取法】正坐，从耳翼根之后下部，当完骨之下边取之。

【针灸】针五分，灸三壮。

十八、瘈脉

【解剖】有颞颥筋、耳后动脉、颜面神经之耳后支。

【部位】在翳风上一寸，稍近耳根青络上。

【主治】头风耳鸣、小儿惊痫瘈疭、呕吐泻痢无时、惊恐、目涩多眵。

【取法】从翳风上一寸取之。

【针灸】针一分（出血如豆汁），禁灸。

十九、颅息

【解剖】有颞颥筋、耳后动脉、颜面神经之耳后支。

【部位】在瘈脉上一寸余，有青络。

【主治】耳鸣喘息、小儿呕吐瘈疭、惊恐发痫、身热头痛不得卧。

【取法】从瘈脉上一寸取之。

【针灸】针此穴络微出血，禁灸。

二十、角孙

【解剖】有颞颥筋、颞颥动脉、颞颥神经。

【部位】当耳壳上角之陷凹处，以指按之，口开阖时指下觉牵动。

【主治】目生翳、齿龈肿不能嚼、唇吻燥、颈项强。

【取法】以耳翼折叠，当折叠之尖处取之。

【针灸】灸三壮，不宜针。

二十一、耳门

【解剖】有咀嚼筋、颞颥筋、颞颥动脉、颞颥神经。

【部位】在耳前肉峰上缺口外。

【主治】耳聋、聤耳脓汁、耳生疮、龋齿、唇吻强。

【摘要】《席弘赋》：“但患伤寒两耳聋。”《百症赋》：“耳门丝竹空，住牙疼于顷刻。”《天星秘诀》：

“耳鸣腰痛先五会，次针耳门三里内。”

【取法】从耳翼前方，耳珠之上缺口部分前陷中取之。

【针灸】针三分，灸三壮。

二十二、和髎

【解剖】有颞颥筋、颞颥动脉、颜面神经。

【部位】在耳前发锐尖下。

【主治】头痛耳鸣、牙车引急、颈项肿、口癖瘈疭。

【取法】从耳门之前微上方，发锐角之部分取之。

【针灸】针三分，禁灸。

二十三、丝竹空

【解剖】有前头筋、颞颥动脉支、颜面神经。

【部位】眉毛稍外端陷中。

【主治】头痛、目赤目眩、视物䀮䀮、拳毛倒睫①、风前戴眼、发狂吐涎沫、偏正头风。

【摘要】治头风宜出血。《胜玉歌》：“目内红肿苦皱眉，丝竹攒竹亦堪医。”《百症赋》：“耳门、丝竹空，治牙疼于顷刻。”《通玄赋》：“丝竹疗头痛难忍。”

【取法】从眉毛稍外端陷中取之。

---

① 拳毛倒睫：病证名，即倒睫拳毛。见《银海精微》卷上：“拳毛倒睫者，此脾与肺二经之得风热也。”

【针灸】针三分，禁灸。

足少阳胆经穴

足少阳胆经循行经文

胆足少阳之脉，受三焦经之传注，起于目锐眦，瞳子髎，上抵头角，至颔厌穴分，经悬厘，外循耳上发际，过曲鬓、率谷而下，下耳后，循天冲、完骨折返角孙，循本神、阳白会于睛明，复从睛明直上，经临泣等穴而至风池，循颈行手少阳之前，过天牖，至肩上，循肩井，却交出手少阳之后，入缺盆，由肩井处左右相交，出少阳之后，过大椎，当秉风之前入缺盆之外。其支者，从耳后入耳中，从耳后颅顖间过翳风之分入耳中，出走耳后，至目锐眦后，由耳中过听宫出走耳前，复自听会至锐眦瞳子髎分。其支者，别目锐眦，下大迎，合于手少阳，丝竹空穴分，抵于颇，下临颊车，下颈合缺盆，以下胸中，当颧髎之分，下临颊车，下颈，循本经之前与前之入缺盆者络分下胸①中，天池之外，贯膈，络肝，属胆，胸中以下贯膈，络于期门之所而络于肝，到日月之分，而属于胆也，循胁里，出气冲，绕毛际，横入髀厌中，循胁里，由足厥阴之章门下行至足阳明之气街，绕毛际，合于足厥阴，横入髀厌中环跳穴分。其直者，从缺盆下腋。

足少阳胆经穴分寸歌

外眦五分瞳子髎，耳前陷中听会绕，上关上行一

① 胸：原作“胭”，据文义改。

寸是，内斜曲角颔厌照，后行颅中厘下廉，曲鬓耳前发际看，入发寸半率谷穴，天冲率后斜三分，浮白下行一寸间，窍阴穴在枕骨上，完骨耳后入发际，量得四分须用记，本神神庭旁三寸，入发五分耳上系，阳白眉上一寸许，入发五分是临泣，目窗正营及承灵，后行相去寸半同，脑空灵后四寸五，风池耳后发际陷，肩井肩上陷解中，大骨之前寸半取，渊腋腋下三寸逢，

胆经穴图（一）

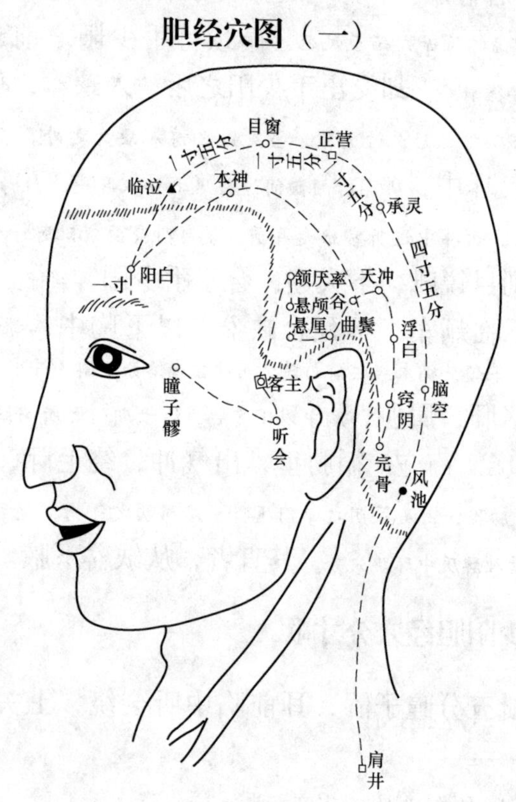

胆经穴图（二）

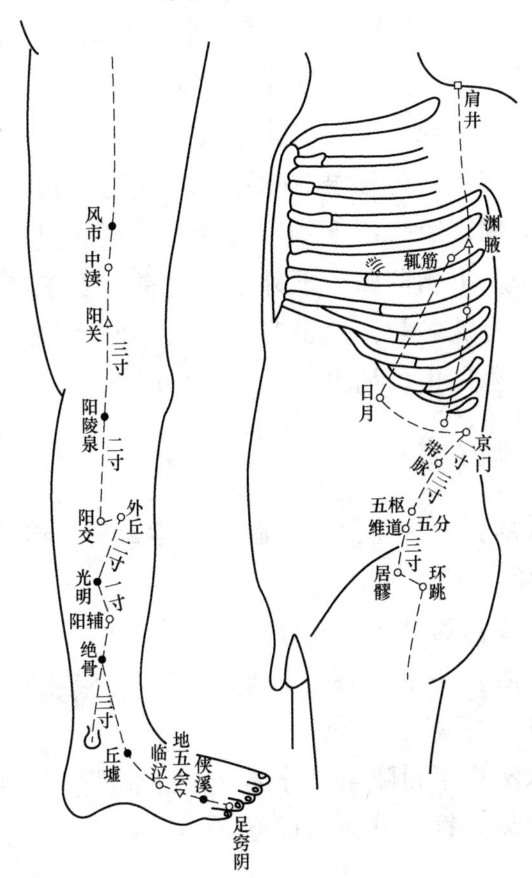

辄筋复前一寸行，日月乳下二肋逢，期门之下五分存，脐上五分旁九五，季肋侠脊是京门，季下寸八寻带脉，带下三寸五枢真，维道章下五三定，章下八三居髎名，环跳髀枢宛中陷，风市垂手中指寻，膝上五寸是中渎，阳关阳陵上三寸，阳陵膝下一寸任，阳交外踝上七寸，

外丘外踝七寸分，此系斜属三阳络，踝上五寸定光明，踝上四寸阳辅地，踝上三寸是悬钟，丘墟踝下陷中立，丘下三寸临泣存，临下五分地五会，会下一寸侠溪呈，欲觅窍阴归何处，小趾次趾外侧寻。

本经起于目外眦角瞳子髎，上抵头角，下耳后，复反至前额，经头部下颈，入缺盆，循胁过季胁，下入髀厌中，出循髀阳，下外辅骨之前，直下抵绝骨之端，下出外踝之前，循足跗上，入小趾次趾之间，出其端之窍阴穴止。凡四十四穴，左右计八十八穴。

一、瞳子髎

【解剖】有眼轮匝筋、颧骨眼窠动脉、颜面神经、三叉神经。

【部位】目外眦之五分。

【主治】头痛目痒、外眦赤痛、翳膜青盲、远视䀮䀮、泪出多眵。

【取法】于目眦角五分部分，目眶骨边陷中取之。

【针灸】针三分，不宜灸。

二、听会

【解剖】为耳下腺之上部，分布颞颥支、内颚动脉、颜面神经。

【部位】耳珠微前陷中。

【主治】耳鸣耳聋、牙车脱臼、齿痛、中风、瘈疭、喎斜。

【摘要】《玉龙歌》："耳聋腮肿听会针。"《席弘赋》："但患伤寒两耳聋，金门听会疾如风。"《胜玉歌》："耳闭听会莫迟延。"

【取法】耳珠微前五分部分，当顴骨桥之下陷中，开口有孔取之。

【针灸】针三分，灸三壮。

三、上关

【解剖】有内颚动脉、颜面神经。

【部位】在耳前起骨上廉。

【取法】从听会斜上当顴骨桥之上口，开口有孔之处是穴。

【针灸】此穴禁针灸，故不录主治与针灸。

四、颔厌

【解剖】有颞颥筋、颞颥动脉、颞颥神经。

【部位】曲周下颞颥上廉。

【主治】头风、偏头颈项俱痛、目眩耳鸣、多嚏、惊痫、历节风、汗出。

【摘要】《百症赋》："悬颅颔厌之中，偏头痛止。"

【取法】发际曲角，入三分，当头维之下一寸取之。

【针灸】针一分至二分（不可太深刺），灸三壮。

五、悬颅

【解剖】 为前头骨之颞颥窝部，有颞颥筋、颞颥动脉、颞颥神经。

【部位】 曲周下颞颥中廉。

【主治】 头痛齿痛、偏头痛引目、热病汗不出。

【摘要】《百症赋》：“悬颅颔厌之中，偏头痛止。”

【取法】 颔厌下六分，微后一分取之。

【针灸】 针二分，灸三壮。

六、悬厘

【解剖】 有颞颥筋、颞颥动脉、颞颥神经。

【部位】 曲周下，颞颥下廉，距悬颅下半寸。

【主治】 偏头痛、面肿、目锐眦痛、热病烦心汗不出。

【取法】 从悬颅下半寸微后些，与上耳根并行处取之。

【针灸】 针二分至三分，灸三壮。

七、曲鬓

【解剖】 有颞颥筋与神经。

【部位】 在耳上入发际一寸前些。

【主治】 颔颊肿引牙关不得开、口噤不得言、项强不得顾、头角痛、癫风目眇。

【取法】从耳上发际前些，曲隅之陷际，即上耳翼根之微前取之。

【针灸】针二分，灸三壮。

八、率谷

【解剖】有颞颥筋、耳上掣筋、耳后动脉。

【部位】在耳上入发际一寸五分。

【主治】脑痛、两头角痛、胃脘寒痰、烦闷呕吐、酒后皮风肤肿。

【取法】从耳上入发际一寸五分取之。

【针灸】针三分，灸三壮。

九、天冲

【解剖】有耳上掣筋、耳后动脉。

【部位】在率谷之后约三分（查在耳上者有三穴：最上为率谷、其次为天冲、最下为角孙）。

【主治】癫疾风痉、牙龈肿，惊恐头痛。

【摘要】《百症赋》：“反张悲哭，仗天冲大横须精。”

【取法】从率谷之后三分取之。

【针灸】针三分，灸三壮。

十、浮白

【解剖】有耳上掣筋、耳后动脉。

【部位】在耳后入发际一寸。

【主治】咳逆、胸满、喉痹、耳聋齿痛、项瘿、痰沫不得喘息、肩臂不举、足不能行。

【摘要】《百症赋》："瘿气须求浮白。"

【取法】天冲之后一寸，耳后入发际一寸取之。

【针灸】针三分，灸三壮。

十一、窍阴（首）

【解剖】有耳后动脉、耳后神经。

【部位】在浮白下一寸。

【主治】四肢转筋、目痛、头项痛、耳鸣、痈疽发热、手足烦热、汗不出、咳逆、喉痹、舌强、胁痛、口苦。

【取法】从浮白直下一寸取之。

【针灸】针三分，灸三壮。

十二、完骨

【解剖】在胸锁乳嘴筋附着之上部，有耳后动脉与神经。

【部位】在窍阴下七分。

【主治】头痛头风、耳鸣、齿龋、牙嘴急、口眼㖞斜、喉痹颊肿、瘿气便赤、足痿不收。

【取法】窍阴之下七分，入发际四分，当乳嘴突起之后下陷中取之。

【针灸】针三分，灸三壮。

十三、本神

【解剖】是处为前头骨部，有颞颥动脉与神经。

【部位】在曲差旁一寸五分，入发际五分。

【主治】惊痫吐沫、目眩、项强急痛、胸胁相引不得转侧、偏风癫疾。

【取法】从曲差旁一寸五分，入发际五分取之。

【针灸】针三分，灸三壮。

十四、阳白

【解剖】有前头筋、颞颥动脉、颜面神经。

【部位】在眉毛直上一寸。

【主治】头痛目昏多眵、背寒栗、重衣不得温。

【取法】从眉之中部直上一寸取之，直对瞳子。

【针灸】针三分，灸三壮。

十五、临泣（首）

【解剖】有前头筋、颞颥动脉、颜面神经。

【部位】在目上直入发际五分。

【主治】鼻塞、目眩生翳、眵䁾冷泪、眼目诸疾、惊痫反视、卒暴中风不识人、胁下痛、疟疾日再发。

【摘要】《百症赋》：“泪出，刺临泣、头维之处。”

【取法】从瞳子直上，入发际五分取之。

【针灸】针三分，禁灸。

十六、目窗

【解剖】有前头筋、前额动脉、前额神经。

【部位】在临泣后一寸五分。

【主治】头目眩痛引外眦、远视不明、面肿、寒热汗不出。

【取法】从临泣后一寸五分取之。

【针灸】针三分，灸三壮。

十七、正营

【解剖】皮下有头盖之帽状腱膜，其下为颅顶骨，有颞颥动脉支、颜面神经支。

【部位】在目窗后一寸五分。

【主治】头痛目眩、齿龋痛、唇吻强急。

【取法】从临泣后三寸取之。

【针灸】针三分，灸三壮。

十八、承灵

【解剖】为后头骨部，有后头筋、后头动脉与神经。

【部位】在正营后一寸五分。

【主治】脑风头痛、鼻塞不通、恶风。

【取法】从临泣后四寸五分取之。

【针灸】此穴禁针，灸五壮。

十九、脑空

【解剖】当后头骨外，后头结节之下面，即僧帽筋附着之上部，是处有后头筋、后头动脉、大后头神经。

【部位】在承灵后四寸五分，玉枕骨之下陷中。

【主治】痨瘵身热、羸瘦、脑风头痛不可忍、项强不得顾、目瞑、鼻衄、耳聋惊悸、癫风引目鼻痛。

【取法】承灵后四寸五分左右，当脑户旁二寸取之。

【针灸】针四分至五分，灸五壮。

二十、风池

【解剖】当后头骨下部之陷凹处，僧帽筋之外侧，有后头神经与动脉。

【部位】在脑空之后部，发际之陷凹处。

【主治】中风、偏正头痛、伤寒热病汗不出、痎疟、颈项如拔、痛不得回顾、目眩赤痛、泪出、鼽衄、耳聋、腰背俱痛、伛偻引项、肘力不收、脚弱无力。

【摘要】《玉龙歌》：“凡患伛者，补风池，泻绝骨。”《胜玉歌》：“头痛头风灸风池。”《席弘赋》：“风府风池寻得到，伤寒百病一时消。”《通玄赋》：“头晕目眩觅风池。”《捷径》：“治温病，烦满汗不出。”

【取法】脑空之下，项筋之旁，陷中取之（当天柱、完骨之中间）。

【针灸】针四分至五分，灸三壮。

二十一、肩井

【解剖】有横颈动脉、外颈静脉、上肩胛骨神经。

【部位】在肩上陷解①中。

【主治】中风气塞涎上、不语、气逆、五劳七伤、头项颈痛、臂不能举、扑伤腰痛、气上攻（若妇人难产、坠胎②后手足厥冷，针之立愈）。

【摘要】《席弘赋》：“若针肩井须三里，不刺之时气未调。”《百症赋》：“肩井乳痈而极效。”《通玄赋》：“肩井除两臂难任。”《标幽赋》：“肩井曲池，甄权针背痛而复射。”《天星秘诀》：“脚气酸疼肩井先，次寻三里阳陵泉。”

【取法】从缺盆上大骨前一寸半部位，以三指按取之，当中指之下是穴，正坐取之。

【针灸】针四分至五分（不可太深，孕归禁针），灸三壮。

---

① 解：据文义当作“罅”。

② 坠胎：据《汉语大词典》，“坠胎”有“堕胎”之意。

二十二、渊腋

【解剖】有肋间筋、肩胛下神经、肋间神经。

【部位】在腋下三寸。

【取法】腋窝正中直下三寸，肋罅间取之。

【针灸】此穴禁针灸，故不录其主治与针灸。

二十三、辄筋

【解剖】有大胸筋、小胸筋，深部有内外肋间筋，分布长胸动脉、侧胸皮下神经、长胸神经。

【部位】在胁下三寸，复前向乳房一寸。

【主治】太息多唾、善悲、言语不正、四肢不收、呕吐宿汁、吞酸、胸中暴满不得卧。

【取法】渊腋前行一寸，肋间陷中取之。

【针灸】针六分，灸三壮。

二十四、日月

【解剖】当附着第八肋软骨部之下寸许，介于直腹筋与外斜腹筋之间，有上腹动脉、肋间神经。

【部位】在期门下五分微外开些。

【主治】太息善唾、小腹热、欲呕多吐、言语不正、四肢不收。

【取法】巨阙旁三寸五分，再下五分取之，当第八肋软骨之下。

【针灸】针六分，灸七壮。（注：此穴为胆之募穴）

二十五、京门

【解剖】为外斜腹筋端部，分布上腹动脉及长胸神经。

【部位】在侠脊季胁之端，即脐上五分，旁开九寸五分也。

【主治】肠鸣洞泄、水道不利、少腹急痛、寒热䐜胀、肩背腰髀引痛不得俯仰久立。

【取法】按取季胁之端，即脐上五分，旁开九寸五分部位，侧卧屈上足，伸下足，举臂取之。

【针灸】针三分，灸三壮。

二十六、带脉

【解剖】为外斜腹筋部，有上腹动脉、长胸神经、肋间神经支。

【部位】去脐旁八寸。

【主治】腰腹肿溶溶如坐水中状、妇人小腹痛急、瘈疭，月经不调、赤白带下、两胁气引背痛。

【取法】侧卧脐旁八寸取之。

【针灸】针六分，灸五壮。

二十七、五枢

【解剖】有下腹动脉、长胸神经、肋间神经支。

【部位】 在带脉下三寸。

【主治】 痃癖、小肠膀胱气攻两胁、小腹痛、腰腿痛、阴疝睾丸上入腹、妇人赤白带下。

【摘要】《玉龙歌》:“肩背风气连臂疼，背缝二穴用针明，五枢亦治腰间痛，得穴方知病顿轻。”

【取法】 侧卧，带脉下三寸微斜向外侧取之。

【针灸】 针五分至一寸，灸五壮。

二十八、维道

【解剖】 有内外斜腹筋、下腹动脉。

【部位】 章门直下五寸三分。

【主治】 呕逆不止、三焦不调、不食、水肿。

【取法】 五枢下五分取之。

【针灸】 针八分，灸三壮。

二十九、居髎

【解剖】 有内外斜腹筋，下腹动脉。

【部位】 维道下三寸。

【主治】 痛引胸臂、挛急不得举、腰引小腹痛。

【摘要】《玉龙歌》:“环跳能治腿股风，居髎二穴认真攻。”

【取法】 维道下三寸，外开五分，横直环跳，相间一关节。

【针灸】 针七分，灸三壮。

三十、环跳

【解剖】在臀股部，有大臀筋，上臀神经。

【部位】在髀枢中，通京门之下，并两足而立，腰下部有陷凹处。

【主治】冷风湿痹不仁、胸胁相引、半身不遂、腰胯酸痛、膝不得伸、遍身风疹。

【摘要】《玉龙歌》："环跳能除腿股风。"《天星秘诀》："冷风湿痹针何处，先取环跳次阳陵。"《百症赋》："后溪、环跳，腿疼刺而即轻。"《标幽赋》："悬钟、环跳，华陀针躄足而能行。"《席弘赋》："冷风冷痹疾难愈，环跳腰俞针与烧。"《胜玉歌》："腿股转酸难移步，妙穴说与后人知，环跳风市及阴市，泻却金针病自除。"《杂病穴法歌》："腰痛环跳委中求。"又："腰连脚痛怎生医，环跳风市与行间。"又："冷风湿痹针环跳。"又："脚连胁腋痛难当，环跳阳陵泉内杵。"《马丹阳十二诀》："折腰莫能顾，冷风并湿痹，腿髋连腨痛，转侧重欷歔，若人针灸后，顷刻病消除。"

【取法】侧卧，伸下足，屈上足，于大腿关节间陷中取之。

【针灸】针一寸五分至二三寸，灸十壮。

三十一、风市

【解剖】有外大股筋，上膝关节动脉，前股皮下神经。

【部位】膝上外廉两筋中。

【主治】腿膝无力、脚气、浑身搔痒麻痹、厉风症。

【摘要】《胜玉歌》：“腿股转酸难移步，妙穴说与后人知，环跳风市及阴市，泻却金针病自除。”《杂病穴法歌》：“腰连脚痛怎生医，环跳风市与行间。”

【取法】大腿外侧之正中在线之中部，约当中渎之上二寸，两手下垂，中指尽处取之。

【针灸】针五分至一寸，灸五壮。

三十二、中渎

【解剖】有外大股筋、股动脉分支。

【部位】在髀骨外膝上五寸。

【主治】寒气客于分肉间、攻痛上下、筋痹不仁。

【取法】屈膝横纹外角，直上五寸，与环跳成一直线。

【针灸】针五分，灸三壮。

三十三、阳关

【解剖】有外大股筋、外关节动脉、股神经。

【部位】 在阳陵泉上三寸。

【主治】 风痹不仁、股膝冷痹痛、不可屈伸。

【取法】 膝关节之旁，当阳陵上三寸部分取之。

【针灸】 针五分，禁灸。

三十四、阳陵泉

【解剖】 当胫骨之外侧，有膝关节动脉、浅腓骨神经。

【部位】 在膝下外侧，尖骨前之陷凹处。

【主治】 偏风半身不遂、足膝冷痹不仁、无血色、脚气筋挛。

【摘要】《玉龙歌》："膝盖红肿鹤膝风，阳陵二穴亦堪攻。"《席弘赋》："最是阳陵泉一穴，膝间疼痛用针烧。"又："脚痛膝肿针三里，悬钟二陵三阴交。"《百症赋》："半身不遂，阳陵远达于曲池。"《杂病穴法歌》："胁痛只须阳陵泉。"又："脚连胁腋痛难当，环跳阳陵泉内杵。"又："冷风湿痹针环跳，阳陵三里烧针尾。"又："热闭气闭先长强，大敦阳陵堪调护。"《通玄赋》："胁下肋痛者，刺阳陵而即止。"《天星秘决》："冷风湿痹针何处，先取环跳次阳陵。"又："脚气酸疼肩井先，次寻三里阳陵泉。"《马丹阳十二诀》："膝肿并麻木，冷痹及偏风，举足不能起，坐卧似衰翁，针入六分止，神功妙不同。"

【取法】 正坐垂足，膝外侧关节之下陷中取之。

【针灸】针六分至一寸，灸七壮。

三十五、阳交

【解剖】有长总趾伸筋、前胫骨动脉、深腓骨神经。

【部位】在外踝上七寸，沿太阳经一面，昆仑之直上。

【主治】胸满喉痹、足不仁、膝痛寒厥、惊狂面肿。

【取法】正坐垂足，从昆仑直上，外踝边最上七寸取之。

【针灸】针六分至一寸，灸三壮。

三十六、外丘

【解剖】有长腓筋、前胫骨动脉、浅腓骨神经。

【部位】外踝上七寸，与阳交相并，阳交在后，外丘在前，相去五分。

【主治】颈项痛、胸满、痿痹、麻风、恶犬伤毒不出。

【取法】正坐垂足，从外踝直上七寸取之。（去踝计）

【针灸】针五分至一寸，灸三壮。

三十七、光明

【解剖】有长总趾伸筋、前腓骨动脉、深腓骨神经。

【部位】外踝上五寸。

【主治】热病汗不出、卒狂嚼颊、淫泺胫胻痛不能久立（虚则痿痹、偏细、坐不能起，实则足胻热、膝痛、身体不仁）。

【摘要】此穴为足少阳络，别走厥阴。《席弘赋》："睛明治眼未效时，合谷光明不可缺。"《标幽赋》："眼痒眼疼，泻光明于地五。"

【取法】正坐垂足，外踝上去踝五寸取之。

【针灸】针六分，灸五壮。

三十八、阳辅

【解剖】有长总趾伸筋、前腓骨动脉、深腓骨神经。

【部位】在外踝上四寸。

【主治】腰溶溶如水浸、膝下肤肿、筋挛、百节酸疼、痿痹、马刀、颈项痛、喉痹汗不出及汗出振寒、痎疟、腰胻酸痛不能行立。

【取法】外踝上四寸微前三分取之（去踝计）。

【针灸】针五分，灸三壮。

三十九、悬钟

【解剖】为短腓筋部，有前腓骨动脉与神经。

【部位】在外踝上三寸。

【主治】心腹胀满、胃热不食、喉痹、咳逆、头痛、中风虚劳、颈项痛、手足不收、腰膝痛、脚气、筋骨挛。

【摘要】《玉龙歌》："凡患伛者，补风池、泻绝骨。"又："寒湿脚气不可熬，先针三里及阴交，再将绝骨穴兼刺，肿痛顿时立见消。”《席弘赋》：“脚气膝肿针三里，悬钟二陵三阴交。”《标幽赋》：“环跳、悬钟，华陀针躄足而立行。”《天星秘诀》：“足缓难行先绝骨，次针条口及冲阳。”《肘后歌》：“寒则须补绝骨是，热则绝骨泻无忧。”《胜玉歌》：“踝跟骨痛灸昆仑，更有绝骨共丘墟。”《杂病穴法歌》：“两足难移先悬钟，条口复针能步履。”

【取法】从外踝上（去踝）三寸取之。

【针灸】针五分，灸五壮。

四十、丘墟

【解剖】当长总趾伸筋腱之后部，有前外踝动脉、浅腓骨神经。

【部位】在外踝下微前陷中。

【主治】胸胁满痛不得息、寒热、目生翳膜、颈肿、久疟振寒、痿厥、腰腿酸痛、髀枢中痛、转筋、足胫偏细、小腹坚、卒疝。

【摘要】《玉龙歌》：“脚背疼起丘墟穴。”《灵光赋》：“髀枢疼痛泻丘墟。”《百症赋》：“转筋兮，金门、丘墟来医。”《胜玉歌》：踝跟骨痛灸昆仑，更有绝骨共丘墟。”

【取法】第四趾直上，外踝骨前横纹陷中。

【针灸】针五分，灸五壮。

四十一、足临泣

【解剖】有跖骨动脉、中足背皮神经。

【部位】在足小趾次趾本节后。

【主治】胸满气喘、目眩心痛、缺盆中及腋下马刀疡、痹痛无常、厥逆、痎疟日西发者、胻酸洒洒振寒、妇人月经不调、季胁支满乳痈。

【摘要】《玉龙歌》:“小腹胀满气攻心，内庭二穴要先针，两足有水临泣泻。”《杂病穴法歌》:“赤眼迎香出血奇，临泣太冲合谷侣。”

【取法】小次趾本节后，歧骨间陷中取之。

【针灸】针三分，灸三壮。

四十二、地五会

【解剖】有骨间背动脉、中足背皮神经。

【部位】去侠溪一寸。

【主治】腋痛、内损吐血、足外无膏泽、乳痈。

【摘要】《席弘赋》:“耳内蝉鸣腰欲折，膝下明存三里穴，后再补泻五会间。”《标幽赋》:“眼痒眼疼，针光明于地五。”《天星秘诀》:“耳内蝉鸣先五会，次针耳门三里内。”

【取法】小次趾本节后陷中，临泣前五分取之。

【针灸】针二三分，禁灸。

四十三、侠溪

【解剖】有趾背动脉与神经。

【部位】在小次趾本节前陷中。

【主治】胸胁支满、寒热病、汗不出、目赤颔肿、胸痛耳聋。

【摘要】《百症赋》：“阳谷侠溪，颔肿口噤并治。”

【取法】小次趾本节前陷中取之。

【针灸】针三分，灸三壮。

四十四、足窍阴

【解剖】有趾背动脉、趾背神经。

【部位】在第四趾外侧爪甲角。

【主治】胁痛咳逆不得息、手足烦热、汗不出、痈疽、口干口痛、喉痹舌强、耳聋、转筋肘不可举。

【取法】第四趾外侧爪甲角一分许取之。

【针灸】针一分，灸三壮。

足厥阴肝经穴

足厥阴肝经循行经文

肝足厥阴之脉，受胆经之所交，起于大趾丛毛之际，大敦穴，上循足附上廉，去内踝一寸，中封穴，上踝八寸，中都穴，交出太阴之后，上腘内廉，折向太阴之后，历曲泉等穴，循股阴入毛中，过阴器，经急脉，左右相交，环绕阴器而会于任脉之曲骨，抵少腹，挟胃，属肝络胆，自阴上入少腹，经关元而循章门、期门、日月，挟胃，属肝，络于胆，上贯膈，布胁肋，自期门上贯膈，行太阴食窦之外，大包之里，散布胁肋之足少阳渊腋、手太阴云门之间，上入颃颡，由人迎之外，循喉咙之后，上入颃颡，连目系，上出额，与督脉会于巅，由大迎、地仓、四白而连目系，上出额，行临泣之里与督脉相会于巅顶之百会。其支者，从目系，下颊里，环唇内，此支从目系下颊，径交环于口唇之内。其支者，复从肝别贯膈，上注肺，又其支者，从期门属肝之分，行太阴食窦之外，本经之里，别贯膈，上注于肺，下至中脘之分，交接于手太阴之肺经。

按：足厥阴肝经穴凡十四，左右共二十八穴，起于大敦，止于期门。

足厥阴肝经穴分寸歌

足大趾端名大敦，行间大趾缝中存，太冲本节后寸半，踝前一寸号中封，蠡沟踝上五寸是，中都踝上七寸中，膝关犊鼻下二寸，曲泉曲膝尽横纹，阴包膝上方四寸，气冲三寸下五里，阴廉冲下有二寸，急脉阴旁二寸半，章门直脐季肋端，肘尖尽处侧卧取，期门穴在乳直下，四寸之间无差矣。

本经起于足大趾之端，大敦穴起，上循足跗上廉，上踝，抵腘内廉，循股阴入毛中，抵少腹，上挟胃，至期门穴，计一十四穴，左右共二十八穴。

肝经穴图

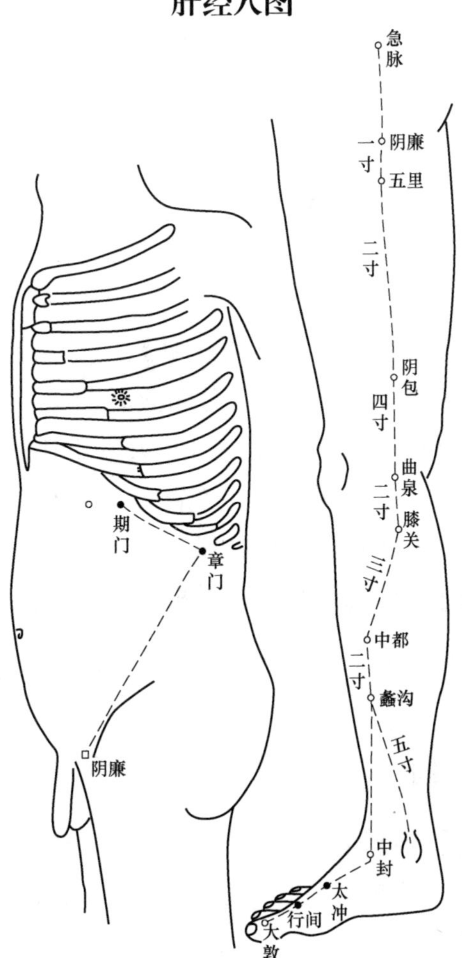

一、大敦

【解剖】有长大趾伸筋，趾背神经、浅腓骨神经。

【部位】在大趾端，爪甲后之丛毛中，按之有陷。

【主治】卒心痛汗出、腹胀肿满、中热喜寐、五淋七疝、小便频数不禁、阴痛引小腹、阴挺出、血崩、尸厥如死。

【摘要】凡疝气腹胀足肿者，皆宜灸之，以泄肝木之气而安脾胃。《玉龙歌》："七般疝气取大敦。"《席弘赋》："大便秘结大敦烧。"《百症赋》："大敦、照海，患寒疝而善蠲。"《通玄赋》："大敦能治七疝之偏坠。"《杂病穴法歌》："七疝大敦与太冲。"《天星秘诀》："小肠气痛先长强，后刺大敦不用忙。"《胜玉歌》："灸罢大敦除疝气。"《杂病穴法歌》："热闭气闭先长强，大敦阳陵堪调护。"

【取法】足大趾外侧爪甲根部，去爪甲分许微内些，再上分许，当关节之前陷中。

【针灸】针一分，灸三壮。

二、行间

【解剖】有趾背动脉、浅在腓骨神经。

【部位】大趾、次趾合缝后五分，动脉陷中。

【主治】呕逆、咳血、心胸痛、腹胁胀、色苍苍如死状、中风口㖞、嗌干烦渴、瞑不欲视、目中泪出、太息癫疾短气、肝积肥气、痎疟、洞泄、遗尿、癃闭、崩漏、白烛、寒疝少腹肿、腰痛不可俯仰、小儿惊风。

【摘要】《百症赋》："雀目肝气，睛明、行间而细推。”又：“行间、涌泉，治消渴之肾竭。”《通玄赋》：“行间治膝肿目疾。”《杂病穴法歌》：“脚膝诸痛羡行间。”《胜玉歌》：“行间可治膝肿病。”

【取法】足大趾本节后外侧，离缝约五分。

【针灸】针三分，灸二壮。

三、太冲

【解剖】在第一跖骨之部，有前胫骨筋、浅腓骨神经支。

【部位】在行间后。

【主治】虚劳呕血、恐惧气不足、呕逆发寒、肝疟令人腰痛、嗌干胸胁支满、太息、浮肿小腹满、腰引少腹痛、足寒、大小便难、阴痛遗溺、溏泄、小便淋癃、小腹疝气、腋下马刀疡瘘、胻酸踝痛、女子月水不通或漏血不止、小儿卒疝。

【摘要】产后出汗不止，针太冲亟补之。《席弘赋》：“手连肩脊痛难忍，合谷针时要太冲。”又：“脚痛膝肿针三里，悬钟二陵三阴交，更向太冲须引气，指头麻木自轻飘。”又：“咽喉最急先百会，太冲照海及阴交。”《标幽赋》：“心胀咽痛，针太冲而必除。”《通玄赋》：“行步难移，太冲最奇。”《胜玉歌》：“若人行步苦艰难，中封太冲针便痊。”《肘后歌》：“股膝肿起泻太冲。”《杂病穴法歌》：“赤眼迎香出血奇，临泣太冲合谷侣。”又：“鼻塞鼻痔及鼻渊，合谷太冲随手取。”又：“舌裂出血寻内关，太冲阴交走上部。”又：“手指连肩相引疼，合谷太冲能救苦。”又：“七疝大敦与太冲。”《马丹阳十二诀》：“动脉知生死，能医惊痫风，咽喉并心胀，两足不能行，七疝偏坠肿，眼目似云蒙，亦能疗腰痛，针下有神功。”

【取法】足大趾外侧歧骨之间，当一二跖骨接济部微前。

【针灸】针三分，灸三壮。

四、中封

【解剖】有前胫骨筋、内踝动脉、大蔷薇神经。

【部位】在内踝前一寸微下些，屈足见踝前下面有陷凹处便是。

【主治】痎疟、色苍苍如死状、善太息、振寒、溲白、大便艰难便肿痛、五淋、足厥冷、不嗜食、身体不仁、寒疝、痿厥、筋挛、失精、阴缩入腹引痛或身微热。

【摘要】《胜玉歌》：“若人行步苦艰难，中封太冲针便痊。”《玉龙歌》：“行步艰难疾转加，太冲二穴效堪夸，更针三里中封穴，去病如同用手抓。”

【取法】内踝之前陷中，当解溪内开四五分相平。

【针灸】针四分，灸三壮。

五、蠡沟

【解剖】在胫骨之内侧，有比目鱼筋、胫骨动脉、胫骨神经。

【部位】在内踝前上五寸。

【主治】疝痛、小腹满痛、癃闭、脐下积气如杯、数噫、恐悸、少气、足胫寒酸、屈伸难、腰背拘急不可俯仰、月经不调、溺下赤白。

【摘要】此穴为足厥阴络、别走少阳者。

【取法】内踝之上五寸，即胫骨前面内侧之中央陷中。

【针灸】针二分，灸三壮。

六、中都

【解剖】有比目鱼筋、胫骨动脉、胫骨神经。

【部位】在蠡沟上二寸。

【主治】肠澼㿉疝、少腹痛、湿热足胫寒、不能行立、妇人崩漏、产后恶露不绝。

【取法】内踝之上七寸，胫骨内面之陷中，约当胫前内侧三分之一之部。

【针灸】针二分，灸五壮。

七、膝关

【解剖】为腓肠筋部，有内下膝关节动脉、胫骨神经。

【部位】在内犊鼻下二寸，向里横开寸半之间陷中。

【主治】风痹、膝内肿痛引髌不可屈伸、寒湿走注、白虎历节、风寒不能举动、咽喉肿痛。

【取法】内犊鼻下二寸，再向内开一寸五分陷中，即膝关节之内侧，曲泉之下约二寸，正坐屈膝垂足取之。

【针灸】针四分，灸三壮。

八、曲泉

【解剖】有膝关节动脉、腓骨神经、半膜状筋。

【部位】在膝内辅骨边，屈膝横纹上陷中。

【主治】㿉疝、阴股痛、小便难、少气、泄痢脓血、胸胁支满、膝痛筋挛、四肢不举、不可屈伸、风劳失精、身体极痛、膝胫冷、阴茎痛、实则身热、目痛、汗不出、目䀮䀮、发狂、衄血、喘吁、痛引咽喉、女子阴挺出、少腹痛、阴痒、血瘕。

【摘要】《席弘赋》："男子七疝小腹痛，照海阴交曲泉针，更不应时求气海，关元同泻效如神。"《肘后歌》："风痹痿厥如何治，大杼曲泉真是妙。"

【取法】正坐垂足，于膝部内缘之中央部分，当膝横纹之上陷中取之。

【针灸】针七分至一寸，灸三壮。

九、阴包

【解剖】有内大股筋、外回旋股动脉、股神经。

【部位】在膝上四寸，股内廉两筋间。

【主治】腰尻引小腹痛、小便难、遗尿、月水不调。

【摘要】《肘后歌》："中满如何去得根，阴包如刺效如神。"

【取法】膝上四寸，股之内廉，当大腿内侧二分之一部，正坐垂足取之。

【针灸】针六分至一寸，灸三壮。

十、五里

【解剖】有长内转股筋、循行股动脉、闭锁神经。

【部位】气冲之下三寸。

【主治】肠风、热闭不得溺、风劳嗜卧、四肢不能举。

【取法】仰卧伸足，从气冲之旁五分、再下三寸部位取之。

【针灸】针六分至一寸，灸三壮。

十一、阴廉

【解剖】在鼠蹊部之下，有耻骨筋、外阴部动脉、股伸筋闭锁神经。

【部位】在阴部之旁，皮肉之下，有如核者名曰羊矢骨，穴在其下，去气冲二寸。

【主治】妇人不孕（若经不调未有孕者，灸三壮）。

【取法】气冲之旁五分，再下二寸，仰卧取之。

【针灸】针六分，灸三壮。

十二、急脉

【解剖】有三棱腹筋、下腹神经。

【部位】在阴部之旁开二寸五分。

【主治】㿗疝、小腹痛。

【取法】仰卧，气冲之旁五分取之。

【针灸】灸三壮，禁针。

十三、章门

【解剖】为内外斜腹筋部，即胃腑之外侧，贯通上腹动脉，在第八至第十二肋间之神经支。

【部位】在季肋之端。

【主治】两胁积气如卵石、膨胀肠鸣、食不化、胸胁痛、烦热、支满、呕吐、咳喘不得卧、股脊冷痛不得转侧、肩臂不举、伤饱身黄瘦弱、泄泻、四肢懒、善恐、少气厥逆。

【摘要】此穴为脾之募穴。《百症赋》："胸胁支满何疗，章门不用细寻。"《胜玉歌》："经年或患劳怯者，痞满脐旁章门决。"

【取法】仰卧，脐上二寸，外开六寸取之。

【针灸】针七分至一寸，灸五壮。

十四、期门

【解剖】有内外斜腹筋、循行上腹动脉、第八至第十二肋间神经。

【部位】在不容旁一寸五分，乳下第二肋端。

【主治】伤寒胸中烦热、奔豚上下、目青而呕、霍乱、泻痢、腹硬胸胁积痛、支满、呕酸、善噫、食不下、喘不得卧。

【摘要】《席弘赋》："期门穴主伤寒患，六日过经犹未汗，但向乳根二肋间，又治女人生产难。"《百症赋》："项强伤寒，温溜、期门而主之。"《通玄赋》："期门退胸满血膨而可止。"《天星秘诀》："伤寒过经不出汗，期门通里先后灸。"《肘后歌》："伤寒痞结胁积痛，宜向期门见深功。"

【取法】仰卧，从巨阙旁三寸五分取之。

【针灸】针四分至七分，灸五壮。

任脉穴

任脉经循行经文

任脉起于中极下，会阴之分，上行而外出，循曲骨上毛际至中极穴，上行腹里，循关元，上行会冲脉，浮外循脐，至咽，别络口唇承浆。冲、任二脉皆起于胞中，上行腹里，为经络之海。其浮而外者循腹上行会于咽喉，而络唇口至承浆。过足阳明，上颐间，循面入目，至睛明会督脉，为阴脉之海。自承浆转入胃经之地仓、承泣等穴而至睛明，以会督脉，总为阴脉之海。

任脉穴图

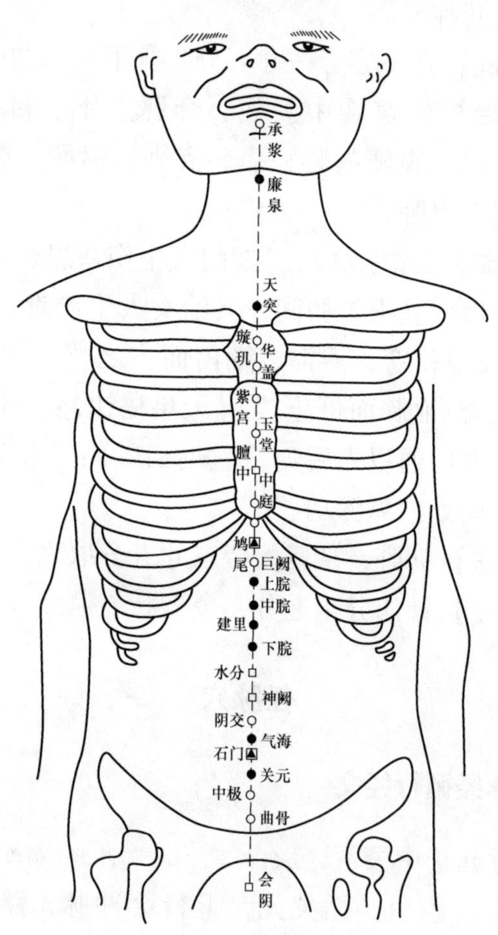

任脉经穴分寸歌

任脉会阴两阴间，曲骨毛际陷中安，中极脐下四寸取，关元脐下三寸连，脐下二寸石门是，脐下寸半气海全，脐下一寸阴交穴，脐之中央即神阙，脐上一寸为水分，脐上二寸下脘列，脐上三寸名建里，脐上四寸中脘许，脐上五寸上脘在，巨阙脐上六寸步，鸠尾蔽骨下五分，中庭膻下寸六取，膻中却在两乳间，膻上寸六玉堂主，膻上紫宫三寸二，膻上四八华盖举，膻上璇玑六寸四，玑上一寸天突取，天突结喉下二寸，廉泉颔下结上已，承浆颐前下唇中，龈交齿下龈缝里。

本脉起于两阴之间会阴穴，上行经腹，过胸入咽，络唇下，承浆穴止，计中行凡二十四穴。

一、会阴

【解剖】有海绵体球筋、外痔动脉、内阴部神经。

【部位】在两阴之间。

【主治】阴汗、阴中诸病、前后相引痛、不得大小便、谷道病久痔不通、男子阴寒冲心、女子阴门痛、月经不通、卒死溺死。

【取法】俯伏，两阴之间缝中取之。

【针灸】针一寸，禁灸。

二、曲骨

【解剖】为耻骨软骨之合缝部，有外阴动脉、肠骨下腹神经。

【部位】在中极下一寸阴毛中。

【主治】小便胀满、小便淋涩、血癃、癞疝、小腹痛、失精、虚冷、妇人赤白带下。

【取法】仰卧，于横骨边上际取之。

【针灸】针八分至一寸二分，灸五壮。

三、中极

【解剖】有表在深在之下腹动脉、肠骨下腹神经。

【部位】在关元下一寸。

【主治】阳气虚惫、冷气时上冲心、尸厥恍惚、失精、无子、腹中脐下结块、水肿、奔豚疝瘕、五淋、小便赤涩不利、妇人下元虚冷、血崩白浊、因产恶露不行、胎衣不下、经闭不通、血积成块、子门肿痛、转脬不得小便。

【取法】仰卧，曲骨上一寸取之。

【针灸】针八分至一寸二分，灸五壮。

四、关元

【解剖】有下腹动脉、下腹神经。

【部位】石门下一寸。

【主治】积冷、诸虚百损、脐下绞痛渐入阴中、冷气入腹、小腹奔豚、夜梦遗精、白浊、五淋、七疝、溲血、小便赤涩、遗沥、转胞不得溺、妇人带下瘕聚、经水不通、不妊或妊娠下血、产后恶露不止或血冷、月经断绝。

【摘要】《玉龙歌》："传尸痨病最难医，涌泉出血免灾危，痰多须向丰隆泻，气喘丹田亦可施。"《席弘赋》："小便不禁关元妙。"又："若是七疝小腹痛，照海阴交曲泉针，关元同泻效如神。"《玉龙歌》："肾气冲心得几时，若得关元并带脉。"又："肾强疝气发甚频，关元兼刺大敦穴。"

【取法】仰卧，中极上一寸取之。

【针灸】针一寸二分，灸五壮。

五、石门

【解剖】有下腹动脉与神经。

【部位】在气海下半寸。

【主治】腹胀坚硬、水肿、支满、气淋、小便黄赤不利、小腹痛、泄泻不止、身寒热、咳逆上气、呕血、卒疝疼痛、妇人因产恶露不化、遂结成块、崩中漏下血淋。

【取法】仰卧，关元上一寸取之。

【针灸】针六分至一寸，灸三壮。

六、气海

【解剖】有小肠动脉、交感神经丛支。

【部位】阴交下半寸。

【主治】下焦阴冷、上冲心腹、呕吐不止、阳虚不足、惊恐不卧、奔豚、七疝、小肠膀胱癖瘕结块状如覆杯、脐下冷气、阳脱欲死、阴证伤寒、卵缩、四肢厥冷、小便赤涩、羸瘦、白浊、妇人赤白带下、月事不调、产后恶露不止、绕脐腹痛、小儿遗尿。

【摘要】《席弘赋》:“气海专能治五淋，更针三里随呼吸。”《百症赋》:“针三阴于气海，专司白浊从遗精。”《灵光赋》:“气海血海疗五淋。”《胜玉歌》:“诸般气症从何治，气海针之灸亦宜。”

【取法】石门上五分，仰卧取之。

【针灸】针一寸，灸百壮。

七、阴交

【解剖】有小肠动脉与神经。

【部位】脐下一寸。

【主治】冲脉生病、从少腹冲心而痛、不得小便、疝痛、阴汗湿痒、奔豚、腰膝拘挛、妇人月事不调、崩中带下、产后恶露不止、绕膝冷痛。

【摘要】《玉龙歌》:“水病之疾最难熬，腹满虚胀不肯消，先灸水分并水道，后针三里及阴交。”《席弘赋》："若是七疝小腹痛，照海阴交曲泉针。"又："小肠气寒痛连脐，速泻阴交莫再迟。"又："咽喉最急先百会，照海太冲及阴交。"《百症赋》："无子，搜阴交、石关之乡。"

【取法】仰卧，脐下一寸取之。

【针灸】针八分，灸五壮。

八、神阙

【解剖】当脐中央，中有小肠。

【部位】脐中。

【主治】阴证伤寒、中风不省人事、腹中虚冷、阳惫肠鸣泄泻不止、水肿鼓胀、小儿乳痢不止、腹大风痫、角弓反张、脱肛（妇人血冷不受胎者，灸此永不脱肛）。

【摘要】灸此穴，须纳盐填脐中灸之，灸百壮以上，并可灸霍乱。

【取法】脐之正中，仰卧取之。

【针灸】可灸不可针。

九、水分

【解剖】有上腹动脉、肋间神经。

【部位】在脐上一寸，下脘下一寸。

【主治】水病腹坚、黄肿如鼓、气冲胸不得息、绕脐痛、肠鸣泄泻、小便不通、小儿陷囟。

【摘要】《玉龙歌》："水病之疾最难熬，腹满虚胀不肯消，先灸水分并水道，后针三里及阴交。"《百症赋》："阴陵、水分，去水肿之脐盈。"《天星秘诀》："肚腹浮肿胀膨膨，先灸水分泻建里。"《灵光赋》："水肿水分灸即安。"

【取法】脐上一寸，仰卧取之。

【针灸】宜灸不宜针。

十、下脘

【解剖】有上腹动脉、肋间神经。

【部位】在建里下一寸。

【主治】脐上厥气坚痛、厥胀满、完谷不化、虚肿癖块、瘦弱少食、翻胃、小便赤。

【摘要】《灵光赋》："中脘、下脘治腹坚。"《百症赋》："腹内肠鸣，下脘、陷谷能平。"《胜玉歌》："胃冷下脘却为良。"

【取法】脐上二寸，仰卧取之。

【针灸】针八分至一寸半，灸五壮（孕妇忌灸）。

十一、建里

【解剖】有上腹动脉、肋间神经。

【部位】在中脘下一寸。

【主治】腹胀身肿、心痛上气、肠鸣呕逆不食。

【摘要】《百症赋》："建里、内关，扫尽胸中之苦闷。”《天星秘诀》：“肚腹浮肿胀膨膨，先灸水分并建里。”

【取法】脐上三寸，仰卧取之。

【针灸】针五分至一寸，灸五壮（孕妇忌灸）。

十二、中脘

【解剖】中藏胃腑，有上腹动脉、肋间神经。

【部位】在上脘下一寸。

【主治】心下胀满、伤饱食不化、噎膈翻胃不食、心脾烦热疼痛、积聚痰饮面黄、伤寒饮水过多、腹胀气喘、温疟、霍乱吐泻、寒热不已，或因读书得奔豚、气上攻、伏梁心下、寒癖结气。凡脾冷不可忍、心下胀满、饮食不进不化、气结疼痛雷鸣者，皆宜灸之。

【摘要】《玉龙歌》：“九种心痛及脾疼，上脘穴内用神针，若还脾败中脘补。”又：“脾家之症有多般，致成翻胃吐食难，黄疸亦须寻腕骨，金针必定夺中脘。”《肘后歌》：“中脘回还胃气痛。”《杂病穴法歌》：“霍乱中脘可入深。”《灵光赋》：“中脘下脘治腹坚。”

【取法】脐上四寸，仰卧取之。

【针灸】针八分至一二寸深，灸七壮。

十三、上脘

【解剖】有上腹动脉与肋间神经

【部位】在脐上五寸。

【主治】心中烦热、痛不可忍、腹中雷鸣、饮食不化、霍乱翻胃呕吐、三焦多涎、奔豚伏梁、气胀积聚、黄疸、惊风、心悸、呕血、身热汗不出。

【摘要】《玉龙歌》:“九种心痛及脾疼，上脘穴内用神针。”《百症赋》:“发汗奔走，上脘同起于神门。”《胜玉歌》:“心疼脾痛上脘先。”

【取法】脐上五寸，仰卧取之。

【针灸】针八分至寸五，灸五壮。

十四、巨阙

【解剖】有上腹动脉与神经。

【部位】去鸠尾一寸。

【主治】上气咳逆、胸满气疼、九种心痛、冷痛、少腹蛔痛、痰饮咳嗽、霍乱腹胀、恍惚发狂、黄疸、膈中不利、烦闷、卒心痛、尸厥、蛊痛、息贲、呕血、吐痢不止。

【摘要】《百症赋》:“膈痛饮蓄难禁，膻中、巨阙便针。”

【取法】脐上六寸，仰卧取之。

【针灸】针六分至一寸，灸七壮。

十五、鸠尾

【解剖】胸骨剑状突起端，有上腹动脉、肋间神经。

【部位】在歧骨下一寸。

【主治】心惊悸、神气耗散、癫痫狂病。

【摘要】鸠尾能治五般痫，若下涌泉人不死。

【取法】歧骨下一寸，仰卧或正坐取之。

【针灸】不可轻针，必欲针，须使其两手高举，而后进针，针五分至一寸，灸三壮。

十六、中庭

【解剖】有内乳动脉之分支、肋间神经。

【部位】在膈中下一寸六分。

【主治】胸胁支满、噎塞吐逆、食入还出、小儿吐乳。

【取法】膻中下一寸六分，正坐或仰卧取之。

【针灸】针三分，灸三壮。

十七、膻中

【解剖】有内乳动脉之分支、肋间神经。

【部位】在玉堂下一寸六分，两乳之间。

【主治】一切上气短气、痰喘哮嗽、咳逆、噎气、膈食翻胃、喉鸣气喘、肺痈、呕吐涎沫脓血、妇人乳汁少。

【摘要】《百症赋》："膈痛饮蓄难禁，膻中巨阙便针。"《胜玉歌》："膻中七壮除膈热。"

【取法】正坐或仰卧，于两乳之中间取之。

【针灸】禁针，灸七壮。

十八、玉堂

【解剖】有内乳动脉、肋间神经。

【部位】在紫宫下一寸六分。

【主治】胸膺满痛、心烦咳逆、上气喘急不得息、喉痹咽壅、水浆不入、呕吐寒疾。

【摘要】《百症赋》：“烦心呕吐，幽门开彻玉堂明。”

【取法】膻中上一寸六分取之。

【针灸】针三分，灸五壮。

十九、紫宫

【解剖】有内乳动脉、肋间神经。

【部位】在华盖下一寸六分。

【主治】胸胁支满膺痛、喉痹咽塞、水浆不入、咳逆上气、吐血烦心。

【取法】膻中上三寸二分取之。

【针灸】针三分，灸五壮。

二十、华盖

【解剖】有内乳动脉、肋间神经。

【部位】在璇玑下一寸六分。

【主治】咳逆喘急上气、哮嗽、喉痹、胸胁满痛、水饮不下。

【摘要】《百症赋》：“胁肋疼痛，气户、华盖有灵。”

【取法】膻中上四寸八分取之。

【针灸】针三分，灸五壮。

二十一、璇玑

【解剖】有内乳动脉、肋间神经。

【部位】在天突下一寸。

【主治】胸胁满、咳逆上气、喘不能言、喉痹咽肿、水饮不下。

【摘要】《席弘赋》：“胃中有积刺璇玑，三里功多人不知。”《杂病穴法歌》：“内伤食积针三里，璇玑相应块亦消。”

【取法】天突下一寸取之。

【针灸】针三分，灸五壮。

二十二、天突

【解剖】即胸骨半月状切痕部，有上甲状腺动脉、上喉头神经。

【部位】在结喉之下凹陷中。

【主治】上气、哮喘，咳嗽、喉痹、噎气、肺痈咯吐脓血、咽肿暴喑、身寒热、咽干、舌下、急不得食。

【摘要】《玉龙歌》："天突膻中医喘嗽。"《灵光赋》："天突膻中治痰喘。"《百症赋》："咳嗽连声，肺俞须迎天突穴。"

【取法】结喉下，胸骨上，凹陷中取之。

【针灸】针五分，灸二壮。

二十三、廉泉

【解剖】有甲状腺动脉、上喉头神经。

【部位】在颔下，舌本之下，结喉之上。

【主治】咳嗽喘息、上气吐沫、舌纵、舌下肿、舌根急缩。

【摘要】《百症赋》："廉泉、中冲，舌下肿疼可取。"

【取法】结喉上方，颈横纹之上，仰而取之。

【针灸】针三分，灸三壮。

二十四、承浆

【解剖】为下颚骨部，分布颐上掣筋、口冠状动脉、颜面神经、三叉神经。

【部位】在唇下之陷凹中。

【主治】偏风、半身不遂、口眼㖞斜、口噤不开、暴喑不能言。

【摘要】《百症赋》："承浆泻牙疼而即移。"《通玄赋》："头项强，承浆可保。"

【取法】下唇之陷凹中，开口取之。

【针灸】针三分，灸七壮。

督脉穴

督脉经循行经文

督脉者，起于下极之篡，两阴之间会阴处名曰篡，篡之深处为下极，督脉之所始也。并于脊里，并脊上行，上至风府，入脑上巅，由风府而上入脑至百会之巅，循额至鼻柱，自百会循额而下鼻柱，属阳脉之海也。

按：督脉经穴凡二十八，起于长强，止于龈交，络于长强。

督脉经穴分寸歌

尾闾骨端是长强，二十一椎腰俞当，十六阳关十四命，十三悬枢脊中央，十一椎下寻脊中，十椎中枢穴下藏，九椎之下筋缩取，七椎之下乃至阳，六灵五神三身柱，陶道一椎之下乡，一椎之上大椎穴，上至发际哑门行，风府一寸宛中取，脑户二五枕之方，再上四寸强间位，五寸五分后顶强，七寸百会顶中取，耳尖直上发中央，前顶前行八寸半，前行一尺囟会量，一尺一寸上星会，入发五分神庭当，鼻端准头素髎穴，水沟鼻下人中藏，兑端唇尖端上取，龈交齿下龈缝乡。

本脉起于尾闾端之长强，循脊直上，过项入巅项，而前经额鼻而至齿之龈交穴止，中行凡二十八穴。

督脉穴图

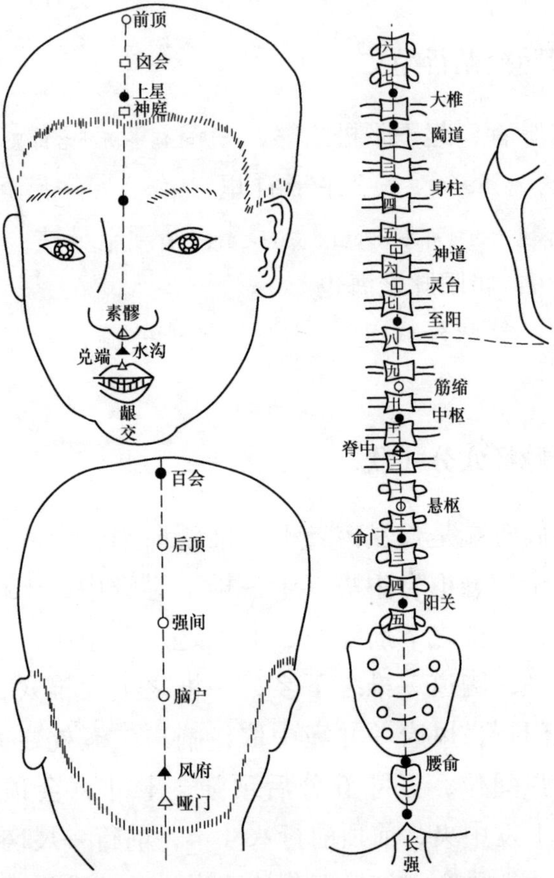

前顶
囟会
上星
神庭
素髎
兑端
水沟
龈交
百会
后顶
强间
脑户
风府
哑门
大椎
陶道
身柱
神道
灵台
至阳
筋缩
中枢
脊中
悬枢
命门
阳关
腰俞
长强

一、长强

【解剖】 有大臀筋、下臀动脉、尾闾骨神经。

【部位】尾闾骨端五分之处，肛门之上。

【主治】腰脊强急不可俯仰、狂病、大小便难、肠风下血、五痔五淋、下部疳蚀、洞泄、失精、呕血、小儿囟陷、惊痫瘈疭、脱肛泻血。

【摘要】《玉龙歌》：长强、承山，灸痔最妙。《席弘赋》："大敦若连长强寻，小肠气痛即行针。"又："小儿脱肛患多时，先灸百会后尾闾。"《百症赋》："针长强与承山，善主肠风新下血。"又："脱肛趋百会尾闾之所。"《灵光赋》："百会龟尾治痢疾。"《天星秘诀》："小肠气痛先长强，后刺大敦不用忙。"

【取法】尾骶之端，肛门之后陷中，伏而取之。

【针灸】针五分，灸二三十壮。

二、腰俞

【解剖】大臀筋之起始部，有下臀动脉、荐骨神经。

【部位】在尾闾骨之上部，二十一椎之下。

【主治】腰脊重痛、不得俯仰、腰以下至足冷痹不仁、强急不能坐卧（灸随年壮）。

【摘要】《席弘赋》："冷风冷痹疾难愈，环跳腰俞针与烧（烧针尾）。"

【取法】二十一椎之下，伏而取之。

【针灸】针三分，灸五壮。

三、阳关

【解剖】为第四腰椎部，有下臀动脉、荐骨神经支。

【部位】在第十六椎下。

【主治】膝痛不可屈伸、风痹不仁、筋挛不行。

【取法】十六椎下，伏而取之。

【针灸】针五分，灸五壮。

四、命门

【解剖】当第二腰椎部，有肋间动脉、脊椎神经。

【部位】第十四椎下。

【主治】肾虚腰痛、赤白带下、男子泄精、耳鸣、手足冷痹挛急、惊恐头眩、头痛如破、身热如火、骨蒸汗不出、痎疟瘈疭、里急腹痛。

【摘要】《标幽赋》：“取肝俞与命门，能使瞽士视秋毫之末。”痔漏下血、脱肛不食、泄痢、血崩、带下、淋浊，皆宜灸之，惟年满二十左右者，灸之有绝子之患。

【取法】十四椎下，正对脐中，伏而取之。

【针灸】针五分，灸三至数十壮。

五、悬枢

【解剖】为第一腰椎部，有脊椎神经。

【部位】在第十三椎下。

【主治】腰脊强不得屈伸、腹中积气、上下疼痛、水谷不化、泻痢不止。

【取法】十三椎下，伏而取之。

【针灸】针三分，灸三壮。

六、脊中

【解剖】有胸背动脉、肩胛下神经。

【部位】在十一椎下。

【主治】风痫癫邪、腹满不食、五痔、积聚不痢、小儿痢下赤白、秋末脱肛（每厕则肛痛不可忍，灸之）。

【取法】十一椎下，伏而取之。

【针灸】针三分，灸三壮。

七、中枢

【解剖】有胸背动脉、肩胛下神经。

【部位】第十椎之下。

【取法】第十椎之下，俯而取之。

【针灸】此穴不宜针灸。

八、筋缩

【解剖】有胸背动脉、肩胛下神经。

【部位】在第九椎下。

【主治】癫疾惊狂、脊强风痫目下视。

【摘要】脊强兮，水道筋缩。

【取法】第九椎下，俯而取之。

【针灸】针五分，灸三壮。

九、至阳

【解剖】有胸背动脉、肩胛下神经区。

【部位】在第七椎下。

【主治】腰脊强痛、胃中寒、不食、少气难言、胸胁支满、羸瘦身黄、胫酸四肢重痛、寒热解㑊。

【摘要】《胜玉歌》："黄疸至阳便能离。"《玉龙歌》："至阳却疸，善治神疲。"一云："灸三壮，喘气立已。"

【取法】第七椎下，俯而取之。

【针灸】针五分，灸三壮。

十、灵台

【解剖】有胸背动脉、肩胛下神经。

【部位】在第六椎之下。

【主治】今俗以灸气喘不能卧及风冷久嗽，火到便愈。

【取法】第六椎下，俯而取之。

【针灸】针三分，灸三壮。

十一、神道

【解剖】有横颈动脉之下行支、肩胛背神经。

【部位】在第五椎之下。

【主治】伤寒头痛、寒热往来、痎疟悲愁、健忘惊悸、牙车急、口张不合、小儿风痫瘈疭。

【摘要】风痫常发，神道还须心俞宁。

【取法】第五椎下，俯下取之。

【针灸】灸五壮，不宜针。

十二、身柱

【解剖】有横颈动脉之下行支、肩胛背神经。

【部位】在第三椎之下。

【主治】腰背痛、癫痫狂走、怒欲杀人、瘈疭身热、妄见妄言、小儿惊痫。

【摘要】《玉龙歌》："身柱蠲嗽，能除膂痛。"《百症赋》："癫疾仗身柱、本神之令。"同陶道、肺俞、膏肓，为治肺痨要穴。

【取法】第三椎下，俯而取之。

【针灸】针三分至五分，灸五壮。

十三、陶道

【解剖】有横颈动脉、肩胛背神经。

【部位】在第一椎之下。

【主治】痎疟寒热、洒淅脊强、烦满汗不出、头重目眩、瘈疭、恍惚不乐。

【摘要】《百症赋》："岁热时行，陶道复求肺俞理。"又："兼身柱、肺俞、膏肓，为治疗肺痨之要穴。"一云："此穴善退骨蒸之热。"

【取法】第一椎下，俯而取之。

【针灸】针五分，灸五壮。

十四、大椎

【解剖】有横颈动脉及肩胛背神经。

【部位】在第一椎上之陷凹中。

【主治】五劳七伤乏力、风劳食气、痎疟久不愈、肺胀胁满、呕吐上气、背膊拘急、项颈强不得回顾。

【摘要】能泻胸中热及诸热气。一云："治身痛寒热、风气痛、又能治气短不语。"

【取法】第一椎上陷中，正坐取之。

【针灸】针五分，灸三壮。

十五、哑门

【解剖】有项韧带、横颈动脉、肩胛背神经。

【部位】入发除五分。

【主治】颈项强急不语、诸阳热盛、衄血不止、脊强反折、瘈疭癫疾、头风疼痛汗不出、寒热风痉、中风、尸厥暴死、不省人事。

【摘要】《百症赋》:“哑门、关冲，舌缓不语而要紧。”

【取法】正坐，入发际五分，当两筋之间取之。

【针灸】针二三分，不宜深，深则令人失音。不宜灸，灸之令人哑。

十六、风府

【解剖】有后头筋、后头动脉、大后头神经。

【部位】在项后入发际一寸，脑户后一寸五分。

【主治】中风舌缓、暴喑不语、振寒汗出、身重偏风、半身不遂、伤风头痛、项急不得回顾、目眩反视、鼻衄咽痛、狂走悲恐惊悸。

【摘要】主泻胸中之热。《席弘赋》:“风府风池寻得到，伤寒百病一时消。”又:“阳明二日寻风府。”《通玄赋》:“风伤项急求风府。”《肘后歌》:“腿脚有疾风府寻。”

【取法】哑门上五分，正坐取之。

【针灸】针三分，禁灸。

十七、脑户

【解剖】为后结节之下部。

【部位】在枕骨下，强间后一寸五分。

【取法】正坐，风府直上一寸五分取之。

【针灸】此穴禁针灸。

十八、强间

【解剖】为后头颅顶之缝合部。

【部位】在后顶后一寸五分。

【主治】头痛项强、目眩脑旋、烦心呕吐涎沫、狂走。

【摘要】《百症赋》："强间、丰隆之际，头痛难禁。"

【取法】脑户上一寸五分，百会后三寸，正坐取之。

【针灸】针二分，禁灸。

十九、后顶

【解剖】有颞颥动脉后支、后头神经。

【部位】在百会后一寸半。

【主治】颈项强急、额颅上痛、偏头痛、恶风、目眩不明。

【取法】正坐，百会后一寸五分取之。

【针灸】针二分，灸五壮。

二十、百会

【解剖】有帽状腱膜、颞颥动脉后支、后头神经。

【部位】当头正中。

【主治】头风头痛、耳聋鼻塞、鼻衄、中风语言謇涩、口噤不开或多悲哭、偏风、半身不遂、风痫、卒厥、角弓反张、吐沫、心神恍惚、惊悸健忘、痎疟、女人血风、胎前产后风疾、小儿痫风惊风、脱肛久不瘥。

【摘要】《灵光赋》:“百会龟尾治痢疾。”《席弘赋》:“小儿脱肛患多时，先灸百会后尾骶。”又:“咽喉最急先百会。”《玉龙歌》:“中风不语最难医，发际顶门穴要知，更向百会明补泻，即时苏醒免灾危。”《胜玉歌》:“头疼眩晕百会好。”《杂病穴法歌》:“尸厥百会一穴美。”

【取法】正坐，从耳尖之直上，当头之正中取之。

【针灸】针二三分，灸宜多壮。

二十一、前顶

【解剖】有囟会动脉后支及前额神经。

【部位】在囟会后一寸五分。

【主治】头风目眩、面赤肿、小儿惊痫、瘈疭、鼻多清涕、颈项肿痛。

【摘要】《百症赋》:“面肿虚浮，须仗水沟前顶。”

【取法】正坐，百会前一寸五分取之。

【针灸】针三分，灸五壮。

二十二、囟会

【解剖】为前头骨、颅顶骨之缝合部。

【部位】在上星上一寸。

【主治】脑虚冷痛、头风肿痛、项痛目眩、鼻塞不闻香臭、惊痫戴目。

【摘要】《百症赋》："囟会、玉枕，头风疗以金针。"《玉龙歌》："卒暴中风，囟门百会。"

【取法】百会前三寸取之。

【针灸】针二分，灸五壮。

二十三、上星

【解剖】有前头筋、前头神经、三叉神经之第一支。

【部位】在鼻之直上，入发际一寸。

【主治】头风头痛、头皮肿、面虚、恶寒、痎疟、寒热汗不出、鼻衄鼻涕、鼻塞不闻香臭、目眩睛痛、不能远视，以三棱针刺之。

【摘要】《胜玉歌》："头风眼痛上星专。"《玉龙歌》："头风鼻渊，上星可用。"

【取法】正坐，前发际入发一寸取之。

【针灸】针三分，不宜多灸。

二十四、神庭

【解剖】有前头筋、前头神经、三叉神经。

【部位】入发际半寸。

【主治】发狂、登高妄走、风痫癫狂、角弓反张、目上视、不识人、头风鼻渊、流涕不止、头痛目泪、烦满喘咳、惊悸不得安卧。

【摘要】《玉龙歌》:“头风鼻渊,上星可用。”又:“神庭理乎头风。”

【取法】正坐,前发际入发五分取之。

【针灸】此穴禁针,灸三壮。

二十五、素髎

【解剖】有外鼻神经、分歧口角动脉。

【部位】鼻端准头。

【主治】鼻中息肉不消、喘息不利多涕、衄血、霍乱。

【取法】于鼻端取之。

【针灸】此穴禁灸,针一分。

二十六、水沟

【解剖】为上颚骨部,有口轮匝筋、鼻中隔动脉、下眼窝神经。

【部位】鼻下沟之正中。

【主治】中风口噤、牙关不开、卒中恶邪、不省人事、癫痫卒倒、消渴多饮水、口眼㖞斜,俱宜针之。若风水面肿,针此一穴出水尽立愈。

【摘要】《玉龙歌》:“人中、委中,除腰脊痛闪之难制。”又:“大陵、人中频泻,口气全除。”《百症赋》："面肿虚浮，须仗水沟前顶。"《灵光赋》："水沟间使治邪癫。"

【取法】正坐，于鼻下水沟上端取之。

【针灸】针三分，不宜灸。

二十七、兑端

【解剖】为口轮匝筋部，循行上唇冠状动脉。

【部位】在上唇之端。

【主治】癫痫吐沫、齿龈痛、消渴、衄血、口噤、口疮。

【摘要】《百症赋》："小便赤涩，兑端独泻太阳经。"

【取法】于上唇尖端取之。

【针灸】针三分，不灸。

二十八、龈交

【解剖】上颚骨齿槽突起之黏膜部，有口冠状动脉、三叉颜面神经。

【部位】在唇内齿上龈缝中。

【主治】面赤心烦痛、鼻生息肉不消、颈额肿痛、头项强、目泪多眵赤痛、牙疳肿痛、小儿面疮。

【摘要】《百症赋》："鼻痔必取龈交。"

【取法】上唇之内，上齿之上，龈缝之中取之。

【针灸】针三分，逆针之，不灸。

第三章　附录篇

经外奇穴

一、患门

主少年阴阳俱虚、面黄体瘦、饮食无味、咳嗽遗精、潮热盗汗、心胸背引痛、五劳七伤等症，无不效。先用蜡绳一条，以病人男左女右脚板，从足大蹈趾头齐量起，向后随脚板当心贴肉直上，至膝弯大横纹中截断。次令病人解发匀分两边，平身正立，取前绳子，从鼻端齐，引绳向上，循头缝，下脑后，贴肉随脊骨直下，至绳尽处，以墨点记。别用杆心，按于口上，两头至吻，却钩起杆心，中心至鼻端根，如人字样，齐两吻截断，将此杆展直，于先点墨处，取中横量，勿令高下，于杆心两头尽处，以墨记之，此是灸穴。初灸七壮，累灸至百壮。

又法：治虚劳羸瘦。令病人平身正直，用草于男左女右自脚中趾尖量过脚心，而上至脷纹处切断。却将此草自鼻尖量起，从头正中至脊，以草尽处，用墨点记。别用草一条，令病人自然合口，量阔狭切断，却将此草于墨点上平置，两头尽处是穴，灸时随年多一壮。

二、四花穴

治病同患门，令病人平身正立，稍缩臂膊，取蜡绳绕项向前，前平结喉骨，后平大椎骨，俱墨点记，向前双垂与鸠尾穴齐切断，却翻绳向后，以绳原点大椎墨，放结喉墨上，结喉墨放大椎骨上，从背脊中双绳头贴肉垂下，至绳头尽处，以墨点记。别取秆心令病人合口勿动，横量齐两吻切断，还于背上墨记处，折中横量，两头尽处点之，此是灸穴。又将循脊直量上下点之，此是灸穴。初灸七壮，累灸百壮，但疮愈病未愈，依前法复灸，故云累灸百壮。

注意灸此等穴，初只可三五壮，并须灸足三里以降火气。

附：崔志悌四花穴法

以草秆心量口吻切断，以如此长裁纸成四方形，当中剪小孔，别用长秆踏脚下，与脚大趾为齐，后取至曲脉横纹中为止，断了，却以之环在结喉下，垂向背后，看秆止处，即以前小孔纸当中安停，纸之四角，即灸穴也。

按此灸法皆阳虚所宜。华佗云：“风虚冷热，惟有虚者亦不宜灸。”但方书云：“虚损痨瘵只宜早灸膏肓四花。”乃虚损未剧之际，如瘦弱兼火，虽灸亦宜灸内关、足三里，以散其痰火，早年阴虚不宜灸。

三、骑竹马灸法

专主痈疽发背、肿毒疮疡、瘰疬疠风、诸风、一切无名肿毒。灸之散毒，泻心火。先从男左女右臂腕中横纹起，用薄篾条量至中指尽肉处切断，却令病人脱去上下衣裳，以大竹杠一条跨定，两人徐徐扛起，足要离地五寸许，两旁更以两人扶定，勿使动摇不稳，却以前量竹篾贴定竹杠竖起，从尾骶骨贴脊量至篾尽处，以墨点记，却比病人同身指寸篾二寸平折，于前点墨上，自中横量两旁各开一寸是穴，可灸三七壮。

四、腰眼

此穴一名遇仙穴，又名鬼眼穴，治痨瘵已深之难治者。点此穴令病者解去上体衣服，于腰上两旁微陷处谓之腰眼穴。直身平立，用笔点定，然后上床合面而卧，每灼小艾炷七壮，灸之，能九壮、十一壮最妙，瘵虫或吐出或泻下即安，或令病人去衣举手向上，略转后些，则腰间两旁自有微陷可见。

五、太阳

此穴治头风、头痛、赤眼，在两额角眉后青筋上，须刺出血。

六、海泉

治消渴，在舌下中央脉上，须刺出血。

七、左金津、右玉液

治消渴，口疮舌肿。在舌下两边紫脉上，须刺出血。

八、机关

凡卒中风，口噤不开，灸之。在耳下八分微前，灸五壮立愈。

九、百劳

治瘰疬，联珠疮。在大椎向发际二寸点记，各开一寸，灸七壮，神效。

附：灸瘰疬法

百劳灸三七壮或百壮，肘尖百壮，又问明初出核，以针贯核中，即以石雄黄末和熟艾作炷，灸核上针孔三七壮，诸核从此消矣。

十、肘尖

治肠痈瘰疬，屈两肘尖骨头，各灸百壮。

十一、通关

左捻能进饮食，右捻能和脾胃，专治噎膈，此穴在中脘穴旁各五分。

十二、直骨

治远年咳嗽，炷如小豆大，灸三壮，男左女右，不可差误，其咳即愈，不愈不可治。穴在乳下，大约离一指头看其低陷之处，与乳直对不偏者是穴，妇人按其乳直向下，看乳头所到之处是正穴。

十三、夹脊

治霍乱转筋，令病者合面卧，伸两手着身，以绳横牵两肘尖，当脊间绳下两旁，各开一寸半，灸百壮，无不瘥者，此华佗法也。

十四、精宫

专治梦遗，灸七壮，有神效，在背第十四椎下，各开三寸。

十五、足太阴、太阳

治妇人逆产，足先出。刺太阴入三分，足入，乃出针。穴在内踝后白肉际，骨陷委宛中。胞衣不出，刺足太阳入四分，在外踝后一寸委宛中。

十六、鹤顶

主两足瘫痪无力，灸七壮，穴在膝盖骨尖上。

十七、足小趾尖

治妇人难产不下，灸足小趾尖即下云。

十八、中魁

中魁穴，在中指上第二节骨尖，屈指得之，治五噎、翻胃、吐食，灸七壮。

十九、大小骨空

大骨空在手大指中节上，屈指当骨尖陷中，小骨空在手小指第二节尖，统治目久病、生翳膜、内障、流泪、眼癖等，灸七壮。

二十、痞根

痞根在背十一椎旁开三寸五分，治痞块有神效，左患灸左，右患灸右，灸每次须二七壮。

第四编　针灸治疗讲义

伤寒门

《难经》曰：伤寒有五，曰中风，曰伤寒，曰湿温，曰热病，曰温病。故伤寒者，概括外感诸症而言也。凡疾病之由外受者，谓之外感。外感之邪，由皮毛而腠理，而后传入经络脏腑，引起人身之内脏、血液、神经等起变化，此伤寒之所由作也。汉时张仲景，将伤寒之症状分属于太阳、阳明、少阳、太阴、少阴、厥阴六经论治。三阳证中，则有表证腑证；三阴证中，则有寒化热化。六经之中，复有合病、并病、传变等等，分条缕析于所著《伤寒论》中，言之极详，为后世医家治疗伤寒之正宗。惟全书洋洋数万言，非短期间所能研究，兹挈六经之提纲，舍其汤药之方剂，参入针灸之治法，分别言之，欲得其详者，非读《伤寒论》全书不可。

一、太阳

【症状】头项强痛、恶寒、脉浮。如兼体痛呕逆，无汗脉紧者，为伤寒；如兼发热，汗出恶风脉缓者，为中风。

【病因】伤寒有广义、狭义二种。广义之伤寒，概括外感诸病而言；狭义之伤寒，即本条太阳病之伤寒证也。外感之邪，侵入人身之表部，名太阳病，为风寒袭入化病之第一期也。人身感受外界之寒邪，血管收缩，故脉浮紧；血液滞涩，故头项强痛；寒邪外束，周身之毛孔闭塞，故无汗；肺气不宣，故呕逆；毛孔闭塞，体温不能外达，故恶寒。如感受风邪，则风属温化，能使神经兴奋，促进汗腺之排泄机能，故汗出；汗腺弛张，毛孔不闭，故恶风；体温因汗出而外达，故发热。

【治疗】风府（针泻）、合谷（同上）、头维（同上）、风门（针灸）。

二、太阳腑病

【症状】太阳病发汗后，脉浮、发热、渴欲饮水、水入则吐、小腹硬痛、小便不利，此为蓄水症。若少腹硬痛、脉微而沉、小便自利、其人如狂，此为蓄血症。

【病因】太阳之腑为膀胱，俗称尿胞，为贮尿之囊。其底旁左右各有输尿管一条，通于肾脏，人身饮食之水，由肾脏分泌后，再由输尿管而入膀胱，贮蓄既满，则由膀胱之排尿口从尿道泄出。若病邪入膀胱，则排尿口因病邪之刺激，而括约闭锁，是以小便不利，愈积愈多，因而胀满，故少腹发硬而痛。同时肾脏因膀胱不能排泄，其分泌机能，亦受障碍，既不能分泌，自不能吸收，故虽渴欲饮水，而水入即吐也。若蓄血症，则因病邪入于血管，肾脏分泌不能得力，则热邪并入血中，自膀胱而出，若一时尽下，则病自解，无容医治，故《伤寒论》有“太阳病不解，热结膀胱，其人如狂，血自下，下之则愈”之明文。若结于膀胱而不下，或下而不尽，或虽小便通利，而少腹仍硬痛也。

【治疗】蓄水：大椎（针）、曲池（同上）、阴陵泉、足三里、小肠俞、中极、膀胱俞（以上均针）。

蓄血：中极、三里、神门、内关、膀胱俞（以上均针）。

三、阳明

【症状】壮热、烦躁、不恶寒、大渴引饮、大汗出、脉洪大而数、唇口干燥，此为阳明经病。如日晡潮热谵语、口臭气粗、腹痛拒按、矢气频转、大便秘结、小便短少、脉沉实有力，甚则沉伏，此为阳明腑证。

【病因】经病：有由于太阳病失于调治，转属阳明。或由体气衰弱，风寒之邪长驱直入而成。盖风寒之邪，袭入人身，体温不能外达故发热。久而不解，则体温充盛，故壮热。表寒已罢，故不恶寒。脏腑受高热熏灼，故烦躁。因其热度过高，津液受其蒸迫，故大汗大热。津液被夺，脏腑肌肉，失其滋润，故唇舌干燥而口发渴，欲饮水以自救也。热盛则心房张缩强而速，故脉亦洪大而数。

腑病：阳明之腑为胃肠，良由热邪深伏于肠胃，故肌肤反不觉大热，而为发作有时之潮热。胃中之迷走神经，受高热之刺激，影响于脑。脑神经失其正常之知觉，故谵言妄语，神识模糊，热则灼津，肠胃枯燥，失其蠕动之能力，不能滋润糟粕以排泄之，结于肠中，而成燥屎，故大便不行。秽臭之气，则由肛门泄出，故矢气频转。因燥屎停滞肠中，故腹痛而拒按。津液为大热所劫，肾脏无从吸收水分，分泌量减少，故小便短少。

【治疗】二间、三间、合谷、曲池、内庭、解溪、中脘、足三里、支沟、照海（均针泻）。

四、少阳

【症状】寒热往来、胸胁苦满、默默不欲饮食、心烦喜呕，口苦咽干、头痛在侧、目眩耳聋、脉弦细或弦数。

【病因】或由太阳转变而来，或由风寒直入而成。太阳之邪在表，故曰表证。阳明之邪在里，故曰里证。少阳之邪，既不在表，又不在里，而在于胸膜、肋膜、及横膈膜等处，躯壳之内，脏腑之外，介乎表里之间，故曰半表半里证。邪在表则恶寒，在里则发热，少阳之邪，在半表半里，故有表证之恶寒，复有里证之发热，而成寒热往来之现象。因其邪在胸膜、肋膜、横膈膜等处，附近之肝脾膵三脏，亦因之而肿大，气血亦不能畅行，故胸胁部自觉满闷。同时胃之消化机能，亦受病邪之影响，故默默不欲食。横膈膜痉挛，故欲呕。少阳之腑为胆，胆得热则分泌力亢进，胆汁上溢，故口苦。胸胁部发热，故心烦而咽干。病邪上澈，头部血管郁血，故头痛。耳部之听神经，与目部之视神经，因受邪之影响，而发生变化，故目眩耳聋。

【治疗】足临泣、足窍阴、期门、中渚、间使。

按：伤寒三阳经中，太阳、阳明各有经病腑病，前人区别甚详，惟少阳腑证独缺。谢利恒先生谓目眩口苦，系胆火上炎；胸胁苦满，系胆火扰胃；寒热往来，系三焦不和。是少阳见症之目眩、耳聋、胁痛为经络病。经病腑病，往往齐见而混合，故小柴胡汤一方，亦经腑合治而不分，并非少阳无腑病也。

又按：俞根初先生《通俗伤寒论》，则谓寒热往来，耳聋胁痛为经病；目眩咽干，口苦善呕，膈中气塞为腑病。二说虽略有不同，而经腑每多合病，不必为之强分也。本篇少阳条，亦经腑合而言之，而治疗条中，所取各穴，亦已概括经病腑病之治法矣。

五、太阴

【症状】腹满而吐、食不下、时腹自痛、自利不渴、脉迟或微、舌苔白，是为寒化。兼壮热烦渴、舌焦黄、脉洪数者，为热化。

【病因】凡病邪侵入人身，正气出而抵抗，正邪相搏而发生种种现象，是谓病症。然人之体质有强弱，年龄有盛衰，年富质强者，正气之力有余，与病邪相抵抗，则成机能亢进之现象是为阳证，即热化也。年老质衰者，正气之力不足与病邪相抵抗，则显机能衰减之现象，是为阴证，即寒化也。故受病之原因虽同，而为寒化热化，则每因病者体质之强弱为各界也。夫太阴者，脾脏也。古人以上列诸症为脾病，实则即肠胃病也。寒化证，乃由体质孱弱，冷气内侵，或饮食生冷，以致肠胃受寒，饮食留滞于中，不能消化，故腹胀满而痛，而饮食不进也。因其为寒化，故口不渴。血液得寒则凝泣，血行慢缓，故脉迟或细。若夫热化，则体温增高，故壮热。水分因热而消夺，故口渴舌焦。此寒化热化之别也。致于吐痢，为寒化热化皆有之症，盖胃肠得寒，则血管收缩，失其吸收作用，故上逆而为吐，下注而为痢；得热则蠕动亢进，血管不及吸收，故亦为吐痢也。

【治疗】寒化：隐白、公孙、足三里、中脘、章门。

热化：少商、三阴交、隐白、大都、中脘、天枢。

六、少阴

【症状】目瞑蜷卧、声低息微、不欲食、身重恶寒、四肢厥逆、腹痛泄泻、自利清谷、口不渴、脉细缓、舌白，此为挟水而动之寒化症。若心烦不寐、肌肤灼燥、小便短数、脉虚数、舌光红、少津液，此为挟火而动之热化症。

【病因】肾虚之体，外邪侵袭肾经。肾阳虚者，则挟水而动；肾阴虚者，则挟火而动。挟水而动者，是为寒化，为全体机能衰减之病也。下焦虚寒，体温减低，不能达于四肢，故恶寒而四肢厥逆；寒邪过盛，血流缓滞，心脏衰弱，故声低息微，不欲言语，两脉细缓；四肢之神经与血管，得寒而收缩，故身痛而蜷卧；肠胃不能消化，肾脏失于吸收，故泄泻而自利清谷。挟火而动者，是为热化，则因体温亢进，津液大伤，故肌肤灼燥；神经因热而兴奋，故心烦而不能安寐；津液少则血管空虚，体温高则血行迅速，故脉虚数。

【治疗】寒化：肾俞、肓俞、关元、太溪、复溜（各穴俱针，均灸）。

热化：涌泉、照海、复溜、至阴、通谷、神门、太溪（各穴针泻之）。

七、厥阴

【症状】张目直视、烦躁不眠、热甚不恶寒、口臭气粗、四肢厥冷、心胸灼热、热甚厥深，或下利脓血，或喉烂舌腐、脉弦数而洪、舌红或紫或绛，此为纯阳证。若四肢厥冷、爪甲青黑、腹中拘急、下利清谷、呕吐酸苦、脉细迟或沉，此为纯阴证。若腹中痛挛、四肢厥冷、吐利交作、心中烦热、渴喜饮冷、饮下即吐、烦渴躁扰、脉象细弦或细数不静、舌或黄或白、舌质红似润而齿干，此为阴阳错杂症。

【病因】厥阴为六经之极里，阴之尽，阳之生，故有纯阳证，有纯阴证，又有阴阳错杂症。纯阳证由热邪传变而来，纯阴证为寒邪直中而得，阴阳错杂症，为直中之寒邪，与传变之热邪，互相错乱而成。兹分别言之：

纯阳证：热邪传入厥阴，体温极高，故热甚而不恶寒，厥阴属肝，肝热上澈，故目开而直视；热盛则气血沸腾，故烦躁不眠，心胸灼热；因其内有急剧之热，气血内趋以事救济，不能充达于四肢，故四肢反觉清冷。内热愈盛则冷亦愈甚，故曰热深者厥亦深。喉舌为热邪所熏灼，而喉烂舌腐；热邪入肠中，肠壁发炎，肠膜溃烂，故下利脓血。

纯阴证：寒邪直中厥阴，体温之生成因之减少，不能达于四末，故四肢厥冷，与纯阳证之因寒而厥者，适得其反。其辨别之法：先热而后厥者为热厥，不热而厥者为寒厥。寒邪盛则血行瘀滞，故爪甲青黑；伤胃得寒而不运化，故下利清谷，呕吐酸水。

阴阳错杂症：阴阳错杂，寒热互见，故有阴证之吐利厥冷，腹中痛挛等症；复有阳证之心中烦热，渴欲引冷等症。然非纯热，故虽饮下即吐也。

【治疗】纯阴证：肝俞、关元、行间、中脘、期门（五穴用灸治之）。

纯阳证：大敦、中封、期门、灵道、肝俞。

阴阳错杂症：中封、灵道、关元、间使、肝俞。

温热门

伤寒与温热皆外感病也，惟外邪之侵袭人身，因其所入之部位不同，或所受之气邪各异，其所病则异焉。夫伤寒为感受外界之寒邪，由毛窍而入，渐次传里，初起必有恶寒见症，入阳明始从热化。故其发现大热时，必在数日以后，其发也缓。而温热则不然，盖温热之邪，从口鼻而入，初起少恶寒症状，即有之亦甚微而易解，旋即大热口渴，或神昏谵语，相继而来，其发也暴，此伤寒温热辨别之大要也。兹复采戴北山《广温热论》中，伤寒与温热之辨法五种，撮要录之如下：

1. 辨气

伤寒由外入内室，有病人无病气，间有有病气者，必待数日之后，转入阳明经腑之时。若温热之病气从中蒸发于外，病初即有病气触人，以人身脏腑津液，逢蒸而发。（下略）此节言伤寒无臭气，温病则有臭气也。

2. 辨色

风寒主收敛，面色多光洁。温病主蒸散，面色多垢晦，或如油腻，或如烟蒸，望之可憎者，皆温热之色也。

3. 辨舌

风寒在表，舌多无苔，即使有苔，亦薄而滑，渐传入里，方由白而转黄、转燥、转黑。温热头痛发热舌上便有白苔，且厚而不滑，或色兼淡黄，或细如积粉。传入阳明，则兼二三色，或白苔且燥，又有至黑不燥者，则以兼色之故。(下略)

4. 辨神

风寒中人，自知所苦而神清，传里入胃，始有神昏谵语之时。温病初起，便令人神情异常，而不知所苦，大概烦躁居多，且或扰乱惊悸，及问何所苦，则不自知，即间有神清而能自主者，亦多梦寐不安，闭目若有所见。(下略)

5. 辨脉

温热之脉，传变后与风寒颇同，初起时与风寒迥别。风寒初起脉无不浮，温邪从中道而出，一二日脉多沉数。

读戴氏文，则温热与伤寒之辨别，已甚明了，然所谓温热者，乃一切温病热病之总称。病之属于温热者，则有风温、暑温、温毒、温疫、湿温、秋温、冬温等等。揆其起病之原有二：一曰外感温热，一曰伏气温热。外感温热者，即感受温热之邪，随感随发者是也。伏气温热者，乃感受外邪而不即病，潜伏人身，至相当时期而发。《内经》所谓“冬伤于寒，春必病温；冬不藏精，春必病温”等是也。夫病邪既袭人身，安可潜伏不动，相安无事，而经过此长期，始为病貌，视之殊属妄谈。然借证于西学，则知其为不谬。我中医之所谓病邪，即西医之所谓细菌。细菌侵袭人身，人身之体质强健，抵抗力强，则细菌亦没由施其技，而寄生于血液，或脏腑间，因而繁殖，是谓潜伏期。发育既多，抵抗力不能支持，其病乃作，是谓发作期。伏气温热之原，良有以也。

一、风温

【病状】微恶寒、发热头痛、咳嗽胸闷、自汗出，或见鼻衄、舌黄或白、脉浮数。

【病因】《经》云：“冬伤于寒，春必病温。”良由内有伏邪，至春令时届温暖，因受外邪引诱而发，此乃伏邪为病，其原理已述于前。亦有内无伏邪，因春时气候温暖，人身之阳气外泄，腠理渐疏，猝遇时感，致成此疾。夫所谓风温者，乃风中夹热气，人感触之，由口鼻而入于肺，肺气不宣，故胸闷不舒，病邪积蓄肺部，气管因之不利，故发咳嗽。若热度较高，鼻部血管，乃充血而破裂，血溢于外，故鼻衄。热量充实肌腠，故发热。头痛者，血中废物内蕴脑部，毛细管郁血，故头部觉痛也。

【治疗】鱼际、经渠、尺泽、二间（针泻）。

二、暑温

【症状】头痛壮热、烦渴引饮、瞀闷喘促、甚有神志不清、汗出如渖、脉象洪数或虚数、舌光绛。

【病因】温病之发于正夏者，名曰暑温。盖炎夏暑热当令，赤日悬空，酷热如焚，人在气交之中，感受暑热之气，因而成病者，是谓暑热。暑热之邪，侵袭人身，由肺直入，体温增高，故壮热。热邪蒸迫津液外出，故汗出如渖。烦渴引饮者，大热伤津也。瞀闷喘促者，热聚肺，肺气膨胀而从气管以排泄也。热邪激越，脑神经被刺激，故神志不清。热盛则脉洪数，津伤则脉虚数。舌光而色绛者，亦热重律伤之故也。

【治疗】经渠、神门、涌泉、委中、陶道、支沟（神志不清者加针人中）。

三、温毒

【症状】壮热面赤、大渴引饮、口气秽浊、咽痛喉肿、目红、气出如火、心中烦躁、神昏谵语、舌黄或红、脉象洪数。

【病因】温热之邪，兼夹秽浊之毒，触之成病，直干心包内脏，而入血分，其热尤甚于暑温，故不但壮热烦渴、神昏谵语，更觉心中烦热，呼出之气如火也。咽喉受热毒之熏灼，因而发炎，热毒上乘，目部因而充血，故目赤。此症为温热病中最危最重之候，正如火之燎原，非大清其热毒不足济也。

【治疗】少商、商阳、中冲、关冲、少冲、少泽、委中（俱刺出血）。支沟、合谷、劳宫（针泻）。

四、秋燥

【病状】初起恶风寒、发热无汗、烦躁、痰嗽胸闷、口唇渴燥、舌无苔而燥，甚则喘促咳逆、咯血、胁肋膺乳掣引而痛、不能转侧。

【病因】燥气为病，多起秋令，盖金风飘拂，燥烈之气大行，人感之则成病，或暑热内伏，复感外邪而发。凡燥气伤人，首先犯肺，次传于胃，燥邪伤肺，故痰喘胸闷，甚则气促咳逆，肺热过重，肺络破裂，血从气管外溢，故咯血。肺脏受病而波及附近之胁肋膺乳等处，故亦掣引作痛也。

【治疗】少商、鱼际、尺泽、内庭、金津、玉液。

五、冬温

【症状】身热微恶寒自汗（或不恶寒）、头痛咳嗽、烦热而渴、咽痛或颊面肿、甚则神昏谵语、舌黑齿燥、脉浮数。

【病因】立冬以后，立春以前，所发之温病，即名冬温。夫冬月严寒，理无温病，良由气候反常，应寒而反温，其不正之气中于人而发出；或平素嗜食温热之品，致内有蓄热，兼感外邪，而发温邪。在肺则肺失清肃，温邪郁结于肺，故咳嗽咽痛。温邪上越，则面浮颊肿。温邪在胃，则口渴引饮。热盛犯脑，则神昏谵语。津液枯涸，则舌黑齿干。冬温见此，则为危笃之候，颇难调治，亟宜清热养津，或可挽救。

【治疗】鱼际、合谷、液门、内庭、复溜、神门、间使。

六、湿温

【症状】初起微恶寒、继则发热（午前较轻，午后则剧）、饮食多思、身痛头重、脘腹胸胁痞满、小溲短赤、面色垢浊、渴不多饮、神志模糊，甚则言语谵妄、舌苔厚腻垢浊口糊、两脉濡细或濡数。

【病因】湿温病多患于长夏秋初之时，盖此时既多暑热，每多淫雨，暑热与雨湿交蒸，化生湿热之邪，人感触之，辄病湿温，或饮食厚味，肠胃吸收作用减退，因而生湿，复感外邪而成。夫湿温之邪，侵袭人身，则汗液停蓄而起郁血，故初起有微恶寒及身痛头重等症，惟不若伤寒之恶寒重也。湿热之邪与体温相郁蒸，故继则蒸蒸发热，热度有时而升降，有时而减轻，有时加剧，湿热留于肠胃，运化失职，故不思饮食。胃中之饮食腐败发酵，故脘腹胀满。津液停滞而为痰浊，积贮于肺，故胸胁不舒。凡肠胃之病，舌苔必厚，以其热浊之气上熏也，故湿温之舌苔亦厚腻。若舌质红绛无苔则为津液大伤，热毒亢盛之症，湿温见此，势难乐观。若神志模糊，言语谵妄者，则为热毒犯脑，亦属重候。然有湿温初起，即模糊谵语者，则为湿痰蒙蔽神经使然，与盛热犯脑之症，不可一例观也。

【治疗】间使、太渊、期门、章门、中脘、大椎、曲池、合谷。

七、温疟

【症状】先热后寒、热重寒微或但热不寒、口渴引饮、骨节烦疼时呕、病以时作、起伏似疟、舌苔黄或绛、脉弦数。

【病因】古人谓此症，由于冬月感受风寒之邪，潜伏人身，至夏月因暑热之引诱而发，实则即感受之温热邪而成温热性之疟疾也。故其症状与普通疟相类，惟其纯属热邪，故但热不寒，或发轻微之寒，不若普通疟疾之恶寒战栗也，便有口渴引饮，舌干或绛等等，皆为热邪伤津之微。时呕者，则为热邪犯胃也。

【治疗】后溪、大椎、间使。

八、温疫

【症状】发热恶寒、口渴心烦、头晕咽痛、面色赤、舌上隐起红点、胸闷身倦，甚则神昏谵语、舌黑唇焦、咽喉肿烂，为流行性之温病，且为温热病中危亟之症也。

【病因】 疫，厉气也。厉气之结，或由天地之造成，或由人事之感招。其发也，每多各乡各镇，沿门阖户，相继而发，病状相同，如役使然，故称疫病。温疫者，乃瘟疫热性之疫病。其中于人也，由口鼻而入心肺，热毒鸱张，血液沸腾，故初起即现发热、口渴心烦、咽肿等症，变化迅速，若不亟治，津液枯燥则舌黑唇焦、咽喉肿烂、神昏谵语等症相继而来，可畏孰甚。

【治疗】 十二井穴或十宣穴（俱刺出血）。大椎、合谷、神门、内关、尺泽。

附：白痦

白痦一症，每多发于湿温病中，伏暑、春温、冬温等症，间或有之，然不多见。盖湿温之邪，侵袭人身，最为缠绵难愈，故古人有湿为黏腻之邪，不易速愈之说也。迁延日久，则因微汗频濡，皮肤松浮，若一经大汗，则汗孔之皮肤内含汗液，锭起而为白痦，色如晶莹，小粒如粟，扪之累累，汗多痦密，汗少痦疏，无论其为多为少，皆为病邪欲解之佳象也，毋庸调治。兼有他症未罢者，则治他症，不须顾虑白痦。兹特述其病状以为临证时之参考也。

附：瘢

瘢症多见于温毒、温疫、暑温等症中，良由热盛或误治而成温热之邪。温伏血液，血液不洁，得然而沸腾，借肌表以为透发之地，于是乎癍点出焉。色鲜红，有迹无形，多发于胸腹肢体，为热盛之征。色紫者热毒更盛也，若色黑则为热极不治之症，古人谓癍黑胃烂者是也。治癍之法则惟清泄血热，为不二法门，取穴宜委中、尺泽、十二井穴等，均刺出血，庶乎血中之热毒减而癍亦退也。

暑病门

暑为六气之一，《内经》谓之暑，《伤寒》与《金匮》则谓之暍。暑为阳邪，热病居多，夏至以先天未大热，故《经》以先“夏至日为病温，后夏至日为病暑”。诚以赤帝当令，天暑炎炎，地热蒸蒸，人感触之，则成暑病。然则富贵之家，避暑于深堂水阁，密树浓阴，似可不生暑病，殊不知大扇风车，任情悦性，过袭阴凉，此所谓“静而得之者为阴暑”。贫贱之躯，则虽盛暑烈日之时，农夫田野，经商长途，奔走劳役，不辞辛苦，暑病固所难免，此所谓“动而得之者为阳暑”。他如口腹之不节恣食生冷，或起居失调，夜卧当风，此皆暑病之起因也。考古人之言暑，文有中暑、暑厥、伏暑等称，兹分解之：

一、中暑

【症状】身热或微恶寒、汗出而喘、烦渴多言、倦怠少气、面垢齿燥、脉芤；兼风则发热恶风、身体疼痛；兼湿则身热疼痛、胸闷、头痛。

【病因】夏月炎帝司令，暑热高悬，烁石流金，吾人感之辄成中暑，多由太阳而入，阳明其应，故初起时，或间有太阳表证之恶寒，随即转阳明而发热也。夫暑为热邪，最易耗气伤津。气耗则倦怠少气，津伤故口渴齿燥，津气两伤，血管空虚，故脉芤。兼风者名暑风，风束肌表，体温不能外达，故恶寒较甚；兼湿者名暑湿，湿邪内阻，气机呆滞，故胸闷头重也。

【治疗】少泽、合谷、曲池、内庭、行间。

二、暑厥

【症状】四肢厥逆、面垢齿燥、二便不通、神志昏迷、脉滑而数、舌光红，或一厥而热便得汗解，或再三厥而热，但头汗出，此热深厥亦深也。

【病因】暑秽郁蒸，人感触之则成暑厥。盖暑热之邪，兼夹秽气，直入人身内部，则血内趋以事救急，不能达于四肢，故四肢厥逆。肠胃之蠕动力，与肾脏之分泌机能，受病邪之影响，失司其职，故二便不通。暑热犯脑，则神志昏迷，若得汗出，则病邪由外透发，气血外达，故四肢亦得不厥，若再三厥而热者，则内热深重故也。

【治疗】人中、关冲、少商、气海、百会。

三、伏暑

【症状】发热头痛脘闷（渐至唇燥齿干）、内热烦渴、舌白或黄腻，或如霍乱、吐泻或腹痛下痢，或寒热似疟。亦有暑毒深入，热结在里、谵语烦渴、不欲近衣、大便不行、小便亦涩。

【病因】先受暑邪，潜伏于里，继为风寒所闭，不能外发，或秋或冬，久而始病，有谓曝书曝衣，暑气未消，随即收藏，至秋冬近之而发，则近乎附会矣。伏气亦为伏邪，其理已于温热门中言之，可不再赘。惟暑为热邪，且自内而发，故内热烦渴，渐则津伤而成唇燥齿干等症。如暑热而夹湿者，阻滞肠胃，肠胃失运化之权，故如霍乱吐泻，或为下痢，夹风者则暑风相搏，故寒热如疟。若暑热结于胃肠，则大便不行，小便短赤，其症状、病理与伤寒阳明腑实证同。谵语烦渴，不欲近衣等症，皆为热甚之征也。

【治疗】涌泉、少泽、合谷、曲池、绝骨、行间、大椎。

吐泻如霍乱者，照热霍乱条针治之。寒热如疟者，照温疟条针治之。热结在里，大便不行者，依照阳明腑实条治之。

霍乱门

四时皆能生病，而夏秋为尤多。百病均可伤人，而霍乱为最烈。发多仓卒，变在须臾，治或差误，补救莫及。老古书之记载者甚多，《内经》有霍乱论，《伤寒》有霍乱篇，后世诸子百家颇多言及，可谓详且备矣。

按：霍乱为肠胃病也，良由饮食不节，起居不时，秽浊杂邪，伤其正气，扰乱中焦，脾胃之升降失调，挥霍撩乱而成此症，故有霍乱之名。金元诸大家，则有干霍乱、湿霍乱之分。有清·王孟英氏，复创热霍乱、寒霍乱之说，兹申述之：

附：寒热霍乱之辨法

霍乱之症，有属于寒，有属于热。患之轻者，正气未伤，邪未深入，神识尚清，不难因症辨别。患之重者，病毒深入，则脉伏音哑、舌苔浊腻、扬手掷足、烦躁喜饮、肢体厥冷、吐泻并作、目眶低陷、汗出如雨，寒证有此见症，热证亦有此见症。苟非于似同中而辨其异点，则毫厘千里，生死立判，可不危哉！如，同是声哑，属热者，则气粗语数，或其言语有壮厉之气；属寒，则语迟气微，有懒语呻吟之态。同是扬手掷足，属热者，则坦腹仰卧，两足排开，手不近身，恶近衣被，转侧便利；属寒者，则每多蜷卧，膝腿偎依，手或按腹，臂或附腋，喜近衣被，身体重着。同是舌苔浊腻，属寒者，则浮白而腐；属热者，则糙而微黄，或舌底尖边现绛气。同是烦躁欲饮，属热，则喜饮冷，饮热则胸中似怔，入口即吐，饮冷则胸闷顿畅，呕亦迟慢；属寒，则喜饮热，饮冷则胸格似痛，作呕大吐，饮热则胸中畅适，而不作恶。同是吐泻，属热者，则腹痛少，痛多拒按，所出之物酸秽异常，而出亦迅速；属寒，则腹痛喜按，所出之物，不甚秽臭，而出亦稍缓。寒热之辨，大略如此。

一、寒霍乱

【症状】肠胃绞痛，或吐或泻，或吐泻交作、四肢厥冷、汗出而冷、面唇色青、肤枯螺瘪、渴喜热饮、甚则目陷转筋、两目失神、音哑脉伏、舌白或黑而润。

【病因】恣食生冷之物品，饱受寒冷之风露，以致肠胃受寒而成斯症。盖肠胃司消化食物分泌水液之职，若遇寒冷之侵袭，则不消化、不分泌，致成上吐下泻之霍乱病。若但吐不泻，则病灶偏于胃；若但泻不吐，则病灶偏于肠。四肢厥冷者，寒邪在内，体温降低，不能充达于四肢也；汗出而冷者，表部神经失括约机能，水分由汗腺排泄，所谓“阳虚则自汗”也。水分由汗、吐、下三者之消失，无以滋润各组织，毛细管干枯，故肤枯螺瘪；眼球筋干枯收缩，故目陷失神；声带缺乏津液之滋润，故声哑。转筋者，肌肉痉挛而筋络抽痛也。渴者，亦水分消失之故，然为寒邪，故喜热饮。脉伏者，水分消失过多，血液浓厚，血行障碍，故脉停止也。

【治疗】神关（灸）、中脘、合谷、太冲、委中

（以上俱针）。

吐者加针：内关、内庭、足三里。

泻者加灸：天枢、章门、阴陵、昆仑。

转筋加针：承山、绝骨、太冲。

二、热霍乱

【症状】发热烦渴、气喘胸闷、上吐下泻、螺瘪肢冷、躁渴不安、神识昏迷、头腹痛、舌黄糙或红、脉沉或伏或代。

【病因】本症原因多由饮食杂进，肠胃运化失职，食物停滞于下，酝酿腐败，更受外界之暑热，清浊混淆，乱于肠胃而成。或体质懦弱，抵抗力衰弱，因受他人传染而成，其见症与寒霍乱相似，已辨别于前。其所以发现种种症状者，亦无非大吐大泻，水分消失所致。惟其因于暑热，故治法常用清泄，与寒霍乱不同也。若至目陷螺瘪、额汗肢冷、脉伏等症，则为至危之候，再进一层，则全身厥冷而死，故见以上各症，不分寒热，皆为吐下后心脏衰弱，阳气欲脱之候，急常灸其神阙，以复其阳，庶可挽救，其灸法先将食盐填满脐孔，再将艾团置脐孔灸之，以肢温汗止，脉起为度。

【治疗】少商、关冲、委中（皆刺出血）。合谷、大都、曲池、阴陵、中脘、绝骨、素髎、承山。

三、干霍乱

【症状】腹中绞痛、欲吐不得吐、欲泻不得泻、爪甲青紫、烦躁不安、甚则四肢厥冷、舌黄或白、脉多沉伏。

【病因】暑热秽浊之气交蒸，蒙闭中焦，邪蕴于胃，纵横肆虐，贲门幽门因受刺激而闭锁，故欲吐不得，欲泻不能，而腹中绞痛，烦躁不安之症状见矣。较之吐泻之湿霍乱，其危益甚。因病毒深入血分，血液中含毒素，血不清洁，故变其正常之色或青或紫，气机失宣，血行瘀滞，故脉沉厥，而四肢厥冷，此症俗名绞肠痧，若不亟治，必胀满而死。

【治疗】人中、少商、十宣穴、委中（皆刺出血）。合谷、曲池、素髎、太冲、内庭、中脘、间使。

中风门

中风症，《素问》名厥巅疾，亦曰大厥，其原文曰："血之与气，交并于上，则为大厥，厥则为暴死，气复反则生，不反则死"。又曰："厥成为巅疾"。至汉时张仲景，始有中风之名，更有中经络、中血脉、中脏腑之别，以分病之深浅。后世诸家，复有内风、外风，真中、类中之分。外界风邪之中于人而病者，为外风，为真中。肝风内动，非中外风而成者，则曰内风，为类中。于是乎诸子百家有言中风尽属外风者，有言属内风者，亦有言北方多真中风，南方多类中风者。其论病理也：有言痰者，有言气者，有言火者，言说多端，实难枚举，虽各有见地，未免使后之学者有其谁适从之慨。兹据西学解剖所得，方知此病属于脑，谓系脑充血或贫血。良以脑为神经之总枢，吾人之知觉与运动，全赖乎神经，若脑已起变化，则神经亦随之，故有卒然昏仆、不省人事、手足不用等等见症。然究《内经》命名厥巅疾者，颇有深义。巅者，巅顶也。盖谓巅顶之疾，虽未明言脑病，然已指脑之部位而言矣。但西学所言系脑病，乃不过由病者之检验而得，其所以致脑病者，则又不能脱离古人所言内气外风也。兹据《金匮》之说，分中经络、中血脉、中脏腑、复加类中，别为四条而言之。

一、中经络

【症状】形寒发热、身重疼痛、肌肤不仁、筋骨不用、头痛项强、角弓反张、病起卒暴、两脉弦浮、舌苔薄白。

【病因】风为阳邪，人身腠理不固者，则从皮毛而入经络，刺激神经，神经受重大之刺激，直奔脑系，故卒然昏厥。同时全身之神经均受其影响，如运动性神经，失其功用，则筋骨不用。知觉性神经，失其功用，则肌肤不仁。至于项强角弓反张者，《内经》则曰："督脉为病，脊强反折。"考中医之所谓督脉，实则脊髓神经，发源于脑，由脊骨而下行，脑既受病，则影响脊髓神经，而发生紧张或挛急，故项强或反张如角弓之状。头痛者则因脑藏于头故也。

【治疗】合谷、曲池、阳辅、阳陵、内庭、风府、肝俞。

二、中血脉

【症状】口眼歪斜，或半身不遂，或手足拘挛，或左瘫右痪、脉弦或滑、舌白或红。

【病因】中风之较轻者，为中经络，较重者为中血脉，最重者为中脏腑。古人立此名目，盖所以别病邪之深浅也。然其病因病理，初无二致，本条之种种见症，亦属神经为病。盖人身运动神经分左右为两边，密布周身，若一边神经为病，则为半身不遂之症。病于左者名之曰瘫，病于右者名之曰痪。所谓瘫痪者，实即半身不遂，不过辨别左右之名称也。

【治疗】口眼歪斜：地仓、颊车（斜左者针右，斜右者针左，或直接灸亦可）。

半身不遂：百会、合谷、曲池、肩髃、手三里、昆仑、绝骨、阳陵、足三里、肝俞。

左瘫右痪：治法同上。

足拘挛或麻木：行间、丘墟、昆仑、阳辅、阳陵、足三里。

手拘挛或麻木：手三里、肩髃、曲池、曲泽、间使、后溪、合谷。

三、中脏腑

【症状】口噤不开、痰涎上涌、喉中雷鸣、不省人事、四肢瘫痪、不知疼痛、言语謇涩、便溺不觉、脉或有或无。

【病因】此为中风之重症。多由其人饮食不节，起居失宜，或奉养过厚，及有烟酒等嗜好，以致生痰生湿，体气不充，或体胖之人，形丰质脆，每多痰湿，外风乘虚直入脏腑经络，夹固有之痰湿，上冲于脑，故卒然昏仆，不省人事，喉间痰声辘辘，有若雷鸣。便溺不觉，乃因膀胱括约筋弛缓，以致尿自遗出，此为中风不良之现象。言语謇涩，乃舌部神经痉挛，舌本强直，掉动不灵之故也。四肢瘫痪不知疼痛，亦神经失去功用也。

【治疗】口噤不开：颊车、百会、人中（均灸）。

痰涎上壅：关元（灸十数壮或数十壮）、气海（灸十数壮）、百会（灸三四壮）。

瘫痪不知疼痛：神道（灸百壮至二三百壮）。

言语謇涩：哑门、关冲（均针）。

四、类中风

【症状】舌喑神昏、痰壅气逆、口开目合、发直头摇、脉沉或伏。

【病因】此症非由风邪外袭，多由肾虚多欲之人，阴分大衰，不能涵阳，以致肝阳暴发，气血上升，痰浊壅滞，骤然昏仆，以其形似中风，故曰类中风。口开目合，发直头摇，乃肝风内动，元气欲脱之势，近今所谓神经发虚性之兴奋也。中风见此，皆为难治。若老人精神虚竭，心脏衰弱，骤然厥脱而成类中者，则非针药所能挽救矣。

【治疗】按照中脏腑条施治，然亦十中难救一二。

附：中风之预兆及不治症

凡阴虚阳旺，或形丰质弱之人，易患中风。如其人觉坐卧不安，或头痛眩昏，或恶心呕吐，或怔忡手振，或口苦舌干，或便秘溺赤，或四肢麻木，乃中风之预兆，亟宜从事预防。若病发时而见瞳孔放大、面色皖白、口噤遗尿、目停口开、汗出清冷、痰声如锯等症，兼见一二，均属不治。

惊风门

惊风之名，创于金元，实即《金匮》之痉病也。盖因小儿卒受惊恐，易成痉病，故名曰惊风。然其原因颇多，有因外感风邪者，有因内伤饮食者，若夫受惊而成，仅其一种耳。惊风之中，复有急慢之别，急惊多属外感实邪，慢惊则属内伤虚证。发作时症状略似，而虚实悬殊，治法迥异，苟非明辨，误人多矣。

一、急惊风

【症状】身热面红、烦哭、手足抽搐不定、口中气热、喉有痰声、大便燥结、小便黄赤、脉弦滑数、舌苔黄或糙、鼻梁筋现青紫、虎口脉纹红紫、甚则竄视、口噤、角弓反张、不哭、脉伏。

【病因】本症属脑神经病，其原因颇多，约言之，可分三种：一为外感，小儿肌肉之组织不坚，外卫不固，故易受外邪，因而发热。小儿之神经柔嫩，热度稍高，则起强度之兴奋，而成抽搐反张等症，且小儿有疾，不能自述其痛苦，故古人有哑科之称，医者不加细察，每易误治。如外感风寒，久而不解，寒必化热，或误用辛热之剂，则内热燔炭而影响于神经，此古人所谓热盛生风。风生则痰动，热度客于胸膈间，寒火相搏，故抽搐发动者是也。二为饮食内伤，王孟英曰："小儿之疾，热与痰二端而已。"盖纯阳之体，日抱怀中，衣服加温，又襁褓之类，皆用火烘，内外俱热，热盛生风，火风相煽，乳食不歇，则必生痰，痰得火炼，则坚如胶漆，而乳仍不断，则新旧之痰日积，必致胀满，啼哭又强之食乳以止其哭，从此胸高气塞，目瞪手搐，以成惊风。三为受惊，小儿心气未足，若耳闻异声，如雷霆巨声，或目惊异物，顿生惊恐，以其脑髓未实，神经易致紧张，故成抽搐反张等症，此皆急惊之原因也。

【治疗】少商、曲池、人中、大椎、涌泉、中脘、委中（微刺）。

二、慢惊风

【症状】面色淡白、山根露筋、神昏气促、四肢抽搐或清冷，或倦怠少神、口吐沫、目直视、小便清长、大便溏薄或完谷不化、恶寒潮热、喉中痰响、脉虚细、舌淡白。

【病因】钱仲阳曰："小儿慢惊，因病后或吐泻，或药饵伤损脾胃，肢体逆冷、口鼻气微、足逆冷、昏睡露睛，此脾虚生风，无阳之证也"。因吐泻脾肺俱虚，肝木所乘，或急惊屡用泻药，则脾损阳消，遂成慢惊。钱氏为儿科圣手，其学说颇可取法。盖吐泻与病后及药饵损伤三者，皆能使脾胃虚弱，消化力呆滞，饮食减少，化生之津液不足以营养全身，于是乎血管中之养料缺乏，而成贫血症。故病儿面色皖白，山根露筋。同时心脏因少血而衰弱，故倦怠少神，脉虚而细弱。大便溏薄，或完谷不化者，皆因脾胃虚弱不消化，不吸收之故也。神经因缺乏营养而发虚性之兴奋，故四肢抽搐振动，然其为虚性之兴奋，故不若急惊之剧烈也。

【治疗】大椎、天枢、关元、神阙（各穴均灸）。

痉厥门

一、痉

【症状】初起恶风发热、头痛连脑，或呛咳、小便频数、呕恶胸闷、舌白滑或腻、脉浮而急数，稍甚则项脊强痛、身体反张、卧不着席、头汗浸淫、神昏谵语、欲起不得起、欲卧不得卧、舌苔或黄或绛，再甚则角弓反张、手足抽掣、少腹结块、大便坚实、口噤目赤。《金匮》云："太阳病发热无汗反恶寒者，名曰刚痉。发热汗出而不恶寒者，名曰柔痉。"此言其初起之症象也。又曰："病者身热足寒、头项强、恶寒时热、面赤目赤、独头动摇、卒口噤、背反张者，痉病也。"此痉病之本症。又曰："痉为病，胸满口噤、卧不著席、脚挛急必龂齿，此痉病之已甚也。"痉病症状，不外乎此。

【病因】痉者，颈项强直之义也。凡病而见颈项强直者，皆得以痉名之。故其原因颇多，有因外感而成者，如伤风而发热，重复感寒而致痉，即《内经》所谓"诸病项强，皆属于风"者此也；如感风湿之邪而致痉者，经所谓"诸痉项强，皆属于湿"是也。

《金匮》云:“发汗多,因致痉。”又曰:“风病,下之则痉。”又曰:“疮家不可发汗,汗出则痉。”又曰:“太阳发汗太多,因致痉。”此为误汗误下以致痉。其他更有痰火痉、风痰痉、妊娠痉、产后痉,种种名目繁多,不胜枚举。然总括之则不外乎两端:一为感受外邪而成;一为诸病误治而得。其所以发现种种症状者,则又不外乎脑。《内经》曰:“督脉为病,脊强反折。”夫督脉即人身之脊髓神经,是痉病属脑之明证也。故西医名之为脑脊髓膜炎,盖其以局部病状而取名也。外感之邪,卒入人身,体质孱弱者,抵抗力衰弱,神经不胜其刺激,发生痉挛,起强直之状态,故成角弓反张,卧不着席,此外感成痉者也。若谓诸病误治,如误汗、误下或过汗,以致津液亏损,神经失其营养,或误治而致内热太盛,神经错乱,故为抽掣摇战,神昏谵语,古人所谓“热甚生风”者此也。他如恶寒发热、头痛连脑、呛咳等症,则为痉病之前驱期,若能亟行医治,可免于成痉也。

【治疗】少商(出血)、曲池、人中、中脘、委中、涌泉、合谷、风府、风门、大椎、身柱、至阳、命门、肝俞、膈俞、百会。

前驱期:百会、风府、风门、合谷、肺俞。

二、厥

厥症有二:四逆谓之厥;忽然晕仆,不省人事,亦谓之厥。故张介宾曰："厥症起于足者，厥发之始也。甚至卒倒暴厥，忽不知人，轻则渐苏，重则即死，最为恶候。后世不知详察，但以手足寒热为厥，又以脚气为厥，谬之甚也。虽仲景有寒厥热厥之分，亦以手足为限，盖彼自辨伤寒之寒热耳，非《内经》之所谓厥也。"张氏之言，盖亦分厥为四逆、晕厥二种。四逆之厥有寒厥、热厥；晕厥之症，则有痰厥、食厥、气厥等等之不同也。

1. 痰厥

【症状】僵仆卒倒、面白神昏、目闭不语、口吐涎沫、四肢厥冷、脉多沉滑。

【病因】此症多由其人素多痰浊，然痰多亦不致遂成晕厥，良由痰多之人，体质之不坚实可知，易招外界之感触，如六淫之侵，七情暴发，而引动其固有之痰浊，蒙蔽神经，故有昏仆卒倒之种种危象，是以痰厥一症，主因在痰，然必有其他感触为其诱因也。

【治疗】中脘、丰隆、合谷（针）、灵台（灸）。

2. 食厥

【症状】面黄嗳气、发热口渴、时时痉厥、昏不能言、手不能举、胃脘高起、脉多滑。

【病因】此症多由醉饱无度，或感风寒、或因恼怒而成，古人所谓"胃气不行，阴阳痞膈，升降不通，而成晕厥"者也。尤多见于小儿，良以小儿脾胃不强，消化力弱，易于食伤，痰滞郁于中焦，化为浊腐，故发热口渴，胃脘高起，胃中热浊之气，熏蒸神经，兴奋太过，而发生痉厥等症。

【治疗】中脘、足三里、内庭、中冲。

3. 气厥

【症状】面色㿠白、气促不语，神志虽清而不能自主、卒然晕倒、四肢厥冷、口出冷气。

【病因】此症多由气量狭窄之人，中怀悒郁，情志不宣，气机郁塞而成，或大怒大恐，大惊过悲等等而发。盖用情太过，神经受重大之刺激而起变化，故轻者神志恍惚，不能自主；重者则卒然倒地，神昏等危候见矣。

【治疗】膻中、建里、内关、气海。

4. 寒厥

【症状】手足逆冷、身寒面青、爪甲冷而青紫、不渴而吐、下痢清谷、腹痛或不痛、脉沉迟细、舌苔淡白。

【病因】此条与下条之厥，乃四肢厥逆，非昏厥也。本症之原因，多有寒邪内盛，体温降低，故见手足清冷，肠胃受寒，故吐下兼见，古人所谓阴盛阳虚者是也。

【治疗】神阙、气海、关元（俱灸）。

5. 热厥

【症状】身热、手足厥逆、烦渴昏冒、不省人事、谵语自汗、溺赤、脉数或伏、舌红或干。

【病因】本症由于热邪内盛，故烦而渴；热邪犯脑，故神昏不省人事；津液为热邪之蒸迫，故自汗；津液大伤，故舌红而干。手足厥逆者，热盛之征也，此所谓“阳盛阴衰者”是也。

【治疗】行间、涌泉、复溜、曲池、合谷。

癫狂门

癫之与狂，皆为神经错乱之病，古来医籍多分二症，良由狂则举动刚暴，癫则不若狂之躁乱猛厉也，故有阴癫、阳狂之称。究二症之原因，古人则谓怒动肝火，痰迷心窍而发癫狂，惟近今之说者，则谓二者症状虽有差异，皆为脑神经病也。其所以为癫为狂者，则因脑神经受病邪之刺激，人身之正气足者，反应力强，故其现象亦刚暴，则为狂症；反之则正气弱者，则反应力亦弱，故其现象亦柔和，而为癫疾。貌视之则狂病重而癫病轻，实则癫病更深于狂也，故狂病较为易疗，癫病则难医治。且有狂病不愈，久则成癫，可见癫者为狂病更进一步也。

一、狂

【症状】喜怒无常、歌哭无时、妄言妄詈、自高自尊、少卧不饥、两脉洪大，甚至登高而歌、弃衣而走、逾墙上屋。

【病因】经曰：“狂始生，先自悲，善忘，多怒，喜恐者，得之忧饥。狂始发，少卧不饥、自高贤也，自辨智也，自尊贵也。善骂詈，日夜无休，狂言善惊，善笑，好歌乐，得之大恐。”又曰：“多食善见鬼神，善笑而不发于外者，得之有所大喜。”由此以观，则癫狂皆由七情过度而成。盖七情大过，脑神经受重大之刺激，因而错乱，以致发生喜怒不常，歌哭无时，行动乖妄，种种无意识之举动。此外更有伤寒阳明热盛发狂，良由胃中有迷走神经，若胃热过盛，则能直接影响于迷走神经，由迷走神经传递于脑，而致发狂。惟胃热发狂，则多一发即止，且不若癫狂之狂症难治，而易于再发也。

【治疗】十三要穴（即人中、少商、隐白、大陵、申脉、风府、颊车、承浆、劳宫、上星、男子会阴、女子玉门头、曲池、舌中缝、间使、后溪，针之颇有效验）。

伤寒热甚发狂：曲池、大椎、绝骨、涌泉、期门。

二、癫

【症状】或歌或笑、或悲或泣、语言颠倒、秽洁不知、精神恍惚、食不知饱、饥不知食、好静多睡、如醉如痴、经年不愈。

【病因】此症亦由用情太过，中怀悒郁，或所希不遂，如贪名者求名，好利者图利，或情场失恋，或时势逼迫，终则不能偿其所愿，中心郁愤，久则耗液灼津。古人谓“五志之火内燔，阴分亏损，致以肝木生风而为癫疾。”盖人身之滋养料缺乏，神经失其濡养，不能如常人灵动活泼，故如醉如痴，精神恍惚，甚者脑筋错乱，行动举止，不能自主，故或喜或歌，或悲或泣，妄言妄动，古人谓之魂不守舍也。癫疾之由，由于情欲不遂，故治此症首重心理疗法，宜先怡其耳目，畅其心志，解其所欲，然后如法施治，则事半而功倍矣。

【治疗】依照狂症针十三要穴，或加灸心俞、神门三四壮至十壮。

三、痫

【症状】发时卒然昏仆、瘈疭抽搐、目上视、口眼㖞斜、口吐白沫、忽作五畜之鸣、昏不知人（移时即醒，一日数发或数日一发）。

【病因】痫症，古人每与癫并称，亦有谓痫即癫者，巢氏《病源》则谓：“十岁以上为癫，十岁以下为痫。”今引徐嗣伯《风眩论》云“痰热相感而动风，风火相乱则闷瞀，故谓之风眩。大人曰癫，小人则为痫，其实则一也”云云。惟癫疾则经年累月，缠绵难愈；痫症则忽发忽醒，或一日数发，或数日一发，发则神昏，醒则动作如常，二者之病状毫不相同，是不能混合言之也。考痫疾之作，多起于病后虚怯，心肾阴虚，肝火胆火倏逆，痰涎上壅而成。近贤王慎轩氏则谓：“小儿痫疾，多系遗传性，或由其父母嗜酒，或妊娠之时，其父母受精神之感动，皆足为小儿痫病之素因也。”先业师张山雷氏尝谓：“痫症之发，多由气上不下，聚于巅顶，冲激脑经而成。”唐宋以后有五痫之分，曰羊痫、牛痫、马痫、猪痫、鸡痫等称。盖其以所作声及发作之形状，稍有不同而分别言之也，无甚意义，故不采取。

【治疗】大椎、间使、后溪、鸠尾、百会、神门、心俞、风府、丰隆、中脘。

疟疾门

《经》曰：“夏伤于暑，秋为痎疟。”又曰：“汗出遇风，及得之以冷浴。”又曰：“阳胜则热，阴胜则寒，阴阳相搏而疟以作。”此《内经》之论疟也。后世诸家，亦多言之。然皆以风寒暑湿之邪，及痰食阻滞等等，为疟疾之原因。而近今之西医学说，谓疟疾之原因，系一种胞子原虫，名麻拉利亚者，蕃殖于蚊体肠壁，并集合于蚊之唾腺，侵入人身血液内而发生本症，故夏秋间小溪池沼之所，败荷腐草之地，以及不清洁之水等处，蚊之蕃殖最盛，故疟疾之发生亦恒以此时为多。疟菌侵入血液，新旧生灭，旧虫灭而遗子，疟止期也。子孵化而生新虫，疟发期也。然尝见殷实之家，有夏秋不受一蚊之喙刺者，何以亦犯疟疾乎！故专以疟蚊概论一切疟疾，似亦未尽然也。考中医言疟，名目繁多，不胜枚举，要不外乎寒热之轻重，起发之迟早，而别其名称，其主要者则为寒疟、热疟、间日疟、疟母四种。

一、热疟

【症状】热多寒少或但热不寒，发时骨节烦痛、肌肉消烁、汗出、头痛如破、烦渴而呕、脉弦数、舌苔黄腻。

【病因】疟疾虽四时皆有，而夏秋为多。良由夏秋则天之暑气下，地之湿气上，暑湿交蒸酝酿，人感触之辄成疟疾；或贪凉而沐浴当风，碳酸不出，饕餮而饱鼾入睡，胃积难消，凡此种种，皆疟疾之主要原因也。至于所以成热疟者，则为感受暑热之邪，古人谓“暑邪内伏，阴气先伤。”阳气独发，故热多寒少，或但热不寒也。

【治疗】太溪、间使、陶道、后溪（俱针泻）。

二、寒疟

【症状】发时多寒少热、腰背头项疼痛、始则战栗鼓颔、继乃发热、逾数时汗出，或不汗出而解、脉多弦滑，舌苔白。

【病因】夏月乘凉沐浴，感受寒邪，伏于太阴，不能外出而与阳争，故多寒少热，北人谓为脾寒病者此也。以其属寒邪，故发时多恶寒少热，或竟恶寒。战栗鼓颔者，恶寒重也。

【治疗】大椎、间使、陶道、复溜。

三、间日疟

【症状】寒热往来，发有定时、头痛、胸闷、纳少、小溲浑黄、脉弦。（隔一日作者谓之间日疟，隔二日或三日作者，谓之三阴疟。）

【病因】中医谓疟邪伏于浅者则日作，稍深则间日作，若深入三阴，则间二三日一发。谓疟邪从卫气而出入，邪在浅则出入易，故日作；邪在深则出入难，故间日或二三日而作。故日作者病轻，间日者较重，二三日发者则更重矣。西学则谓疟虫侵入血球，生殖蕃息，待原虫充满，毁此血球而入彼血球之际，人体遂发寒热，此项原虫约分三种，生长之期各有不侔，故有一日疟、间日疟、三日疟之别。西学之说，原由检验而得，自不能谓其不确。惟中医言邪气之藏于浅深者，亦未可非。尝见病疟者，初起大都日作，继则间日，治疗尚易；若久延不愈，则正气日羸，乃成二三日一发之三阴疟，调治颇难，此非病邪深浅之明证乎。

【治疗】与上同，惟宜每日针灸一次，连治三次，无不愈者。若三阴久疟，则加灸脾俞，以久疟则面黄食减，故宜灸脾俞以益脾。

四、疟母

【症状】面色无华、寒热日作或时作时止，或不作、少食痞闷、有块结于右胁下而硬肿、脉弦细、舌苔淡黄或光剥。（此症先由疟而来，故名疟母。）

【病因】《金匮》云："疟疾一月不瘥，此为结癥瘕，名曰疟母。"后世诸家，则谓疟邪夹瘀血痰湿，结于胁下，伏于肝经而成，实则脾脏肿大也。良由疟疾发热之时，脾脏先起充血，次则细胞增生，此时脾肿大，达平常之数倍。若迁延不治，则渐结渐固，辄从硬化而成癥瘕，名曰疟母。脾脏肿大则消化力减退，故少食。疟邪久留，血液日耗，赤血球减少，故面色无华彩也。

【治疗】章门（针灸）、脾俞（针灸）。有寒热者则加针灸大椎、间使。

泻痢门

《内经》曰："春伤于风，夏生飧泄。"又曰："邪气留连，则为洞泄。"又谓："湿胜则濡泄。"此言泄泻之病源也。又曰："饮食不节，起居不时者，阴受之。"又谓："阴受之，则入五脏。入五脏，则䐜满闭塞，下为飧泄，久为肠澼。"此言痢之病因也。夫泻与痢，皆肠胃病，或由外感而成，或由内伤饮食而成，古人早已言之，惟二者之症状，则不相同。泻则大便时行而通利，所下之物或为稀水，澄澈清冷，或稀溏黏粪，或完谷不化，有寒热之分；痢者则大便时行，所出不多，里急后重，滞而难下，故又名滞下。而所出之物，皆属垢腻，或作白色，或赤色，或赤白兼作，故有白痢、赤痢、赤白痢之分。且二症治法，亦大有别焉。

一、寒泻

【症状】肠鸣腹痛、大便泄泻、所下之物澄澈清冷或完谷不化、小便短少、四肢厥冷、体重无力、脉多迟缓、舌多白腻。

【病因】吾人饮食，入胃则由肠胃消化之，吸收而取其精华，而排泄其糟粕，此无病之人也。若肠胃失司其职，则泄泻之病成矣。夫寒泻由胃肠受寒，或寒邪自外侵袭，或多食生冷，以使肠胃虚寒，不能熟腐水谷，肠壁之吸收管因受寒邪而紧束，吸收失常，遂使水分径流，故或下稀水，澄澈清冷，或完谷不化，水分多数由大便排泄，故小便短少。更有五更泄泻者，昼则大便如常，惟至五更天将明时，则洞泄数次，古人谓之肾泄。良由肾司利尿之职，肾阳衰微，小便不利，则水停肠中而泄泻，故曰肾泄。柯韵伯曰：“夫鸡鸣至平旦，天之阴，阴中之阳也。因阳气当至而不至，虚邪得以留而不去，故作泻于黎明。”西医则为肠痨，谓此症有结核菌潜居肠中，昼则消化力强，该菌不得逞势，若五更时，则人寐已熟，人身各机关皆安静，肠中杀菌之力亦衰，故斯菌得肆其毒而为泄泻也。

【治疗】中脘、气海、天枢、神阙（俱灸，肾泄加灸：肾俞、命门）。

二、热泻

【症状】暴注下迫、泄泻黄糜气秽、肛门灼热、口渴烦热、腹部疼痛、呕恶频作、小溲短赤、苔黄脉数。

【病因】寒泻系感受寒邪，多食生冷而成。热泻多由于暑热蕴于肠胃，故恒患于夏秋之时，因肠壁之神经，受热邪之刺激，而兴奋蠕动亢进，遂使水分长驱直下，而为泄泻。热邪郁蒸肠胃中之谷食，因而发酵腐败，故所下之物秽臭不堪，而肛门亦觉灼热，腹部因之胀痛。水分因泄泻而消失，故口渴。更有泄泻青色者，则因于胆热分泌胆汁过多，故泄下青色之粪水，而以小儿多见之。

【治疗】太白、太溪、曲池、三里、阴陵泉、曲泽（胆热泄青者加：胆俞、足临泣、阳陵泉）。

三、白痢

【症状】腹痛、下痢、青白黏腻、欲行不畅、舌淡苔白或腻、脉沉或细。

【**病因**】痢疾多患于夏秋之间，良由此时暑湿热三气盛行。若感受之，蕴于肠胃，则成痢，或多食生冷油腻及腐败之物，停留肠胃而成。张景岳谓：“痢疾是畏热贪凉，过食生冷，至大火西流，新凉得气，则伏阴内动，而为下痢。”盖饮食失宜，阻碍肠胃之消化，因而积滞其中；或暑湿之邪，或生冷饮食之刺激，而分泌多量之黏液，或夹脂质而出，故所下青白黏腻。黏液胶滞肠中，故欲行不畅，肛门重坠，此所谓气滞不化也。因其黏液不得畅行，积滞不去，故腹中作痛，所谓“痛则不通”者是也。

【**治疗**】合谷、关元、脾俞、天枢（因于暑湿者则针之，寒湿者则灸之）。

四、赤白痢

【**症状**】腹痛下痢、里急后重、赤白相杂、腥秽不堪、肛门灼热、日数十行、口渴舌红、苔黄腻、脉弦数或滑。

【**病因**】古人谓：“湿热蕴于阳明，热胜于湿，伤阳明血分，则为赤痢；湿胜于热，伤阳明气分，则为白痢；湿热俱盛，则气血两伤，而为赤白痢。”夫湿热之邪，集于肠胃，肠膜因之发炎，炎处渗出黏液，甚则肠壁血管破裂，故所下赤白兼作，直肠发肿，故后重。里虽急于欲便，而肛重坠不得畅行，垢浊不能尽量排泄，故日数十行。若肠膜溃烂，所下之物，或如败酱，或如屋漏水，如鱼脑，如猪肝者，皆不治之症也。

【治疗】小肠俞、中膂俞、足三里、合谷、外关、腹哀、复溜。

五、休息痢

【症状】下痢、肠中微觉隐痛（每感起居饮食失调或过劳而发，乍发乍止，经年不愈）、面黄食少、神倦肢疲。

【病因】此症多由痢疾调治失宜，或失于通利，或兜涩太早，以致余邪逗留肠中。若饮食调和，起居适宜，则肠胃之抵抗力强，可以不发；若饮食失调，或稍事劳动，则抵抗力衰减，余邪得以肆虐，即发生下痢。每多经年累月，时发时愈，如休息然，故名休息痢。久痢则脾胃虚弱，故食少而面黄也。

【治疗】神阙、天枢、关元、小肠俞、脾俞（各穴俱灸）。

六、噤口痢

【症状】胸闷呕逆、痢下不止、心烦发热、饮食不下、舌苔黄或燥、脉弦数。

【病因】噤口者，饮食不下也。其症有二：有初起而噤口者；有久痢而噤口者。夫饮食不进，则生化之源告匮，又复下痢，夺其津液，则此症之危可知。

其初起即噤口者，则因暑湿与热邪蕴阻胃中，以致消化机能失职，故饮食不下，呕逆频作。然此乃病毒犯胃，去其病邪，则胃机渐苏，饮食自进。若久痢噤口不食，则为胃气将绝之候，势难药救也。

【治疗】初起即噤口者，依照赤白痢条针之；久痢噤口者，依照休息痢条灸之，然多不救也。

咳嗽门

咳为有声然无痰，嗽是有声而有痰，二者虽有别，然多合言之。夫咳嗽，肺病也。其原因多端。《素问》云：“五脏六腑皆令人咳，非独肺也。”盖肺主一身之气，为诸气出入之道路，故咳嗽虽不尽属肺而必借道于肺以出之。夫咳嗽之发生，如风寒燥湿等邪之外袭，痰饮之阻滞等等，以致肺中有所积蓄，乃作咳嗽以排泄之，故咳嗽乃排泄肺中积蓄物之一种作用，非病态也。可知治咳嗽，当驱除其积蓄物而咳嗽自已也，寻常之咳嗽，不外风寒、痰热、痰饮、干咳四种。兹分条言之如下，更有虚痨咳嗽，则列入虚损门中。

一、风寒咳嗽

【症状】形寒头痛或头晕，鼻流清涕，咳吐痰浊，白腻不爽，或咳或呕，或咳引胁下痛，或咳而喘满，脉象浮滑，舌苔薄白或腻。

【病因】此症由风寒自外袭入，伤及肺气而成，古人谓：“肺之合皮毛。”又谓：“肺主皮毛。”盖皮毛亦为呼吸器，肺时在翕张，皮毛之孔亦时在翕张，以其微而不之觉也。若风寒束于肌表，毛孔闭塞，则肺气不宣，故发生咳嗽喘满等症，此为咳嗽症之最轻浅者。

【治疗】列缺、风府、肺俞、合谷、天突（兼吐者加针：太渊、经渠；兼喘者加针：三间、商阳、大都；兼咳引胁痛者加针：行间、期门）。

二、痰热咳嗽

【症状】身热、咳逆不畅、咯痰浓厚、口干胸闷、舌红苔黄、脉象浮数。

【病因】此症多由风热袭肺，肺中津液，为风热之邪所烁，锻炼成痰，积蓄于肺，乃为咳嗽。厚腻之痰黏滞肺管，故咳而不爽。胸闷者，痰浊阻滞也；口干者，肺有热也。

【治疗】经渠、尺泽、鱼际、解溪、陶道、丰隆。

三、痰饮咳嗽

【症状】形寒咳逆（每届清晨或初更，则作咳甚剧）、咯痰白腻或稀薄白沫、胸闷或胁痛甚或不能平卧、脊背之间一片作冷、舌多白腻、脉濡滑或沉濡而细。

【病因】此症多由饮食生冷，或感受寒邪而发，古人所谓“形寒饮冷则伤肺”者是也。然必因平素脾阳不振，或老人之阳衰者，不能运化津液，以致停蓄为痰饮，每受外邪或生冷食物之引诱，则渍入肺络，乃为咳嗽。清晨初更，则脏腑安静，脾胃运化之力益衰，故咳亦愈剧也。

【治疗】肺俞、膏肓、足三里、脾俞（俱灸）。

四、干咳嗽

【症状】咳而无痰（声不连续）、内热口渴、甚则胸胁引痛、脉象多弦数、舌多绛无苔。

【病因】此症多由感受外感之燥气，尤多患于秋令。盖秋时燥气盛行，感触之，直入肺脏，肺失清肃而成，或多食辛热，嗜好烟酒，致肺有郁热，消烁肺液而成。陈修园云：“肺为脏腑之华盖。”脏腑之火不得水制止，上刑肺金，致肺燥干咳，有声无痰，与寒饮作咳者不同也。

【治疗】少商、列缺、肺俞、关冲、足三里、鱼际。

五、肺痿

【症状】咳声不扬、咳痰艰于上行、行动数武、气即喘促、冲击连声、痰始一应、口渴、甚则半身痿废或手足痿软。

【**病因**】《金匮》谓："肺痿之起，或从汗出，或从呕吐，或从消渴，小便利数，或从便难，又被快药下利，重亡津液，故得之。"喻嘉言曰："肺痿其积，渐已非一日，其热不止一端。总由胃中津液不输于肺，肺失所养，转枯转燥，然后成之。于是肺火日炽，肺热日深，肺中小管日窒，咳声以渐不扬，胸中脂膜日干，咳痰艰于上行。"观此则肺痿原由肺中津液枯少，以致肺叶日趋干瘪，其所以半身痿废、手足痿软者，亦为津液亏损，筋失所养而成也。

【**治疗**】膏肓、肺俞、足三里、少商、列缺、鱼际、太渊、中府、曲池。

六、肺痈

【**症状**】咳嗽、吐痰腥臭、胸中隐痛、鼻息不闻香臭、自汗喘急、甚则喘鸣不休、唇反。若咯吐脓血、色如败卤、腥臭异常、正气大败而不知痛、坐不得卧、饮食难进、爪甲紫而带弯、手掌如枯树皮、面白颧红、声哑鼻煽等症，皆为不治。

【**病因**】肺痈之成，多由感受风寒，未经发越，停留肺中，蕴发为热，或兼湿热，痰涎垢腻，蒸淫肺窍，以致咳吐脓血，或如败卤等者，则不可挽救也。

【**治疗**】鱼际、少商、尺泽、丰隆、足三里、风门、肺俞、合谷。

痰饮门

痰与饮，二症也。稠腻者谓之痰，稀薄者谓之饮，二者皆津液所化也。人而无病，则津液能营养人身，有病则化为痰饮，反足以为害矣。夫痰多藏于肠胃与肺中，故每因咳吐下而出。饮者流溢周身，无处不到。盖痰饮虽皆属津液所化，而其变化之原因，略有不同也。痰者乃胃中食物之精华，或肺中津液熏蒸而成。考吾人饮食入胃，化为乳糜，其精华则由肠胃之吸收管吸收之，传达于淋巴管以入血管而为血。若肠胃之吸收作用减退，则津液停滞肠胃而为痰。若肺为风寒所侵袭，或大热煎熬，则津液停滞于肺，而为肺中之痰，此痰浊之所由生也。饮者为胃中之水液所化或血中水分变成。吾人饮入之水，本由肠中吸收，运行周身而为汗为尿，若吸收作用减退，则水分停滞而为饮，且血中本有水，若一部分之鼓动力、输送力减退，则停滞而为饮，溢于内则为内脏之饮，溢于外则为肌肤之饮，故饮者能流溢周身，无处不到，此痰饮之所由成也。古人论痰，则有湿痰、燥痰、风痰、热痰、寒痰之分。饮症则有痰饮、悬饮、溢饮、支饮、伏饮之别。症状不同，治法各异，是不可不辨也。

一、湿痰

【症状】肢体沉重、腹胀脘闷、脉软滑、面黄、舌淡而腻、痰多易咯、口不渴。

【病因】此症由饮食失调，如多食油腻厚味，或感受外界之湿邪，以致脾阳衰惫，不能运化津液，停留于胃，蕴蒸成痰，故腹胀脘闷，肢体沉重等症作矣。

【治疗】脾俞、膻中、中脘、丰隆、足三里（各穴俱灸）。

二、燥痰

【症状】喉痒而咳、咳则痰少而浓厚、气短促、面皖白、咳而不爽。

【病因】痰有厚薄之分，浓厚者为稠痰，较薄者为稀痰。大约痰之属风、属湿、属寒者，痰稀薄。属火、属燥、属热者，多稠腻。人之精血充足，则化力厚而成稠痰；人之气血衰弱，则化力薄而成稀痰。故暴病多稠，久病多稀。本条之燥痰，乃燥气伤肺，锻津成痰，故浓厚黏腻，胶滞肺管，故咳嗽不爽，呼吸短促也。

【治疗】依照咳嗽门痰热咳嗽条针治之。

三、风痰

【症状】神机骤然蒙闭、神昏厥逆、四肢抽搐、痰声如锯、胸胁满闷、脉弦面青、两目怒视。

【病因】此症多由肥盛之人，肌肉不坚，津液不化，古人谓“肥人多痰湿。”或平素嗜好烟酒，以致痰浊阻滞，阴分日衰，不能涵阳，则肝风内动，挟痰浊而犯脑，致成神昏抽搐等症，故名风痰，非外感之风邪也。

【治疗】大敦、行间、中脘、膻中、列缺、关元、百会、人中。

四、热痰

【症状】烦热口渴、神昏好睡、咯痰浓黄、脉洪面赤、舌黄腻，或神识不灵。

【病因】此症由于热邪蟠踞肺胃，津液为热邪所郁蒸，因而成痰，故厚腻而色黄、烦热口渴。若神昏好睡、神识不灵，古人则谓“痰热蒙蔽清窍”，实则脑神经受痰热之蒸灼，而失其灵动活泼也。

【治疗】经渠、阳溪、丰隆、间使、委中、灵道、神门。

五、寒痰

【症状】咳痰稀薄、脉沉、面目青黑、小便短少、手足清冷、少腹拘急、舌润有青紫色。

【病因】古人谓：“命门真阳衰微，不能蒸化津液，水泛则为痰。”夫命门即肾，功主分泌水液，若失其功用，则水液停留，故少腹拘急、小便短少。肾不分泌，则肠胃之吸收管亦失吸收之功能，致水液停留而为寒痰，所谓“水泛为痰者”此也。手足清冷者，阳气衰也。

【治疗】命门、肾俞、膻中、肺俞、足三里（俱灸）。

六、痰饮

【症状】素盛今瘦，咳逆稀痰、肠间水声漉漉、头目晕眩、足下觉冷、甚或小便不利、肌肉浮肿、脉多弦滑、舌白或红润。

【病因】《金匮》有四饮之名：曰痰饮、悬饮、溢饮、支饮。惟痰饮属痰，虽则属痰，而所咳之痰必是黏液，或杂以微细痰屑之稀痰而已，非厚腻之痰可比也。痰饮症，古人谓为素肥今瘦，夫昔肥而今瘦者，良由饮食所化之津液，不能运化，停留腹部腔隙，以成痰饮，故肠间漉漉有声。体中津液因痰饮之消失，不能荣养肌肉，以致日形瘦削，故昔肥而今瘦也。若小便不利，则水饮无从排泄，势必溢于周身而为浮肿。阻滞于肺，则为咳逆也。

【治疗】天枢、中脘、命门、膏肓、气海（俱灸）。

七、悬饮

【症状】咳唾白沫、胁下引痛、脉多弦数细、舌多白腻、甚或经年累月不愈、呼吸气短、双目仰视。

【病因】水饮能流溢人身，古人以其停留于何部而异其命名，盖示后学以辨别之法也。悬饮者，多起于病后虚弱，渴多饮水，或暴饮过多，因中宫阳气衰微，不能蒸化分播，以致水停胁下。《金匮》谓：“水在于肝，胁下支满，嚏而痛。”盖肝脏为水气窒碍，故咳唾引痛。水饮留于胁下，悬而不降，不由小便而排泄，故曰悬饮。若久延不愈，呼吸短，双目仰视，则为难治。

【治疗】 大椎、陶道（俱灸）、肝俞（针灸）、肺俞（灸）、期门、章门（针）。

八、溢饮

【症状】 肢节肿痛、筋骨烦疼、呕逆咳嗽、喘急不得卧、脉浮弦。

【病因】《金匮》云：“饮水流行，归于四肢，当汗出而不汗出，身体疼痛，谓之溢饮。”此症之成，多由其人虚冷。多湿者饮水过多，含湿更盛，脾因湿而失其运化之力，以致水饮停留，外不能由毛窍排泄为汗，内不能由膀胱输出而为小便，是以洋溢四肢，故肢节肿痛，筋骨烦疼。水饮入肺，则咳嗽喘急。停留于胃，则为呕逆。因其为水饮洋溢而发生诸病，故名溢饮。

【治疗】 水分、关元、神阙、肺俞、中脘、足三里、命门（俱灸）。

九、支饮

【症状】头晕呕吐、胀满咳逆、气短倚息不能卧、脉弦细、舌淡而润。

【病因】《金匮》云："咳逆倚息短气不得卧，其形如肿，谓之支饮。"夫饮之原因，必其人平素肺脏衰弱，有咳嗽之疾，间作间息，或感风寒，咳嗽痰涎较多，若因其微而忽之，久则增剧而成支饮，或由脾胃虚寒，水饮停留，支结于肺胃心下之处，故成呕吐、胀满、咳逆等症。

【治疗】依照溢饮条针治之。

十、伏饮

【症状】胸满呕逆、喘咳、腰背痛、心下痞、振振恶寒、身瞤剧、脉伏或滑。

【病因】伏者，潜而藏之之意，盖水饮伏于人身而不病也。张石顽曰："凡水饮蓄而不散，谓之留饮。留饮者，留而不去也。留饮去而不尽者，皆名伏饮。伏者伏而不动也。"饮之所以伏者，必由脾肾阳虚，不能蒸散，伏于肺胃，则为咳逆呕吐、心下痞满等症。伏于腰背肌肉等处，则为腰背疼痛，身瞤剧等症。此外更有癖饮、饮澼、流饮、酒客等名。癖者素有痰疾，间作间息，以成癖也。澼者，是水积肠中之意。流者，是水饮流行也。酒客者，以嗜好饮酒每多饮病也。然其见症治法，已概括各条中故不另述。

【治疗】膻中、中脘、关元、肾俞、脾俞、膏肓（俱灸）。

哮喘门

一、热哮

【症状】身热口渴、喘咳不得卧、声如曳锯、两脉滑数。

【病因】哮与喘，二症也。哮者，喉中有痰声，其病因偏于痰，故《金匮》言哮，谓："咳而上气，喉中如水鸡声。"喘则为呼吸之气急促，其病因偏于气，故治哮者宜治痰，治喘则宜理气也。然哮症之中，复有寒热之别，热哮由于痰热内郁，留于肺络，气为痰阻，故呼吸有声如曳锯。喘咳者，痰滞气逆也。身热口渴，痰热盛也。

【治疗】天突、膻中、合谷、列缺、足三里、太冲、丰隆（俱针）。

二、冷哮

【症状】形寒肢冷、咳嗽痰多、喉中有声、脉细弦或细滑、舌润不渴。

【病因】此症多由素有痰饮之人，留积胸中，每遇风寒而发。盖风寒外束，肺气先伤，阳气不得外泄，引动痰饮上逆，故咳嗽痰多。痰饮壅滞气道，故呼吸时喉中有声也。

【治疗】灵台、俞府、乳根、膻中、天突、丰隆、肺俞、足三里。

三、实喘

【症状】胸高气粗、呼吸急促、两肩耸动、声达户外、两脉滑实。

【病因】《素问》曰："诸病喘满，皆属于热。"又谓："邪气入于六腑，则身热，不时卧，上为喘呼。"李士材云："喘者，短促气急。"又谓："张口抬肩，摇身撷肚。"此皆指实喘而言也。夫实喘之原，由于感受外邪，壅窒肺窍，气道为之阻塞，故胸高气粗，肺气急于向外排泄，故呼吸促急，而两肩耸动也。声达户外者，呼吸之气粗而急，然与哮症之痰声有别也。

【治疗】肺俞、合谷、鱼际、足三里、期门、内关（俱针）。

四、虚喘

【症状】喘时声低息短（吸不归根，若断若续，动则更盛）、心悸怔忡、两脉虚细。

【病因】虚喘由于肾元亏损，丹田之气不能摄纳，气浮于上而成。多患于老人，以其为气不足，故虽喘而声低气短，与实喘不同也。古人云："呼出心与肺，吸入肾与肝。"肾亏则吸不归根，故若断若续也。心悸怔忡者，乃心下惕惕然跳，筑筑然动，本无所惊，而心动不宁，亦由心脏衰弱，肾气上逆而然也。

【治疗】关元、肾俞、气海、足三里（俱灸）。

虚劳门

一、阳虚

【症状】怯寒、少气、自汗、喘乏、食减无味、腹胀飧泄，或精气清冷、阳痿不举、目眩肢酸、膝下清冷，水泛为痰、面唇㿠白、舌白无华、脉多沉细软弱或大而无力。

【病因】经曰："阳虚生外寒。"乃心脏机能衰弱，输血力弱，皮下血管贫血，故见恶寒少气等症。脾阳不振，则化力呆滞，吸收减退，故腹胀泄泻、肾阳衰弱、精冷阳痿、肢酸脚冷，故治阳虚者，宜补脾肾之火也。

【治疗】命门、肾俞、脾俞、关元、神阙（各穴俱灸）。

二、阴虚

【症状】怔忡、盗汗、潮热或五心烦热、口干不寐、男子遗精、女子经闭、面赤唇红、咳嗽痰多、脉多数而无力。

【病因】 经云："阴虚生内热。"多由热病后，及少年色欲过度，损及肝肾，精阴枯涸，不能涵阳，以至阳气偏旺，而生内热。至于遗精不寐等症，亦由阴虚阳旺，君相之火不藏也。面赤唇红等症，则由阴虚于下而阳浮于上也。

【治疗】 大椎、陶道、肺俞、膏肓、足三里、阴郄、后溪、肝俞、肾俞。

三、**五痨**

【症状】 潮热盗汗、咳嗽痰多（初起多稀薄，久则惭形浓厚）、胸部或背部一处作痛，或侧面而卧，此肺痨也。若面色苍白而不能行者为肝痨，足软弱不能久立而遗精者为肾痨。

【病因】 精气内夺，五内虚损，由虚而渐以成痨者，精气虚惫之极也。越人谓："自上损下者，一损肺，二损心，三损脾，四损肝，五损肾；自下损上者，一损肾，二损肝，三损肺，四损心，五损脾。"五脏俱损，乃成五痨。夫五痨虽属五脏，然有连带之关系，故中医之论痨病，每连类及之，如咳嗽吐血，久而不愈，上损于肺，肺之呼吸系病不能呼碳纳氧，体内之新陈代谢因而失职，每影响脾胃之消化，以及心之循环、脑之神经、肾之内分泌，各脏无不受其累，此所谓自上损下也。又少年斫[①]伤，损及肾脏，精液枯涸，遂生虚热，引起肝阳，肝旺乘脾，消化失职，血无资生，则心之循环无由供给，神经及各组织均失营养，至末期可连累及肺，此所谓自下损上也。古人又谓："上损及中，过脾不治。"盖肺病第一期，病专在肺；咳嗽痰多，连及神经循环，谓之第二期；潮热、颧红、至坏至消化机能饮食不进，则为末期，已属不治。又谓："下损及中，过脾不治。"盖肾阴虚而生内热，以致饮食不进者，亦为不治也。惟西医论痨病则为结核菌为患，然必因脏器先弱，失却抵抗能力，故适合于结核菌之滋长发育也。

【治疗】 四花、腰眼（肺痨加：肺俞、膏肓、足三里；心痨加：阴郄、后溪；脾痨加：脾俞、胃俞；肝痨加：肝俞、章门；肾痨加：精宫、三阴交）。

吐衄门

一、吐血

【症状】 吐血或从吐出，或从呕出，倾盘盈碗，或鲜血中兼紫黑大块，吐后不即凝结，面色皖白，脉多虚芤。

【病因】 吐血出于胃，方书所谓腑血是也。其原

---

① 斫（zhuó）：大锄；引申为用刀、斧等砍。

因多由胃热逼血妄行，因而上溢；或暴怒火逆伤肝，古人谓怒则气上，以致血向上迫；或肝火昌炽，鼓激胃中之血上溢，故从呕吐而出；或饮酒过多，伤胃而吐血。然皆属胃中之血，有谓肝心脾皆能吐者，非也。失血过多则成贫血之现象，故面色㿠白而脉虚芤也。

【治疗】鱼际、尺泽、足三里、膈俞、中脘、内庭（呕血加肝俞、行间）。

二、咳血

【症状】因咳嗽而见血，或干咳，或痰中兼血咳出，气喘急，然所出之血，不如吐血之多也。脉多微弱。

【病因】咳血出于肺，方书所谓脏血是也。其原因多由于外感风热，郁于肺而呛咳，伤肺，故血从咳嗽而出，或阴虚火动上逆而咳血，或肥盛酒客辈，痰中有血，凡此皆肺中之血也。惟咳血久而成痨，或因虚痨而咳血者，则见肌肉消瘦、四肢倦怠、五心烦热、咽干颧赤、潮热盗汗等，当依照虚痨条治疗之。

【治疗】肺俞、百劳、足三里、膈俞（阴虚火动者加：三阴交、肝俞；痰中带血者加：丰隆、中脘；风热袭肺者加：风门、列缺）。

三、衄血（鼻衄、眼衄、耳衄、牙衄、皮肤出血）

【症状】鼻衄，即鼻中流血，亦名红汗；耳衄、牙衄，即耳中与牙齿出血也；眼衄，目中出血也；皮肤出血又名肌衄。

【病因】 衄者，血从经络渗出，而行于清道也。良由风热壅盛而发，或烟酒恼怒刺激而出，古人谓："阳络损则血外溢。"血外溢则为衄血也。

【治疗】 鼻衄：合谷、禾髎、大椎、鱼际、列缺、少商、上星。

眼衄：睛明、太阳、行间、曲泉。

耳衄：足窍阴（刺出血）、侠溪、阳陵泉、行间、翳风。

肌衄：膈俞、血海。

牙衄：合谷、内庭、手三里、足三里。

呕吐门

一、实热呕吐

【症状】 口渴发热、食入则吐、所出之物多兼秽臭，或苦或酸、头目晕眩、舌黄脉数。

【病因】 呕者，有声而有物。吐者，有物而无声。二者虽略有不同，然皆胃病也。呕吐之属于热者，由胃有郁热，火势上炎，胃气不能下降而成；或怒激肝气，肝太横逆，或肝胆风热上炎，皆致呕吐。《经》曰："诸逆上冲，皆属于火；诸呕吐酸，皆属于热"是也。夫吐出之物，或苦或酸者，则因胃酸与胆汁，

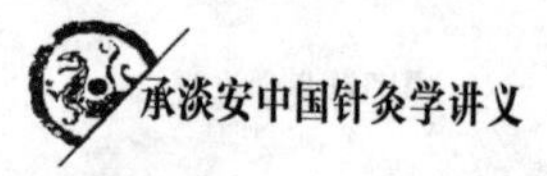

因热而分泌过多上溢也。

【治疗】内庭、合谷、内关、中脘、上脘、足三里（肝胆之气上逆者加阳陵泉、太冲）。

二、虚寒呕吐

【症状】呕吐稀涎、面青肢冷、胃脘不舒、口鼻气冷、不渴、苔白脉细。

【病因】呕吐之属于虚寒者，乃由脾胃之阳不振，运化失职，或饮食生冷，以致寒湿浊邪，留滞中宫，乃上逆而作呕吐，故觉当胃不舒，四肢厥冷也。

【治疗】中脘、内关、气海、胃俞、三阴交、膻中、脾俞、足三里（俱灸）。

三、干呕

【症状】干呕不止（有声无物，与哕相似，惟不若哕声之恶浊而长也）、胸膈不舒、口渴或不渴、甚则四肢厥冷，脉绝。

【病因】干呕亦属胃病，盖由清浊之气，升降失常，阻拒于胸膈之间，乃脾胃虚弱，运化失职，气机失调而成，亦有因于胃热者，浊热之气上攻，则兼发热口渴。

【治疗】中脘、足三里、内关、脾俞、胃俞、章门（俱灸，胃热者改灸易针，加针内庭、厉兑）。

噎膈门

一、寒膈

【症状】脘腹胀满、呕吐清水、四肢厥冷、食不得入或食虽可入而良久反出、面色㿠白、两脉迟细。

【病因】膈者，膈塞不通，饮食不下也。若食入吐出，谓之反胃。二者皆膈间受病，故通名为膈也。寒膈由于中宫阳气衰微，寒邪凝聚，脾气不能升，胃气不能降，故饮食不下。反胃亦由脾虚胃寒，运行失职，不能熟腐五谷，变化精微，故食虽可入，良久复出也。王太仆曰："食入反出，是无火也。"古人谓："朝食暮吐，是胃虚寒也。"

【治疗】膻中（灸）、膈俞（灸）、中脘、足三里、公孙、脾俞、胃俞（针灸）。

二、热膈

【症状】胃脘热甚、口苦舌燥、烦渴不安、呕吐酸臭、食入即吐或前后闭涩，脉多大而有力。

【病因】《素问》曰："三阳结谓之膈。"夫所谓三阳者，即肠、胃、膀胱也。盖肠中积热，则后不圊；膀胱结热，则小便不利，故前后秘涩。胃有郁热，则胃津枯耗，食道液燥，故食不得下。且下既不通，势必上逆，故食下亦仍出，是火上行而不降也。因其三

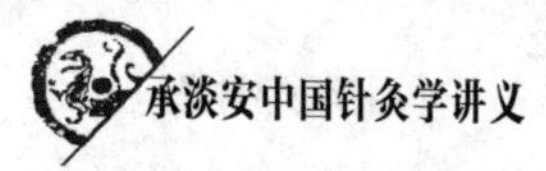

阳结热，故口渴舌燥，烦躁不安也。

【治疗】 内庭、中脘、足三里、支沟、合谷、大陵、内关、委中、大肠俞。

三、气膈

【症状】 噫气频频、中脘满痛、痛行脊背、胸闷气热、食不得下、大便不利。

【病因】《素问》曰："膈塞闭绝，上下不通，则暴忧之疾也①。" 此言噎膈之起于郁结不舒者也。《内经》曰："忧则气聚。" 盖中心抑郁，忧结不解，则气郁于中，运化不利，肝气上逆，故食不得下，而成气膈。

【治疗】 中脘、脐中、气海、列缺、内关、胃俞、三焦俞、足三里（俱针灸）、期门（针）。

四、痰膈

【症状】 咳嗽气喘、喉间痰声、胸膈胀闷不舒、饮食不能下咽、舌多腻苔、两脉滑实。

【病因】 此症多因忧思悲恚，脾胃受伤，血液渐耗，郁气生痰，痰浊滞留于肺胃，阻塞气机，饮食下咽，每有所阻，如碍道路，膈而不得下，噎膈所由成

---

① 则暴忧之疾也：原作"则暴结之疾也"，据《素问·通评虚实论》改。

也。痰滞气逆，故咳嗽气喘。

【治疗】膈俞（灸）、天突（针灸）、肺俞（灸）、丰隆（针灸）、下脘（灸）、大都（灸）、足三里（针灸）。

五、食膈

【症状】胸脘胀痛不得安、食难下咽而痛、甚或气塞不通、危殆不堪。

【病因】此症多患于老人，良由脾胃衰弱，每于过饥之后，猝然暴食，壅满胃之上口，闭塞脾胃之气机，而成噎膈，食滞于胃，故胸脘部胀满作痛，老年患此，多难救治。

【治疗】中脘、脾俞、胃俞、膻中、气海、足三里、巨阙。

六、虚膈

【症状】饮食不下、肌肤干燥，或呕吐白沫、粪如羊屎、两脉虚涩、体倦神疲。

【病因】此症多由脾胃津液枯燥不能化纳，以致饮食不下。盖人身借饮食之精微以营养，若饮食不进，则滋养料之来源告匮，故肌肤干燥。古人谓："噎而白沫大出，粪如羊屎，不治。"若胸腹疼痛如刀割者，死期迫矣。

【治疗】膈俞、合谷、大包、大冲。

臌胀门

一、水臌

【症状】初起四肢头面肿胀，渐延胸腹，皮肤黄而有光，胀大绷急（按之窅①而缓起），甚则脐突露筋、口渴烦躁不寐、胸闷气喘、皮肤日粗、面色灰败、鼻出冷气，则为危候。

【病因】此症多由水肿之甚以变成者，水肿之原多为饮冷过度，或着寒邪，以致脾肾阳衰，脾不运输，肾不分利，体中水分无所发泄，水气泛纵，溢于皮肤，膨胀而成水肿，日久月深，水质蓄积不消，肢体胀大满量，遂成肿体，即变水臌。水郁于内，犹沟壑之积水，积久不消，化而为毒，则难施治。若腹露青筋，面色灰败，则为水毒深重之候；若口渴烦躁，则水毒化热，煎熬血液，肾中之龙火上腾也。凡此皆为水臌垂危之候，虽有华扁②之能，亦将束手矣。

【治疗】肾俞、膀胱俞（均灸），三阴交、阴陵（均针），水分、人中、脾俞（均灸）。

二、气臌

【症状】腹大而四肢瘦削（皮色不变，按之窅而

---

① 窅（yǎo）：凹陷之意。

② 华扁：指华佗、扁鹊。

即起）、喘促烦闷或肠鸣气走、漉漉有声、二便不利、脉弦郁。

【病因】气臌与水臌，原属二症，以手按之，若凹而不随手起者，水臌也。按之成凹而随手起者，气臌也。气臌之原因，多由七情郁结，气化凝聚，留滞中焦，腹部乃为之胀满。用情太过，伤及脾胃，脾胃失运化之能，血液无从产生，肌肉失所营养，故四肢渐形瘦削也。

【治疗】膻中、气海、关元、脾俞、胃俞、中脘、足三里（各灸数十壮）。

三、实胀

【症状】腹胀坚硬、大便秘结、小便黄赤、行动呆滞、呼吸短促或胸高气粗、脉沉滑有力。

【病因】此症多由七情之伤，胀起于旬日之间，或多感受寒湿之邪，多食生冷之物，以致脾阳不振，失其旋转，湿浊阻滞，因而胀满。

【治疗】依照气臌各穴针灸之，以调其气，大便秘结者加针支沟、内庭，并泻足三里以化结滞，而导六腑。

四、虚胀

【症状】容形枯槁、胀起于经年累月、腹部胀满、朝宽暮急或暮宽朝急、大便溏薄或小便清白、脉细少气、面淡舌白。

【病因】 虚胀多起于久泻，或饮食起居不善摄养，或病后饮食不慎，中气受伤，脾胃虚弱，不能运化，浊气滞塞于中，以致胀满。若痢后成胀，久病羸乏，脐心凸起，喘急不安者，此为脾肾俱败，则难调治；若咳嗽失音，青筋横绊腹上，及爪甲青或头面苍黑，呕吐头重，上喘下泄者，皆不治之症也。

【治疗】 关元、中脘、下脘、神阙、脾俞、胃俞、大肠俞（各灸三五壮）。

癥瘕门

一、癥

【症状】 面黄肌瘦、饮食减少、神疲体倦、胸脘腹间有块硬痛（按之有形、牢固不动）、舌光脉涩。

【病因】 积聚之有形可征者，曰癥。古人谓："癥者，真也。"然有食癥、痰癥、血癥之分。食癥者因食积而成癥也，多由多食生冷黏腻之物，脾胃虚弱不能消化，胶滞脘间，与气血相搏，积聚成块，日渐长大，坚固不移。痰癥由于痰浊郁滞，多积于胁下。血癥乃血积而成也，多由脏腑虚弱，寒热失节，或风寒内停，或闪挫跌扑，气血停滞，壅瘀经络而成血癥，多积于少腹部。

【治疗】 少腹有块：关元、太冲、行间、三阴交、膈俞。

脐上胁下有块：神阙、中脘、章门、脾胃俞。

胁下两旁有块：章门、期门、行间、肺俞、丰隆、阳陵。

二、瘕

【症状】发生胸胁脐腹疼痛，或嗳气，或呕吐，甚则气逆神昏、腹中有块攻冲（游走无定，聚散无常，推之则动，按之则走），脉多沉细、舌苔薄白。

【病因】积聚之或聚或散者，曰瘕。古人谓："瘕者，假也。"《难经》曰："聚者，阳气也。其始发无根本，上下无所留止，其痛无常处。"盖指瘕癥言也。多由肝脾之气失和，肝气横逆，脾失输化，水饮痰液，凝聚成瘕，随气之顺逆运滞，而时形时散，故起伏不时，游走无常也。

【治疗】气海、关元、脾俞、肝俞（各灸十数壮）。呕逆嗳气者加针灸：内关、足三里。

五积门

一、心积

【症状】此症起于脐畔或脐上，大如手臂，形如屋梁，由脐至心下，萦系于中，伏而不动，久则令人心烦心痛，夜眠不安，身体肿，股皆肿，不可移动，困苦异常，脉沉细或芤，舌绛。

【病因】《难经》曰：“心之积名曰伏梁，起脐上，大如臂，上至心下。”有若屋梁，故名伏梁。此症多由心经气血不舒，凝聚而成也。

【治疗】上脘（针灸）、大陵（针）、心俞（针灸）、膈俞（针灸）、行间、三阴交。

二、肝积

【症状】左胁下有块，状如覆杯，有足似龟，久则寒热如疟，或呛咳呕逆、胁下胀痛、脉弦而细。

【病因】《难经》曰：“肝之积名曰肥气，在左胁下如覆杯，有头足，久不愈，令人咳逆痎疟”，此症多由肝脏气逆，与瘀血积合而成。

【治疗】章门（灸）、行间（针灸）、期门（针）、膈俞（针灸）。寒热呕逆加针灸：大椎、足三里。

三、脾积

【症状】当脘胀痛（如覆大盘）、面黄肌瘦、饮食不为肌肤、胸闷呕、脉多沉细。

【病因】脾积者，脾之积气也。《难经》曰：“脾之积名曰痞气，在胃脘如覆大盘，久不愈，令人四肢不收。”此症由于脾胃衰弱，气少运行，寒邪痰饮，积聚不化而成积，脾胃衰弱不能运化津液，故面黄肌瘦也。

【治疗】痞根、脾俞、中脘、内庭、足三里、隐白、行间（俱灸）。块之上下左右针而灸之。

四、肺积

【症状】微寒微热、咳呛气促、呼吸不利、呕逆频作、右胁下如覆大杯、胸痛引背、脉弦细。

【病因】《难经》曰："肺之积名曰息贲，盖因肺气积于胁下，喘息上贲也。"此症多由肺气不利，痰浊不化，积聚胁下而成。

【治疗】巨阙、期门、肺俞、经渠、章门、丰隆、内关、足三里（针而灸之）。

五、肾积

【症状】先于小腹右角起一小块而微痛，块渐大，痛渐剧，时上时下，痛引腹部，寒热不时，甚则痛攻心下，坐卧不宁，困苦万状，继则渐渐上冲，块渐小，痛亦渐止，而至于无，起伏不时。

【病因】肾积，曰奔豚。因其发作时，有物如豚之奔走故名。《金匮》曰："奔豚病从少腹起上冲咽喉，发作欲死，复还止，皆从惊恐得之。"盖大惊猝恐，肾脏之分泌乖常，尿毒秽气结而上逆，故自少腹上冲于心胸，甚则欲死。古人所谓："水气上逆凌心也。"然亦有由肾气虚而寒湿积聚，或房劳不节，复感寒凉，而成斯疾也。

【治疗】中极、章门、肾俞、涌泉、三阴交、关元（俱用灸法）。

三消门

一、上消

【症状】心胸烦热、咽如火烧、大渴引饮、饮不解渴、小便清利、食量减少、大便如常、舌上赤裂、脉多细数。

【病因】《内经》曰："心移热于肺，传为膈消。"膈消即上消也。多由嗜欲过度，或过食辛热之物，或感受燥热之邪，以致心肺郁热，故饮食多而易消也。

【治疗】内关、神门、鱼际、尺泽、肺俞、人中、然谷、太溪、金津、玉液（俱针）。

二、中消

【症状】口渴引饮、多食善饥、不为肌肤、肌肉瘦削、大便秘结、小便频数、自汗口臭、甚或面赤、唇焦、关脉滑疾、舌红苔黄。

【病因】《经》云："二阳结，谓之消。"又曰："大肠移热于胃，善食而瘦，谓之食㑊。"又曰："邪在脾胃，阳气有余，阴气不足，则热中善饥。"此症乃脾胃郁热，津液枯燥，故渴饮多食。而不能化生津液，以滋养肌肉，以致渐形瘦削也。

【治疗】中脘、胃俞、脾俞、内庭、曲池、三里、支沟、阳陵、金津、玉液（俱针）。

三、下消

【症状】初起便溺不摄、溺如膏淋、烦渴引饮、渐至腿膝枯细、面色黧瘦、耳轮焦黑、小便多而浑浊（上浮如脂，或如烛泪）、脉细数舌绛。

【病因】下消，又名肾消。多因色欲过度，肝肾阴虚，虚则火旺而津液为之消烁，故烦渴引饮，而小便浑浊也。

【治疗】涌泉、然谷、肾俞、肝俞、肺俞、曲泉、中膂俞（俱针）。

黄疸门

一、阳黄

【病状】一身尽黄、色明如橘子柏皮、身热烦渴，或消谷善饥、小便赤涩、大便秘结、脉滑数，舌黄厚。

【病因】黄疸有阳黄、阴黄之分。阳黄属热，阴黄属寒。阳黄多由脾胃湿热郁蒸而成。喻嘉言谓："夏月天气之热，与地气之湿交蒸，人受二气，内结不散，发为黄疸。"惟近今之说者，则为胆热，胆囊炎肿，汁不下于小肠，溢于血管而发黄色也。

【治疗】中脘、足三里、委中、至阳、胆俞、阳

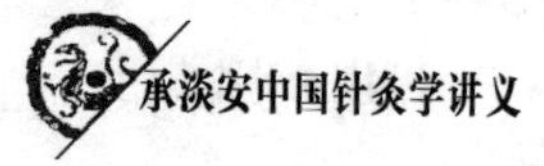

陵泉、公孙、三阴交（俱针）。

二、阴黄

【症状】身目皆黄（黄色晦黯，有若熏烟）、形寒胸痞、腹满蜷卧、四肢酸肿，或自汗自利、小便亦少、渴不欲饮、甚则呕吐、舌淡而白、脉濡而细、大便白色。

【病因】阳黄色明属湿热，阴黄色晦属寒湿，亦有因阳黄服寒凉药剂过多，而成阴黄者。阴黄之成，多由过食寒冷之物，或感受寒湿之邪，蕴于脾胃，越于皮肤而成。

【治疗】脾俞、气海、足三里、至阳、中脘、阳纲（俱用灸法）。

三、酒疸、食疸

【症状】身目均黄、心下懊侬、胃呆欲吐、胫肿溲黄、面发赤色、小便短少、足下热、舌苔黄腻、脉弦实，此酒疸也。若寒热不食或食毕即头晕、脘腹满闷、二便秘结、舌腻脉滑实者，此食疸也。

【病因】酒疸者，疸病之由于酒伤得之者也。如饥时食酒，或酒后当风而卧，入水浸浴，以致酒湿之热，遏而不宣，蒸发为黄。食疸，又名谷疸，乃食伤所成之疸也。多由胃热大饥①，过食停滞，致伤脾胃

① 饥：原作“肌”，据文义改。

而成。夫所谓酒疸、食疸者，均属阳黄病，不过因其病因相同，而易其名称耳。胡廉臣先生谓："凡人消化不良，不论因酒因食，妨碍胆汁之排泄者，均成黄疸也。"

【治疗】酒疸：依照阳黄条针之。

食疸：中脘、足三里、胃俞、内庭、至阳。

四、女劳疸、黑疸

【症状】额上黑、皮肤黄、微微汗出、手足心热或薄暮发热，然必以少腹拘急、小便自利、大便黑，为女劳疸之症。

【病因】房劳无度，或醉饱入房，或小腹蓄血，或脾中湿浊下趋，古人谓为脾肾之色外现，则身黄而额黑。黑疸多由酒疸、女劳疸久延或误下，以致脾肾虚弱而成，初起则面部发黑，甚则周身渐黑，大便亦黑，若腹胀如水臌，或心中如啖蒜状，皮肤不仁者，则为危候。

【治疗】公孙、然谷、中极、脾俞、肾俞、至阳、阳纲（俱用灸法，血瘀者加关元、膈俞）。

汗病门

一、自汗

【症状】不因劳动，不因发散，濈然汗自出，或每至天明时汗自出，恶寒身冷，脉象虚微，舌多淡红。

【病因】 自汗属阳虚。阳者，卫外而固表者也。阳气内虚，阴中无阳，盖阳虚阴盛而表不固，腠理疏，则汗随气泄。《经》谓“阴胜则身寒汗出”，即其候也。若过服汗剂，汗出不止，则为亡阳危候。

【治疗】 合谷（针），复溜、大椎（俱灸）。

二、盗汗

【症状】 寐中汗窃出（醒后倏收），气虚神倦，脉虚细，舌多红而光。仲景云：“男子平人，脉虚弱细微者，善盗汗也。”

【病因】 盗汗属阴虚。阴者，内营而敛藏者也。阴气虚弱则生内热，而迫液外泄。若兼咳嗽、颧红、潮热等症，则已入损门为难治；若汗出如珠不流者，此为绝汗，死不可治。

【治疗】 间使、后溪、阴郄、肺俞、百劳。

三、黄汗

【症状】 身重而冷（状如周痹）、胸中郁塞不能食、烦躁不眠、汗自出而口渴、汗沾衣、色正黄如柏汁、脉象多沉。

【病因】 黄汗为疸症之一，身黄而汗出沾衣作黄色也。乃脾家湿热蕴蒸，由毛孔泄出，多由汗出用水浸浴，水入毛孔，经郁蒸而为黄汗。仲景所谓黄汗得之，“汗出入水中浴，水从汗孔中入得之”是也。

【治疗】脾俞、阴陵、三里、中脘、公孙、至阳。

寤寐门

一、不眠症

【症状】精神恍惚、怔忡健忘、辗转不寐、四肢懈怠、甚则心烦焦急、头旋眼花、少气不支。

【病因】此症多由思虑太过，伤及心阴，神不守舍，或病后血虚火旺，心神不安，乃成烦而不寐、怔忡健忘等症。然亦有胃中有积有热，或痰浊阻滞，则心烦不寐。《内经》所谓“胃不和则卧不安”是也。他如邪念丛生、欲火上冲、杂念交感，致成心理之失眠者，则惟静养可以奏功，针药所难及也。

【治疗】三阴交、神门、间使、心俞、内关。

胃有积热者：中脘、三里、内庭、天枢。

痰浊阻滞者：丰隆、中脘、足三里、肺俞。

二、多寐症

【症状】四肢倦怠无力、胃呆食减、呵欠频频、精神委顿、反复昏睡、脉则虚缓。

【病因】此症多由大劳大病之后，脾阳虚惫，精神不振，以致怠倦多寐，或湿邪内恋，蒙蔽清阳，神志不清，昏迷好睡，则必兼舌腻、口糊等症。

【治疗】脾阳虚惫者：大椎、至阳、脾俞。

湿邪内恋者：中脘、足三里、脾俞、胃俞。

疝气门

一、冲疝

【症状】气从少腹上冲心，疼痛异常，甚则冷汗淋漓、饮食不进、二便秘塞不通，古人所谓“不得前后为冲疝”也。

【病因】疝症均属于肝，与冲任为病，良由冲任循腹里，肝脉过腹里而环阴器，故疝气虽有冲疝、厥疝、瘕疝、狐疝、㿉疝、癞疝等之区别，终不外乎此三经也。冲疝之原因，多由寒湿之邪，久郁于内，化郁为热，客寒触之，以致少腹疼痛，掣引睾丸，甚则气上逆而冲心作痛。岁久不愈，渐变冲心疝气，则难调治矣。

【治疗】关元、太冲、独阴（脐三角灸法）。

二、癞疝

【症状】少腹控卵、肿急绞痛、甚则阴囊肿大如斗、如栲栳，或顽癞不仁。

【病因】此症由太阳寒湿之邪，下结膀胱，因而阴囊肿痛。经曰：“三阳为病，发寒热，传为癞疝。”三阳即小肠、膀胱、胆。小肠膀胱居下体，而肝与胆为表里，故皆能致疝也。

【治疗】曲泉、中封、太冲、大敦、气海、中极。

三、厥疝

【症状】脉大而虚、少腹疼痛、上下左右，攻冲无定，甚则四肢厥逆。

【病因】肝经素有郁热，寒邪外郁，肝气乃不条达，因而横逆遂成此症。

【治疗】太冲、大敦、独阴、石门、气海。

四、狐疝

【症状】睾丸偏有大小，卧则入腹，立则下坠，时上时下，胀紧攻痛，久则正气日衰，病气日盛，以致不能坐立，坐立则胀坠欲绝也。

【病因】《经》曰："肝所生病为狐疝。"多由寒湿之邪，袭入厥阴，沉结下焦，邪挟肝风而上下也。

【治疗】依照癞疝条治疗之，并于脐下六寸，两旁一寸，灸三壮。

五、瘕疝

【症状】腹有瘕痞、左右有块、痛而且热、时下白浊、女子不月、男子囊肿。

【病因】此症多由于脾经湿气下注于冲任交会之处，以致结成瘕痞作痛。冲为血海，任为气海，脾湿下注，冲任失调，故女子为不月，男子则阴囊肿痛也。

【治疗】气海、中极、阴陵、阴交、大敦、太冲。

六、㿉疝

【症状】肝脉滑甚、卵核肿胀（偏有大小，坚硬如石，痛引脐腹，甚则肤囊因肿胀而成疮）、时出黄水，或成痈溃烂，或下脓血。

【病因】此症称之为㿉疝者，以其必裹脓血，甚则下脓血也。多由肝不条达，血凝气滞而成，盖肝脉环阴器，故结于阴囊而为㿉疝。

【治疗】依照㿗疝条治疗之，再加针气冲、中极，以行气血之凝滞，而治脐腹部之痛。

七、㿗疝

【症状】少腹满痛、肾囊肿大、小便秘塞、甚则胀紧欲绝。

【病因】㿗者，小便不通也。疝病而小便秘塞，故名㿗疝。此症多由脾经湿热下注膀胱，湿热郁结，故小便不通，肾囊肿大，少腹满痛等症见矣。

【治疗】关元、阴陵、三阴交、水道、大敦、大冲。

遗精门

康健之体，气盛精旺，淡色欲，节房劳，其有偶然遗者，非病也，乃盈满而遗也，谓之精溢。若每日一遗，或三五日一遗，以致疲劳倦怠，耳鸣头眩者，则病矣。若非有良好之调治，久则渐入虚劳，而成不治。然遗精一症，则又有有梦无梦之别，有梦属心病，无梦属肾病。有梦曰梦遗，无梦曰滑精，二者之治法，略有不同，述之于后。

一、梦遗

【症状】精泄时每梦与女子交合，或每夜一遗，或数日一遗，久则神志恍惚，脉多弦数，舌红，苔有时黄薄。

【病因】梦遗属心病，多由好色之人，见美色触于目而起淫心，印入于脑，夜乃成梦而遗精。古人谓："心为君火，肾为相火，欲念妄动，则君火摇于上，相火炽于下，水不能济，而精随以泄，或阴虚之体，不能涵养，阳事易兴，而致遗泄。"若失于调治，久则渐入损门，为患不浅也。

【治疗】心俞、白环俞、肾俞、中极、关元、三阴交（针）。

二、滑精

【症状】每在睡中，无梦自遗，或欲念一动，阳举而精自滑下，不分昼夜，甚则一日数度，精神委顿、耳鸣耳眩、腰痛头昏，渐则潮热盗汗而成虚劳，脉虚弱或细数。

【病因】此症多由纵欲无度，或误犯手淫，斫丧大过，以致肾气不藏，精关不固，不能摄精，每因欲念一动，即不禁而滑出，渐至神经衰弱，而潮热盗汗等症作矣。调治殊难治疗，此症首宜使病者定心志，节嗜欲，然后施以治疗之法。古人云："服药百颗，不如独卧一宵。"此症最相宜也。

【治疗】精宫、肾俞、关元、中极（俱用灸法）。

淋浊门

淋与浊，二症也。淋者，小溲数而且涩，淋沥不畅，故谓之淋。仲景云："淋之为病，小便如粟状，少腹弦急，痛引脐中。"大抵淋病之起，多由胞热之故，与浊悬异。浊者，小便时下浊液，绵绵如浆水状态，多由湿热下注。然淋病有石淋、劳淋、血淋、气淋、热淋之分。浊则有赤浊、白浊之别。症状各有不同，宜分别述之。

一、五淋

【症状】石淋：脐腹引痛，小便艰难，轻则下沙，甚则下石，或黄赤或浑浊，色泽不定，便时刺痛，澈于心肺，令人难受。

劳淋：小便淋沥不通、遇劳而发、身体疲惫、溲时数痛、腹胀牵引谷道。劳之微者，其淋亦微，劳之甚者，其淋亦甚。

血淋：溺痛带血、血色鲜红、脉数。

气淋：少腹满痛、溺有余沥。

热淋：肥盛之人，湿热流于下焦，多发于夏季湿令；瘦削之人，阴虚津枯，热甚而淋。然皆茎中热痛，小便热赤、口渴喜饮水或烦热。

【病因】石淋：由于膀胱蓄热，失其气化之职，结成沙石，从尿道而出。惟此症非其人阴阳太虚，而曾患生殖器病者不易得此。故五淋中当以石淋为最少，然一经患此，颇难治愈，故为淋病中最重之症。

劳淋：由于本能衰弱，元气不足，膀胱不能输送水道，苟一遇劳事，溺窍因此淤塞不通，而为淋病。

血淋：此症亦由膀胱蓄热，热甚搏血，失其常道，与溲俱下。

气淋：由于气化不及州都，胞中气胀，故使小便点滴，小腹满坚。

热淋：热淋有虚实之分。属于实者，如与不洁之妇人交合，或好食辛辣煎炒厚味，积热太甚，流注下焦，胶秘而为热琳。虚者如好色纵欲，阴精枯燥，相火猖炽，炽灼津液，肾气为斫丧，致水道不利，而成热淋。

【治疗】肾俞、三焦俞、小肠俞、膀胱俞、阴陵、中极、合谷、尺泽（石淋加针行间、太溪、委中，劳淋加针关元，血淋加针血海、三阴交，气淋加针气海，热淋加针涌泉）。

二、赤白浊

【**症状**】初起口渴，小便时茎中热痛，如火灼刀割，秽浊之物，淋沥不断，随溲冲出。不便时，自流脓液。白浊则色白，如眼之眵，如疮之脓；赤浊溺赤，浊亦赤。经过相当日数，则茎中不灼痛，小便则频数，浊液自滴，脉多滑大或涩滞。

【**病因**】白浊、赤浊多由入房太甚，或交媾不洁，忍精不泄，以致败精瘀腐，蕴酿而成，或湿热下注而成湿热浊。然由败精瘀腐者十中六七，由湿热下注者十常二三。古人云："色白如泔，或如腐化腐浆，而马口不干结者为湿，色黄赤而马口干掩者为火。"然间有失于调治，久则脾气下陷，而成脾肾虚弱之症，则当求脾肾而举之固之，不能与普通之赤白浊一例观也。

【**治疗**】三阴交、关元、肾俞、膀胱俞、阴陵。脾虚下陷者：脾俞、肾俞、关元、中极、章门（针而灸之）。

癃闭门

一、小便癃闭

【**症状**】闭者，则小便闭而点滴下。癃者，淋沥点滴而出，一日数十行，或勤出无度。属实热者，则烦闷舌赤、大便闭、小便不通、茎中疼痛；属虚寒者，憎寒喜暖、手足逆冷、小腹如冰、言语轻微、里无热候、口不渴、舌淡红。然皆少腹胀急、脘腹痞满，甚则胸闷气喘。

【病因】属实热者，则多因湿热之邪郁阻膀胱，以致小便闭塞、少腹胀满；属虚寒者，则由肾阳衰弱，不能分布水液，以致小溲滴点，日数十行。然亦有败精瘀血，阻塞溺道，以致小便闭塞。更有因肺气不宣者，古人谓："肺主通调水道，肺气闭塞，则小便不通也。"

【治疗】气海、关元、中极（属实热者加针：阴陵、三阴交、曲泉；属虚寒者加灸：肾俞、膀胱俞；肺气不宣者加：合谷、尺泽）。

二、大便闭

【症状】大便闭结、腹部胀满、疼痛拒按、内热烦躁、口渴、溲赤，此属实闭。若形枯神衰、肌肉消瘦、内无实热、大便秘结，此属虚秘。

【病因】实闭症，多由食积与热邪阻滞肠中，以致便塞腹痛，故必兼烦热口渴等症；虚秘者，则因血虚液枯，肠中失所濡润，不能输送糟粕外出，故内无实热见症；肌肉消瘦者，血津枯而荣养缺乏也。

【治疗】大肠俞、支沟、足三里、气海（实热者加：中脘、内庭、三间；阴虚者加：太冲、太溪）。

便血门

【症状】小便溲血、脉多无力、神疲眼倦。若溲血日久、形枯色萎、癃闭如淋、二便引痛、喘急虚眩、行步不能者，与死为邻矣。

【病因】《经》曰：“胞移热于小肠，则癃溺血。”可知溺血之由，无不本诸热者。盖血得热则妄行，从小便而出，多欲之人，肾阴亏损，下焦结热，血随而出。然亦有肝肾两虚，血室之血失于统摄而成此症者。

【治疗】膀胱俞、关元、三阴交、涌泉（肝肾虚者加：肝俞、肾俞）。

脚气门

一、湿脚气

【症状】浮肿先见于足部，软弱光亮，渐延两股、两腘，不便行走，甚则破之流水，酸重难动。因寒而发者：面黑、恶寒、足冷如冰，是为寒湿脚气。湿郁化热者：面黄、口渴、便闭、溺赤、足如火热，是为湿热脚气。若恶心呕吐、烦渴异常、气短喘息、胸闷、心跳，或腹部冲脉动跳震手，则为脚气冲心之危候。若脉短促、舌紫黑或苔焦，其人昏厥不语、两鼻孔煽者，则不治。

【病因】脚气病，《内经》名厥，分痹厥、痿厥、厥逆三症。顽麻肿痛为痹厥，即湿脚气也。纵缓不收为痿厥，即干脚气也。厥气冲胸为厥逆，即脚气攻心也。湿脚气之原因，多由处居低湿之地，湿邪袭入足胫经络皮肉而致肿胀，或饮污秽之水及腐败食物，化生湿热，下注两足，而得之湿毒上攻，则成脚气冲心之症。

【治疗】足三里、三阴交、绝骨、阴市、阳辅、阳陵、犊鼻、商丘、昆仑（脚气攻心加针关元、气海、大敦）。

二、干脚气

【症状】两脚干瘦、不肿而痛，或萎弱挛急，或日见枯细、步履维艰、面色枯燥、舌多红、脉弦数或弦细，甚则亦能冲心，而成心悸气促、腹部震动等症。

【病因】本病多起于病后营养缺乏，或暑热伤足三阴，津液为热所灼，以致枯细瘦弱，而为干脚气。

【治疗】涌泉、至阴、太溪、昆仑、阴陵、阳陵、三阴交、绝骨、三里。

痿痹门

一、痿症

【症状】腿膝手足不利，或不能伸屈，或血弱而不能履行，或冷麻而失其知觉。

【病因】痿者，四肢无力，举动不能，如委弃之状也。此症多由热邪烁伤精血，而皮毛筋骨为之软弱无力；或病后精血大亏，筋骨失所营养而成。《内经》所谓："大经空虚，营卫之气不足也。"

【治疗】阳陵、绝骨、大杼（灸）。参阅手足各病门。

二、痹症

【症状】筋骨二部分作痛，或拘挛，或游行走痛而无定处。

【病因】《经》云："风寒湿三气杂至，合而为痹。风气胜者为行痹，血气胜者为痛痹，湿气胜者为着痹。"都为经络受风、寒、湿各邪之袭击，而发生疼痛拘急等症。

【治疗】依照痿症治疗各穴，改灸为针，或针且灸之，并参观手足胸背各病门。

妇人门

经病

一、经水先期

【症状】未及经期而经先至、腹不甚痛、身热而色紫、脉洪数，此属实证。亦有腹痛、身不热而色鲜红者，此属虚证。

【病因】女子经水，以三旬而一至，月月如斯，经常不变，故谓之月经，又谓之月信。一有不调，则失其常度，而诸病见矣。《素问》曰："天地温和则经水安静，天寒地冻则经水凝泣，天暑地热则经水沸溢。"可知经水先期，属血热者为多。盖血热内蕴，能使神经与细胞起非常之兴奋，于是血液运行，亦同时超过常度，而经乃先期至矣。然亦有因于气虚不能摄血，而不由血热者。更有因于忧郁恼怒过度，血液之循环乖度，遂致血不能涵养，肝气横逆而经先期来者。此在乎临证时细察也。

【治疗】血热：气海、三阴交、行间、关元（针）。

肝气横逆者加：曲泉、期门、肝俞。

气虚者灸：气海、中极、三阴交。

二、经水后期

【症状】经水后期而来、少腹绵绵作痛、颜色淡不鲜、脉大无力或涩细、恶寒喜暖，此虚也。然亦有色紫或成块者，脉细数，此血热干枯也。

【病因】方书谓："经水后期，属血室虚寒，或生冷凝滞。"盖血室虚寒或误服生冷，其血因寒邪而凝结，于是血液之循环涩滞，运行之能力减退，遂致经行后期矣。间亦有血热干枯者，盖血热内炽之人，因高度热量之熏灼，遂致血络燥结、血液干枯、血行瘀滞，而致经水后期而至者，然不常见也。

【治疗】 虚寒者：关元、气海、血海、地机、归来（灸）。

血热内炽者：依照血热而经水先期条针治之。

三、月经过多或减少

【症状】 妇人经水一月一行，其排泄量须月月平均，若经来过多或过少，则为病矣。

【病因】 方书以经多属实，经少属虚，此言其常也。然经来过多，有由于气虚者，有由血热妄行者，有由郁怒伤肝者。盖气虚则不能摄血，血热则血液妄行，郁怒则肝气横逆，凡此种种，皆足以造成经水过多之病。经来过少，有由于瘀热内蓄者，有由于脾胃虚弱者，有由于血室虚寒者。盖瘀热内蓄，则血液干枯；脾胃虚弱，则饮食减少，健运失常，经血乏生化之源；血室虚寒，则血液之运行力衰微，因而凝泣。凡此种种，皆能使月经减少也。

【治疗】 经水过多或过少，属气虚者，依照经水先期气虚条治疗之；属瘀热者，依照经水先期血热条针之；血室虚寒者，依然经水后期虚寒条治疗之；脾胃虚弱者，则于虚寒条中加灸脾俞、胃俞以补益之。

四、经闭

【症状】经闭有虚性、实性两种。虚性之症状，为头眩心悸、面色㿠白、脉细。初则经行减少，渐至经闭不行；或神疲气短、肢冷脉微、经行乍多、渐至经闭；或食少便溏、面黄脉虚、经期屡乱、渐至经闭。如见少腹硬痛、肌肤甲错、脉象沉细而月事不来，或腹满胀痛、胸闷噫恶、脉象弦细而月事不来，此实性之经闭也。

【病因】经闭之原因颇多，本条所言，不过举其大略耳。实性之经闭，多由瘀血停积，瘀血积于子宫，新血不得下行，故致经闭而少腹硬痛；或由气化郁结，血滞不行，经闭而满腹胀痛，如胸闷噫恶等症，皆气郁之征也。虚性之经闭，多由血液贫乏或神经衰弱、子宫中无经血，故致经闭而成头眩心悸、气短、肢冷等气血虚弱之现象；或脾胃虚弱、消化不良、饮食减少、缺乏产生经水之原料，亦成经闭之病，而现食少、便溏、面黄等症。然有由生理异常者，则月经终身不来，所谓暗经是也。又有二月一行者，谓之并月。三月一行者，谓之居经。一年一行者，是谓避年。其经水虽不按月而来，然亦能受妊，身无疾病，此生理之异常，不能作疾病论也。

【治疗】实性经闭：膈俞、血海、气海、中极、行间、曲泉、三里（俱用针法）。

虚性经闭：三阴交、膈俞、肝俞、关元、脾俞、胃俞（俱用灸法）。

五、经期腹痛

【症状】经期腹痛，有经前腹痛、经来腹痛、经后腹痛[①]。经前与经来而少腹作痛者，大多拒按，或经水成块，脉多沉实。经后而少腹作痛者，则多为空虚之痛，痛而喜按，脉多虚细而弱。

【病因】凡经前、经来而腹痛者，多属血瘀气滞，经尽之后其痛即止。经后而腹痛者，多属气血虚弱。然其原因颇为复杂，如属于血瘀气滞者，则有因胞宫阴寒自盛，经水不得阳气之温化而畅行，遂致少腹绵绵作痛、经水涩少，甚则四肢厥冷；或行经之期感受风寒，或内伤生冷，气血凝泣不得畅行，而腹痛恶寒；或热客胞宫，以致行经发剧烈之疼痛，所下经血臭秽异常；他如经期不慎，误犯房事，或误食酸碱过度，皆足以使血疑气滞，而造成经前经来之腹痛也。若经后腹痛，则由荣血衰少，供不应求，月经临期，勉强下血，以致血管中之血液缺乏，遂成空虚之痛，痛多喜按，来亦少；或经后血室空虚，寒邪客之以致腹痛。然更有先天不足，发育不全，室女初次经来，即患经痛，以后每行必痛，经期尚准者，此阴道狭窄，经水

① 经后腹痛：原文无，据后文补。

不得畅行，针药所难医治，必待育之后，自行痊愈也。

【治疗】血瘀气滞者：地机、血海、气海、中极、足三里、合谷、交信。

经后腹痛由于寒客胞宫者：关元、气海（灸之）；由于血虚者：依照经闭门虚性经闭条治之。

六、经漏

【症状】经来不断、淋沥无时、所下不多、或时行时止、或少腹绵绵作痛、神疲肢倦、饮食减少、脉沉细或数。

【病因】经漏者，淋沥不断也。此症多由孱弱之人，气虚不能摄血，冲任不固，以致月事淋沥不断，色多淡而不鲜，或因行经未净而行房事，致伤胞宫而成，则多少腹疼痛。此外如寒热邪气客于胞中，或忧思郁结气滞不宣，皆足致此，临证时当细辨之。

【治疗】气虚不能摄血者：关元、气海、百会、肾俞、命门（俱用灸法）。

七、血崩

【症状】突然下血不止、病人顿成贫血状态、全身皮肤成苍白色、口唇爪甲尤甚、心虚忐忑、四肢发麻、眩晕耳鸣，甚则不省人事、脉芤或沉或伏。

【病因】血大至，谓之崩，是急病也，其原因亦有多端。《素问》曰："阴虚阳搏谓之崩。"张石顽曰：

“崩之为患，或脾胃虚损，不能摄血，或肝经有火，迫血妄行，或怒动肝火，血热沸腾，或脾经郁结，血不归经，凡此皆足造成血崩。”此外复有悲哀过度，尤为血崩之大因。盖吾人平日暇逸，气和平而血安静，若猝遇不如意事，而起悲哀，则气机郁结，神经乃起变化，以致血行之秩序凌乱，甚则血管破裂而成血崩之患。虽然血崩之原因固多，当血崩不止，生命之虞在指顾间，危险殊甚，若不亟为制止而欲探本求原，未有不误事也。故不论其病原如何，当以止血为要务，遏止急流，庶可救急于当时，然后因证施治，以善其后。

【治疗】血崩不止：关元、中极、百会、三阴交、隐白、大敦（以上俱用直接灸法，不论壮数，以血止为度）。

带下

白带赤带

【症状】女子下部流出黏液，似水似脓，或稀或稠。色白者名白带，色赤者名赤带，赤白相间者为赤白带。或子宫疼痛，尿意频仍；或秽臭不堪。失于调治，则变为久病，黏液愈多，体质衰弱，皮肤黄白，全身倦怠，食欲不振，腹痛头眩，因之孕育无望，或月经不调，且易致血崩及全身衰弱症。

【病因】谚云："十女九带。"可知妇女多带病矣。王孟英曰："带下为女子生而即有，津津常润，本非病也，但过多则为病矣。"夫所谓带下者，谓其绵绵如带而下也。前贤言此有主冷入胞宫者，巢元方、孙思邈、严用和、娄全和善，诸人是也；有主热湿者，刘河间、张洁古，诸人是也；有主脾虚气虚者，赵养葵、薛立斋，诸人是也；有主痰湿者，朱丹溪是也；有主脾胃虚者，张景岳是也。立说多端，总而括之，不外寒热二端而已，其病灶则在子宫也。张子和曰："赤白痢者，是邪热客于大肠。赤白带者，是邪热客于胞宫。"英国合信氏曰："子宫流白带，与肺伤风则流清涕，大肠病则下痢，其理相同。"盖伤风流涕为鼻膜分泌出之黏液，下痢为大肠分泌出之黏液，带下则为子宫分泌出之黏液也。子宫蓄热，或子宫有寒，皆能分泌多量之黏液，或黄或白，其色不一，夹血者则为赤带。属热者，少腹隐隐作痛，所下之物或夹秽臭，阴道灼热，因其子宫炎肿故也；属寒者，则不痛不秽臭，所下之物，白色为多。惟带下除上列原因外，更有思想无穷，欲火中烧，或手淫太过，房事不节，以致损伤子宫而成此症，带下由此而成者，更为多数矣。

【治疗】带脉专治带下。归来、中极位近子宫，能直达病灶，驱除障碍。三阴交针之则清热养阴，灸则能温暖下焦，用之以为各穴之佐使。属热则针泻以清热，属寒则艾灸以除寒。赤带系子宫炎肿，黏滞夹血而下，故针血海以清血，三焦俞、小肠俞以清下焦之火。若带病久延体质渐衰、食减面黄者，则当加针灸肾俞、命门、关元、脾俞，以补脾肾，而固下元。

附：不孕之治疗法

生育一事，男女双方均有密切之关系，苟双方发育健全而无疾病，则两性相交，未能不生育者。反之，若双方有疾病，或生理异常，则不能成孕矣。夫生理之异常，属女性者则有骡、纹、鼓、角、脉五不孕及子宫歪斜之类；属男性则有发育不全、阳物短小、精液稀薄等。凡此种种，皆非针药所能疗。其因于疾病者，则可得而治矣。然其原因颇多，女子则月经不调、气血亏损、子宫虚寒，皆不受孕。男子则阳痿不举，精薄、精冷或早泄等，亦不能生育也。

月经不调：视其或先或后，辨其虚实寒热，遵照经病门各条治疗之。

气血亏损：宜取膈俞、气海、肝俞、心俞、三阴交，针而灸之，以益其气血。

子宫虚寒：宜取关元、中极、肾俞、三阴交，以振下焦阳气，而养真元，并宜多灸之。

阳痿不举或早泄：肾俞、命门、关元，宜多灸之，取其能补精气，而振肾阳，精足阳充，则阳兴矣。

精薄精冷：依照女子子宫虚寒不孕条治疗之，尤宜节制性交，庶克有效。

头部门

一、头痛

【症状】外感头痛，多属三阳经络，太阳头痛在正中与项部，少阳头痛多在两侧，阳明头痛多在额部。内伤头痛多见气怯神衰，遇劳即发，或头痛如破，或时常牵引作痛，昏重不安。

【病因】外邪袭入三阳经络，头部血管或充血或郁血，皆致头痛。以头部属三阳经也。然有因风、因寒、因湿、因热、因暑等之差别。感受风寒而痛者，则多兼恶风恶寒；因于湿者，则头痛而重，或倦怠、无力、口糊；因于热者，只见发热、心烦、口渴；因暑者，或有汗或无汗、身恶热。如血分不足，阴火攻冲，则痛连鱼尾，善惊惕或五心烦热；因七情恼怒，肝胆火郁上冲而痛者，则头痛如破，或痛引胁下；因痰饮而痛者，则昏重而痛、愦愦欲吐。头痛自有多因，不可不辨也。

【治疗】脑顶痛：上星、风池、百会。

正头痛：上星、神庭、前顶、百会。

额角眉棱骨痛：攒竹、合谷、列缺、眉心。

偏头痛：头维、太阳、风池、临泣。

附：头风、雷头风

头风与头痛，并非二症。凡头痛已久而不愈，起伏不常，时发时愈者，乃头风也，故其症状与治法与头痛一也。惟有因痰饮停留胃脘，其人呕吐痰多，发作无时，甚则停痰上攻、口吐清涎、晕眩不省人事、饮食不进者，则为醉头风。若头痛而起核块者为雷头风，多由痰浊阻滞。若头中如雷之鸣者，风客所致也。治疗之法，醉头风宜取丰隆、肺俞、三里、中脘等穴以化痰浊，佐风池、脑空、头维、合谷等穴以治头痛。雷头风宜取百会、风池、风府等以驱风而治头痛。因痰者佐以化痰之穴。更宜审其寒热，于核块之上属寒者，则灸之；属热者，刺出血，则收效更易也。

二、眩晕

【症状】眩谓眼黑，晕为头旋，俗称头旋眼花是也。由于内风者，多兼耳鸣、心悸，或夜间盗汗，五心常热。属外风者，则多兼寒热，骨节疼痛，或头眩而兼头痛、额痛。

【病因】经云："诸风掉眩，皆属于肝。"故眩晕之病，多属于肝肾阴虚，不能涵阳，而虚阳上越，或成头旋眼花、五心发热等症。其因于外风者，间亦有之。盖风邪外袭，激动痰涎，上干而成眩晕，然属内风者为多也。

【治疗】属内风者：百会、头维、太阳、攒竹、上星、肝俞、肾俞、涌泉、三阴交。

属外风者：风池、风府、头维、攒竹、丰隆、三里、中脘。

附：大头瘟、虾蟆瘟

大头瘟：此症多由风热之邪，袭入三阳经络。初起于鼻额，延至面目，红肿如火灼热，面有光泽，或壮热气粗，口干舌燥，咽喉肿痛不利，或寒热往来，甚则大便不通。若不急治，肿处必致腐化成脓，更有传染之可能。

虾蟆瘟：则肿于颈项部，亦属风热为病。其兼见之症状，与大头瘟相类，亦能传染。治此二症，急宜于太阳穴之紫络，用三棱针刺去恶血。委中、尺泽之静脉及少商、商阳、中冲、少冲、少泽等穴，均刺出血。复针合谷、曲池等穴。如大便不通者，更宜针中脘、足三里、支沟等穴。

目疾门

一、目赤

两目红赤或色似胭脂，或赤丝乱脉，或赤脉贯睛，怕日羞明，甚则泪下。此症之因，多属风热上乘，或火郁于上，以致目球充血，故目赤而疼痛。若因于肝热上凌者，则多赤而不甚痛也。

【治疗】太阳、睛明、攒竹、头维。属风热火郁者加针：风池、委中、合谷。属肝热者加针：临泣、行间、肝俞等穴。

二、目肿胀

此症之起因有二：一为外因，一为内因。外因者，乃感受外界风热之邪而成者也。其症眼胞肿胀，轻则如杯，重则如虾式，必然多泪而珠痛不甚，治之易愈。内因者，多由龙雷之火，自上攻击，其球必疼，而睥方急硬，重则疼滞闭塞，血灌睛中，颇为难治而变症不测也。

【治疗】外因：刺风池、头维、合谷、瞳子髎及太阳穴（静脉刺出血），以泄局部之热，而治眼胞内膜充血。

内因：刺太阳、攒竹、睛明、头临泣等穴。复宜针肝俞、足临泣、光明、行间、涌泉等穴。

三、青盲雀目

青盲者，瞳孔如常，无损无缺，略无变态，惟视物不见，其原因多由七情内伤，损其精血，以致目失所养，最为难治。若高年及病后，或心肾不充，而成斯症者，虽治不愈。雀目俗称雀盲，亦称鸡盲。目科为之高风内障，其状至晚不见，至晓复明，乃由血虚所致。《内经》曰："目得血而能视，血虚则不能视也。"

【治疗】青盲与雀目，均由阴血亏虚而成，治当滋补肝肾之阴，故宜取肝俞、命门、三阴交、瞳子髎、攒竹等穴。

四、目昏

初起时，但昏如云雾中行，渐觉空中有黑花，又渐则睹物成二件，久而不治，遂成废疾。此症多由血液虚少、光华亏损而成，如七情太过，六欲之伤，以致肝血不足，则成此症。亦有目疾失治，耗其目光而昏者，则难医治也。

【治疗】依照青盲与雀目条治疗之。因三者皆属肝阴不足，而成之症也。

五、目泪

目泪之症有二：一为迎风流泪，一为目泪自流。迎风而流泪者，多患于老年妇人。盖年老则泪腺硬化，一遇风寒，伸缩力减退，则泪外流，且妇人善哭泣，以致泪腺弛张，亦成斯症。目泪自流者，多由感受热邪或肝热上激泪腺，分泌目泪过多，而向外溢也。

【治疗】迎风流泪：宜针灸太阳及针头维、攒竹，以恢复其功用，并直接灸大、小骨空，每有特效。

目泪自流：取太阳、风池、头维、后溪、睛明等穴。肝热者加肝俞、临泣。

耳疾门

一、耳聋

此症有二：一为耳聋，一为重听。耳聋则两耳无所闻，重听则较耳聋为轻，但闻之不真也。按：肾开窍于耳，少阳之脉络耳，故肝胆之火上逆，则为耳聋；肾气虚弱则为重听。亦有风热之邪，袭虚而成耳暴聋者。

【治疗】耳门、翳风、听宫。耳聋者加肝俞、行间、侠溪、临泣等穴；重听者则肝俞、肾俞、太溪，以补益肝肾；耳暴聋者加风池、合谷等穴。

二、耳鸣

耳鸣有虚实二种，耳中如蝉噪不休，以手按之愈鸣者属实，乃肝胆之火上逆也。若时鸣时止，以手按之则不鸣，或减少者属虚，乃肝肾之阴不足也。虚者依照重听条治疗之，实者依照耳聋条治疗之。

鼻疾门

一、鼻塞

鼻为肺之窍，风冷伤肺，津液凝滞则鼻塞不通，或风热袭肺，鼻膜炎肿，亦成鼻塞之病。

【治疗】宜取迎香、通天，以宣鼻塞。复取风府、合谷、上星，以疏解风邪。

二、鼻流清涕或浊涕

鼻流清涕不止，名曰鼻鼽。多由感受风寒，鼻膜分泌黏液过多，而向外流溢也。鼻流浊涕，名曰鼻渊，亦曰脑漏，鼻涕时下如白带，有时或黄或红作脑髓状，气甚腥臭，亦由风寒化热，鼻膜因炎肿而成此症也。

【治疗】鼻鼽宜取上星、风池、大椎，针而灸之。鼻渊宜于以上各穴单用针法，复加针迎香、百会、合谷。

牙齿门

牙痛

齿为骨之余，而属肾，其部位则属阳明。故阳明郁热，或肾阴虚而虚阳上亢，则为齿痛；或风热外袭，亦成此症。然属阳明郁热者，则舌黄、口渴、红肿疼痛、多兼发热；虚阳上亢者，则不肿不渴、舌多无苔；若因风热者，则多发热而兼恶风寒。其有因于虫痛者，则齿上有蛀孔也。

【治疗】合谷、颊车，刺病灶之局部以止痛，上爿牙痛则加针人中，下爿牙痛加针承浆。阳明有热者，则加针内庭以泄之；虚阳上亢者，加针太溪以清之；属风热者，加列缺以驱风热。

口舌门

一、口干唇肿

唇属脾胃，脾开窍于口，故口干唇肿，皆属脾胃有热。若唇肿而起白皮皱裂，如蚕茧者，名曰茧唇，亦属心脾之火上逆也。

【治疗】宜取合谷、二间、足三里、三阴交、少商、商阳。茧唇加刺大椟、神门、尺泽等穴，以清心热。

二、舌疮、舌出血

舌疮者，舌疼痛而有疮，甚者发生糜烂。舌出血者，舌破而有血流出。按：心开窍于舌，故舌病属心，心经火盛则舌疮糜烂，或舌破而出血也。

【治疗】取金津、玉液（刺出血以清心火）。复针合谷、委中、人中、太冲、内关等穴以泄热。

三、重舌、木舌

重舌者，舌下焮肿如舌形。木舌则舌肿满口而语謇，亦属心经郁热而发于外也。均是急症，宜速治之。

【治疗】宜速以三棱针，于舌上两边刺出血（舌正中不可刺），以清热退种。复刺金津、玉液、十宣等穴出血泄热。

咽喉门

一、喉痹

喉里肿塞、痹痛痰多、不能咽物，甚则水浆不得下也。其原因甚多，有由于风热者，则兼壮热恶寒；有由于热毒者，则兼面黄、目赤、目暗、上视；有由于阴毒者，则喉间肿如紫李、微见黑色、恶寒、身瞤、腰痛肢酸；更有由于饮酒过度而成，或七情所伤而成喉痈喉痹等，非数言可尽，然多属痰火及风热抑遏而已。

【治疗】宜刺少商、谷谷、颊车、关冲等穴以开郁泄热。复针尺泽、神门、涌泉、丰隆、三里等穴。

二、喉风

咽喉肿痛、痰涎壅塞、口噤不开、不能言语，或面赤腮肿、滴水难下，多由痰火而成。惟所起之根源，有所不同，如忿怒失常而动肝火，劳伤过度而动心火，膏粱炙煿而动胃火，讴歌忧恼而动肺火，房劳不节而动肾火，凡此种种皆足以使火上痰升而成喉风。其名称亦有多端，有所谓锁喉风、哑瘴喉风、弄舌喉风、缠喉风、飧食喉风、撮口喉风、阴毒喉风、走马喉风、缠舌喉风、连珠喉风、落架喉风等，不胜备举也。

【治疗】不论何种性质喉风，宜急刺少商、商阳、关冲（出血，以清热开郁）。再针合谷、尺泽、鱼际、神门、内关、丰隆，以清热化痰。

三、**喉肿、喉痛**

普通之喉肿或喉痛，皆属风热。

【治疗】 宜取少商、合谷、液门等穴，以疏散之。

四、乳蛾

乳蛾生于帝丁之旁，形如乳头，红肿疼痛，妨碍饮食。有单蛾、双蛾之别：单蛾生于一边，双蛾生于两边。其因有二：一属实火，二属虚火。属实火者则起于猝暴，兼有形寒发热头痛等症；虚火则发生缓慢而无寒热之见象也。

【治疗】 宜刺金津、玉液、廉泉等穴，以清热退肿。复佐合谷、少商，以泄热。

小儿疳症

疳症，多因小儿气血虚惫，肠胃受伤所致。有因孩提缺乳，早食粥饭，或乳食不节而成者；有恣食甘肥、香炒、生冷而成者。其症多见头皮光急、毛发焦稀、腮缩鼻干、口馋①唇白、两眼昏烂、捋鼻、捋眉、脊耸体黄、门牙咬甲、焦渴自汗、尿浊、泻酸、腹胀

① 馋（chán）：古同“馋”。

鸣、癖积、潮热、嗜啖瓜果、咸酸炭米泥土等物，此皆疳症之现状也。张石顽谓：“疳者，脏腑虫疳也。”良以此症原由寄生虫潜居脏腑而成。又谓：“疳者，干也。因脾胃津液干涸为患，在小儿为五疳，在大人为五痨。”盖小儿之疳症，即大人之痨病也。名称颇多，姑举其要，以资参考。

肝疳：面目爪甲皆青、眼生眵泪、隐涩难睁、摇头揉目、耳疮流脓、腹大而露青筋、身体瘦弱、粪青如苔。

心疳：身体壮热面赤、唇红、口舌生疮、胸膈烦闷、五心烦热、盗汗发渴。

脾疳：面色发黄、肌肉消瘦、心下痞硬、发热喜睡、好食泥土、头大颈细、有时吐泻、大便腥黏。

肺疳：面白气逆、咳嗽、毛发焦枯、肌肤干燥、憎寒发热、常流清涕、鼻颊生疮。

肾疳：面目黧黑、齿龈出血、口中气臭、足冷如冰、腹痛泄泻、啼哭不已。

无辜疳：脑后项边有核如弹丸，按之转动，软而不痛，其中有虫如米粉，身热弱瘦，或便利脓血。

丁奚疳：手足极细、腹大脐突、面白、潮热往来、颅囟开解、颈项小而身黄瘦。

脊疳：身热羸瘦、烦渴下利、拍背有声若鼓鸣、脊骨如锯齿、十指皆疮、频啮爪甲。

蛔疳：皱眉多啼、呕吐清沫、中脘作痛、口唇或红或白、腹痕露筋、肛门湿痒。

哺露疳：虚热往来、头骨分开、翻胃吐虫、烦渴呕哕。此外更有脑部生疮，谓之脑疳。潮热、五心烦热、盗汗嗽喘，谓之疳痨。手足虚浮者，谓之疳肿。然皆同一疳症，以其症状稍有差异而别其名称也。

【治疗】四缝穴，用粗针刺之，挤去白色之水液，至见血乃已；或用斜交叉灸法，或于中、食二指割脂。按：此症颇为难治，药物治疗，不易见功，惟此三法择一用之，颇有捷效，其理则不可解。惟疳症之较轻者，则用四缝穴；重者，则宜用斜交叉灸或割脂法。

胸腹门

一、胸痛

多由伤寒表邪未解，下之太早，内陷胸中，或六淫之邪伤肺，肺气郁结不宣，胸亦为之作痛；惟痰凝气结，或血积于内，亦成胸痛；惟多隐隐作痛，其痛缓，其来渐，久久不愈，饮食减少，此内伤胸痛也。

【治疗】外感胸病，表邪内陷者：支沟、间使、行间、内关（针之以开泄表邪）。六淫伤肺者：气户、肺俞、中府、列缺、少商（针之以宣肺气）。

内伤胸痛：期门、天突、中脘、膻中（以调气）。痰凝者加足三里、丰隆（以化痰）。血积者加膈俞、行间（以行血）。

二、胸中痞满

此症心下阻满，而无实质可指，多由脾胃虚弱，运化不及，以致痰凝食滞，或忧思郁结，气滞不宣，致成胸中痞满不舒也。

【治疗】[①] 阴陵、中脘、足三里、承山、内关（针而灸之，以宣展气机而助运化）。

三、胁痛

古人谓：肝胆藏于内，外应乎胁，且厥阴少阳二经，均行胁部，所以胁痛无不属于胆肝之病。然有内伤外感之不同。内伤者如暴怒感触、悲哀气结；或饮食失节、冷热欠调；或痰积流注于胁，与血相结，皆能为痛。惟因于怒气或怨哀而作痛者，则痛而且膨，得嗳则缓，其痛有时而息。因痰积者则痛无已时，或胁下高起作痛，然多兼寒热头痛等症。此外，更有跌仆斗殴，内伤乎血，积于肝经，则胁部亦作痛，惟痛而不臌，按之则剧，绵绵无已时。

【治疗】一切胁痛以期门、章门、阳陵泉为主穴。由于暴怒或悲哀过度者加针灸膻中、气海（以调气）。痰积流注者加中脘、足三里（以化痰行积）。血积者

---

① 治疗方法原在“胸痛”项下，今据 1941 年中国《针灸学讲义》移。

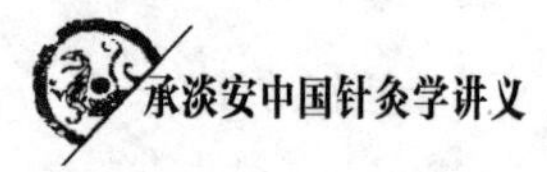

加针膈俞、行间、太冲（以行血）。风寒袭入少阳，则参阅伤寒少阳病条。

四、中脘胀痛

此症多由中州阳气衰微，脾胃虚弱，以致气滞不运，或食滞不化，或痰湿互阻，更有七情内伤，木不条达，或肝气横决，而影响于脾胃，亦成中脘胀痛之症。

【治疗】中脘、建里、内关、足三里（针而灸之，以旋运中宫，开宣气郁）。惟由肝气失于条达或横逆者，则宜加针：期门、行间（以泄肝）。

五、腹痛

腹部疼痛，其症甚多。古人谓，脐以上属火属实，脐以下属寒属虚，然亦不能执一而论也。究腹痛之原因，有外感寒邪而痛，有脾虚气滞而痛，有食滞而痛，有血凝而痛，他如湿热阴寒等，皆足以致腹痛也。凡外感寒邪，多食生冷，以犯胃肠而痛者，其腹柔软而不拒按。脾胃虚弱，冷气凝滞不通，因而致痛者，其痛绵绵不已，喜热手按揉，面白神疲，小便清利，饮热恶寒，或得食稍安，脉多微弱。如口腹不谨，强食过饱，或食后坐卧，以致停滞不化，则胸腹胀满，痛不欲食，嗳气作酸，或痛而欲痢，痢后稍减，脉多滑实。若恼怒大过，忧思郁结，或跌仆伤损，以致血液瘀滞而痛者，则不胀不满，饮水作呃，遇夜更痛，痛于一处，定而不移。如痢疾腹痛、霍乱吐泻而腹痛，则多湿热或阴寒之阻滞也。各详本门，兹不再赘。

【治疗】中脘、天枢、气海、足三里（虚寒者灸之，实热者针之）。脾胃虚弱者加针灸脾俞、胃俞、三阴交（以温补之）。食滞不化者加针内庭、大肠俞（以化积滞）。血凝作痛者加针肝俞、膈俞、行间（以行血破瘀，或于痛处针而灸之，其瘀自散）。

六、肝胃气痛

此症多由脾胃虚弱，肝气乘之，以致中脘胀痛，或口泛清涎，或呕吐频作、饮食不进，甚则二便不通、手足厥冷、脉沉或伏、时发时痛，每多为痼疾。

【治疗】宜针期门、行间、阳陵（以疏泄肝气）、中脘、气海（以调脾胃之气）、内关、足三里（行气而止呕逆）。若疼痛过剧，而致脉伏肢冷、二便不通者，则可于尺泽、委中各部静脉刺出血。

腰背门

一、腰痛

腰者肾主之，腰痛属肾病，故入房过度，损其真气，肾脏虚弱，则腰部作痛。惟多腰支痿弱，隐隐作痛、身体疲倦、脚膝酸软。此外，更有风湿、寒湿、湿热、闪气、瘀血、痰积等之不同。风湿者，腰部重痛不能转侧，或痛无定处，牵引腿足，或兼寒热，多由感受风湿之邪而成之也。寒湿者，其腰如冰，拘紧疼痛，得热则减，得寒则增，或兼头痛身痛等症，多由感受阴寒雨湿之邪而成者也。湿热者，腰部疼痛沉重，小便赤涩，或兼发热口渴等症，多由感受湿热之邪而成者也。闪气者，闪挫跌仆，劳动损伤，忽然腰部疼痛不可俯仰。瘀血者，日轻夜重，痛有定处，不能转侧。痰积者，痛部重滞，一片作痛，或一片如冰，喜得热按。凡此种种，皆腰痛之原因也。

【治疗】环跳、委中、承山。肾虚者则针灸肾俞（以益肾）。风湿者加针灸风市、阳陵（以逐风湿）。寒湿或湿热者加针三里、阴陵（以化湿，湿热则针，寒热则灸）。瘀血及痰积者，则于痛处针而灸之，以行血滞而化痰积。

二、腰酸

腰痛有风寒湿热之异，腰酸悉属房劳肾虚，惟有峻补，依照肾虚腰痛条治之。

三、脊膂强痛

督脉之经与膀胱之经，均取道脊膂。若风寒等邪之侵袭，或经气凝滞，则脊膂乃作强痛，或打扑损伤，从高坠下，恶血内留，则疼痛不可忍，或不能转侧也。

【治疗】人中、委中、白环、风府（以宣通督脉、膀胱二经之气，而驱风寒之邪）。恶血内留者加针肝俞、膈俞二穴以行血破瘀。

四、背痛

背部属太阳经，如风寒湿等邪袭入太阳，或经气滞，则背部作痛。经云："背者，胸中之府。"肺中有邪，则背部亦能作痛。若背部一片作冷而痛，此多由痰饮内伏，或寒邪凝结也。

【治疗】大杼、膏肓、昆仑、肺俞、风门、人中，以疏太阳之气，且直达病灶，而通治一切背痛。其有兼见他症者，则加取适当之穴治之。若背部一片冷痛者，更可于痛处针而灸之，则直捣其巢，驱其障碍，收效益速也。

手足病门

四肢之病不外乎肿痛酸麻、不能伸屈行动等，多由风寒湿侵袭经络，或痰饮流入四肢，或血凝气滞，或挈重伤筋、跌仆损伤，或血液亏损不荣经络等等。治疗之法，则视其病处之部位属于何经而针之、灸之。如年久宿恙，或酸麻重而疼痛少者，宜灸；新病邪犯或疼痛甚剧者，宜针；肿而不痛不热者，宜灸；肿而热痛者，宜针；属虚则灸之；属实则针之。此治手足各病之大法也。明乎此，庶无误治之弊矣。

肘臂麻木，前廉或外廉者：肩髃、曲池、合谷、阳溪、三里、列缺、外关。后廉或内廉者：大陵、内关、尺泽、阳谷、曲泽、肩外俞、肩中俞。

手不能举：肩髃、曲池。不能向前或向后：巨骨、肩贞。

肘臂强直不能伸屈：尺泽、曲池、手三里。

手腕不能伸屈：大陵、阳溪、阳池。

五指麻木或不能伸屈：合谷（透劳宫法）、中渚、后溪。

两手厥冷：曲池、太渊。

手臂红肿：合谷、曲池、手三里、中渚、尺泽（肩背肿者加针肩髃）。

手掌肿痛：劳宫、曲泽。

腿痛：环跳、风市、居髎（如红肿而痛者加针委中、血海）。

腿膝无力：风市、阴市、绝骨、条口、足三里。

膝痛：阳陵泉、内外犊鼻、膝关（鹤顶如红肿而痛者加针委中、行间）。

脚胻痛：阳陵、绝骨、条口、三里、三阴交、阴陵。

脚转筋：然谷、承山、金门、绝骨、阳陵。

足不能步或不能伸屈：环跳、白环俞、阳陵、绝骨、足三里、曲泉、阳辅。

足跗肿痛：解溪、昆仑、太溪、商丘、行间。

足心肿胀或脚跟痛：涌泉、昆仑、仆参。

足冷如冰：肾俞（灸）、厉兑（针）。

穴位索引

五画

六画

七画

八画

九画